MARJOLEIN DUBBERS

HORMONPOWER

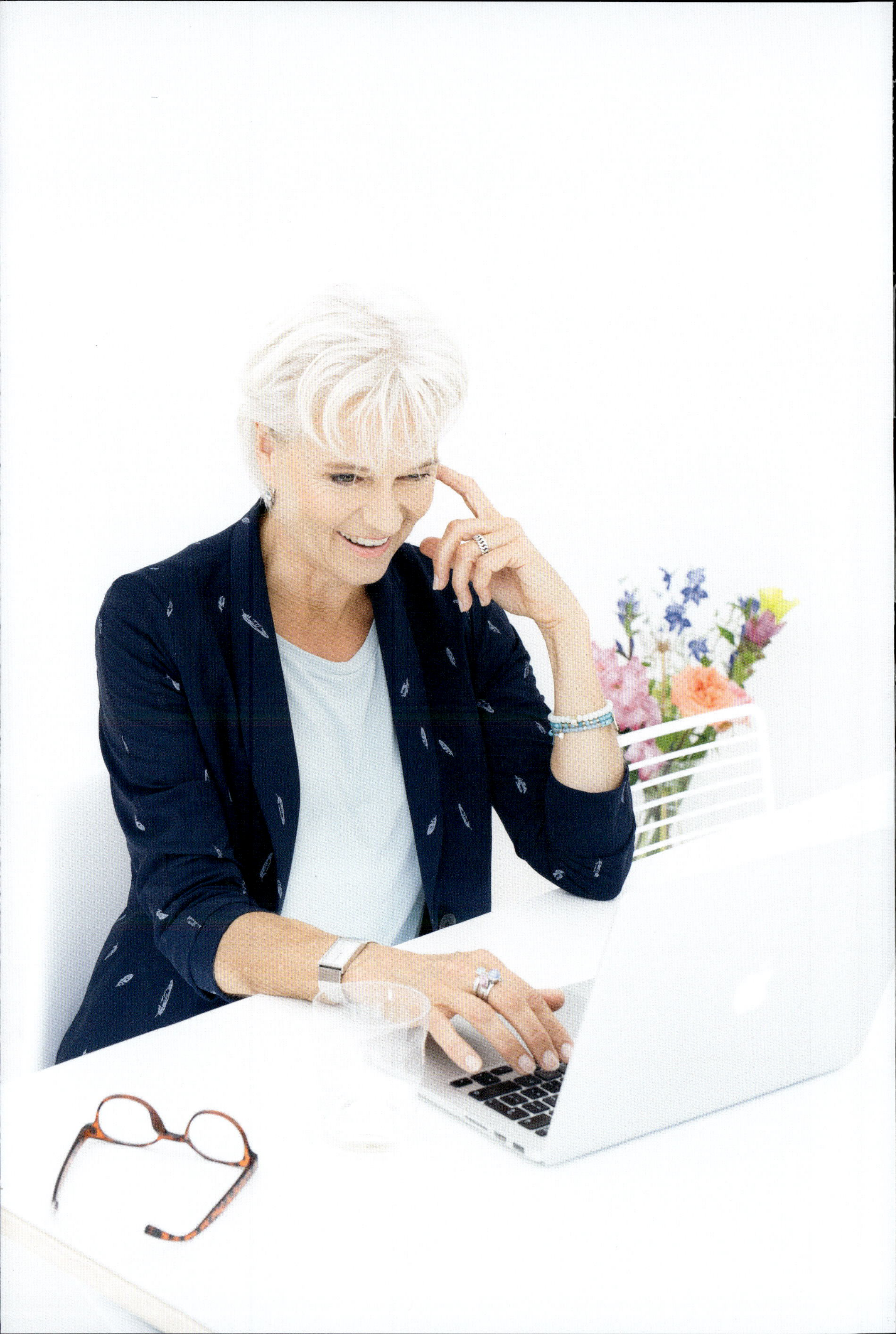

MARJOLEIN DUBBERS

HORMON POWER

Mit der richtigen Ernährung die Hormone ins Gleichgewicht bringen und neue Lebensenergie gewinnen

Aus dem Niederländischen von Christiane Burkhardt und Birgit Erdmann

HEYNE

Die Originalausgabe erschien 2016 unter dem Titel Het Energieke Vrouwen Voedings Kompas bei Kosmos Uitgevers, Utrecht/Antwerpen.

MIX
Papier aus verantwortungsvollen Quellen
FSC® C021956

Penguin Random House Verlagsgruppe FSC® N001967

3. Auflage

Redaktion: Maren Wetcke
Umschlaggestaltung: Eisele Grafik Design, München; unter Verwendung eines Entwurfs von © Oranje Vormgevers und eines Fotos von Saskia Lelieveld Fotografie.
Satz: Satzwerk Huber, Germering
Druck und Bindung: Alcione, Lavis (Trento)
Printed in Italy
ISBN: 978-3-453-20162-0

www.heyne.de

WAS WIR ESSEN,
KANN DIE SICHERSTE
UND BESTE MEDIZIN
SEIN – ODER DAS
LANGSAMSTE GIFT.

ANN WIGMORE

DIESES BUCH IST ALLEN
FRAUEN GEWIDMET,
DIE AKTIV VERANTWORTUNG
FÜR IHRE KÖRPERLICHE
UND GEISTIGE GESUNDHEIT
ÜBERNEHMEN.

INHALT

TEIL 2 – DER ERNÄHRUNGSKOMPASS FÜR MEHR HORMONPOWER

KAPITEL 5 – DAS GRUNDPRINZIP 157

KAPITEL 6 – ORIENTIERUNGSPUNKT 1: NATURBELASSENE LEBENSMITTEL, JA BITTE! 169

KAPITEL 7 – ORIENTIERUNGSPUNKT 2: KEINE ANGST VOR GESUNDEN FETTEN (HER DAMIT!) 185

KAPITEL 8 – ORIENTIERUNGSPUNKT 3: ERNÄHRUNGSPIONIERE: WARUM PFLANZLICHE KOST SO IDEAL IST 199

KAPITEL 9 – ORIENTIERUNGSPUNKT 4: SO ÜBERLISTEN SIE IHREN HEISSHUNGER AUF SÜSSES 213

KAPITEL 10 – ORIENTIERUNGSPUNKT 5: KUHMILCH IST WAS FÜR KÄLBER 231

KAPITEL 11 – ORIENTIERUNGSPUNKT 6: DER DARM MAG KEIN GLUTEN 243

KAPITEL 12 – ORIENTIERUNGSPUNKT 7: ABWECHSLUNGSREICH ESSEN (ABER NICHT ZU VIEL) 255

ANHANG

VORWORT
ECHTE HORMONPOWER, SIE HABEN ES SELBST IN DER HAND

»So einfach geht das nicht – meine Beschwerden sind genetisch bedingt …«, »… außerdem ist es wissenschaftlich nicht bewiesen, dass Nahrung unsere Gene verändert und Stoffwechselvorgänge beeinflusst …«
Immer wieder bedarf es eines enormen Energieaufwandes, Patientinnen und Patienten, Ärztekollegen und leider auch dem eigenen Familien- und Freundeskreis die Zusammenhänge klarzumachen.

Doch es ist wirklich so einfach, wie Marjolein Dubbers in ihrem Buch Hormonpower schreibt: »… anders ernähren, für weniger Stress und mehr Bewegung sorgen …« Das ist definitiv einer der wichtigsten Schlüssel für ein Gleichgewicht des weiblichen Hormonorchesters und gute Gesundheit! Außerdem ist es das tägliche Brot in der Naturheilkundepraxis, die das Potenzial der Selbstheilung vermitteln möchte. Umso mehr erfreut dieser lebendige, wissenschaftlich fundierte und motivierende Praxisratgeber zur Hormongesundheit für Frauen. Die Autorin macht Mut und zeigt auf, wie Sie sich nachhaltig selbst helfen können – und geht mit glaubwürdigem Beispiel voran.

Erfrischend und aufgrund eigener Erfahrung geschrieben, werden schwierige und komplexe Sachverhalte einfach nachvollziehbar dargestellt. Marjolein Dubbers erklärt leicht verständlich den Zusammenhang von Botenstoffen im Körper und ihren Effekt auf unsere Gesundheit auf allen Ebenen. So wird klar, wie blockierende Kreisläufe entstehen, die – trotz aller Anstrengungen – das Abnehmen unmöglich machen oder unsere Stimmung in den Keller zwingen können. Es ist also meist nicht mangelnde Willenskraft, sondern ein fehlendes Verständnis der richtigen Zusammenhänge, das uns immer wieder scheitern lässt.

Viele praktische Tipps erleichtern den Einstieg und laden ein, sofort zu beginnen: Leistungsfähigkeit, psychische Gesundheit, Gewichtsmanagement, Anti-Aging, Gesundheitsprophylaxe, Schönheit und Ausstrahlungskraft – egal in welchem Alter – das haben wir selbst in der Hand!

Die Lektüre von Marjolein Dubbers' *Hormonpower* fesselt durch gute Verständlichkeit, Alltagstauglichkeit und positive Lebenseinstellung.

Als Leserin identifiziere ich mich, als Frau und berufstätige Mutter fühle ich mich angesprochen und emotional berührt. Als Ärztin bin ich angetan vom sorgfältig recherchierten Inhalt, der medizinisch korrekten Darstellung und dem Stil, mit dem dieses individuell zu handhabende Hormonthema dem Leser nähergebracht wird.

Schön, dass es diese gelungene und anschauliche Zusammenstellung über gesunde Ernährung, Stressmanagement und Bewegung nun auch auf Deutsch zu lesen gibt: echte Hormonpower!

DR. MED. KATHARINA LENHART
ÄRZTIN FÜR NATURHEILVERFAHREN, ORTHOMOLEKULARE MEDIZIN, BIO-IDENTISCHE HORMONTHERAPIE UND MEDIZINISCHE ERNÄHRUNGSBERATUNG

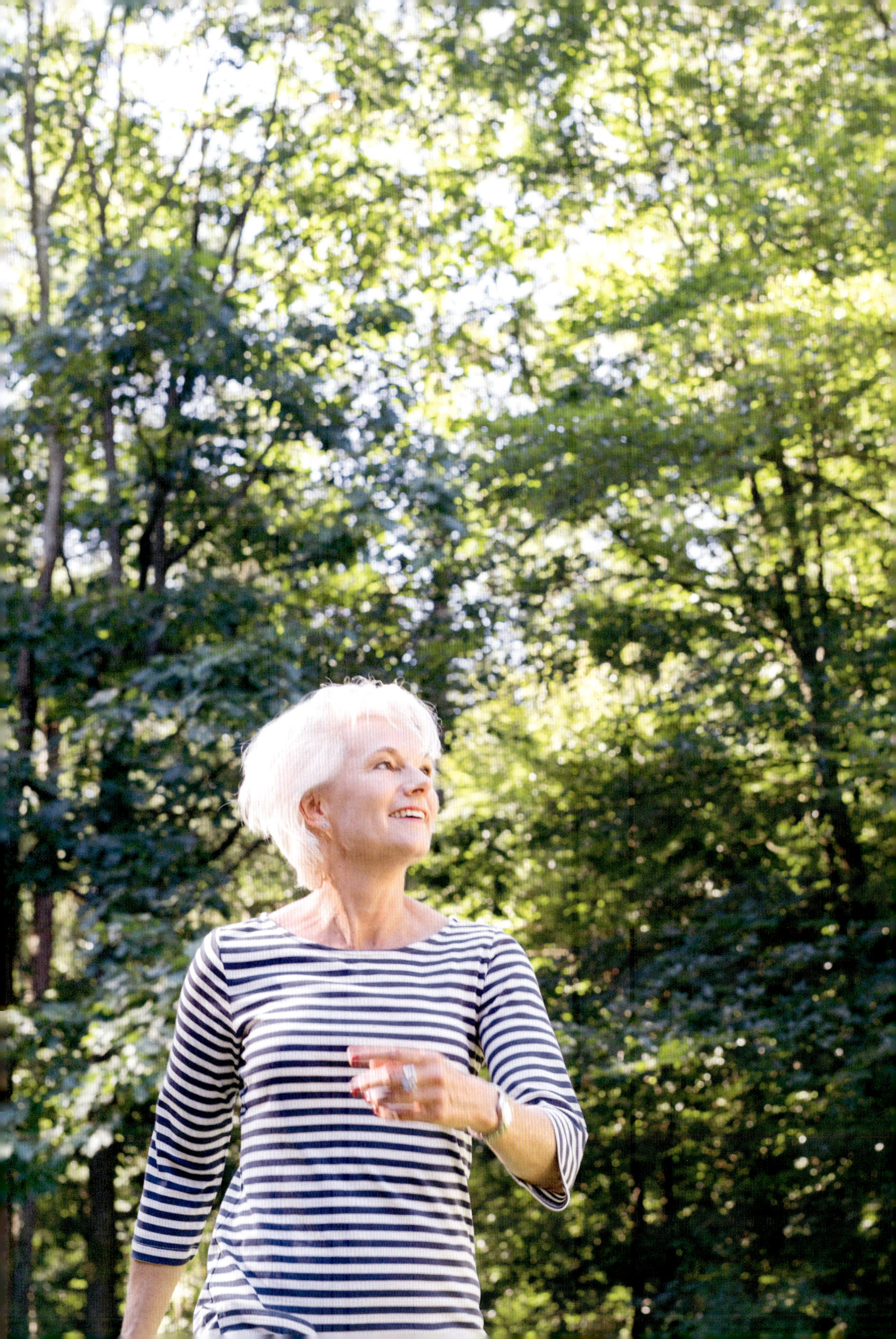

EINLEITUNG

An meinem 52. Geburtstag machte mir mein Körper ein wunderbares Geschenk: Ich bekam einen heftigen Burn-out. Damals empfand ich das natürlich nicht als Geschenk, sondern als Problem, ja als persönliches Versagen. Obwohl ich vollkommen erschöpft war, wollte ich so bald wie möglich mit meinem ohnehin extremen Arbeitspensum weitermachen – einschließlich Geschäftsreisen, endlosen Besprechungen und anstrengenden Umstrukturierungsmaßnahmen. Schließlich hatte ich nette Kollegen und glaubte, etwas Sinnvolles zu tun. Doch mein Körper sah das anders. Zum Glück!

»GUTE FRAU, WAS ERWARTEN SIE EIGENTLICH?«

Da ich grundsätzlich ganz gut in Form war, bildete ich mir ein, schnell wieder auf den Beinen zu sein, aber dem war nicht so. Ehrlich gesagt, wusste ich schon, dass sich meine körperliche Verfassung im Lauf des Vorjahres verschlechtert hatte. Schon ein Jahr zuvor hatte ich bei meinem Hausarzt gesessen und über Erschöpfung und nachlassende Muskelkraft beim Joggen geklagt. Eine Blutuntersuchung hatte allerdings keine Auffälligkeiten ergeben. Es kam der Sommer, und ich musste erstmals feststellen, dass ich nicht mehr in meine schöne weiße Hose hineinpasste. Obwohl ich mich genauso ernährt und genauso viel bewegt hatte wie sonst auch. Wirklich frustrierend!

Da ich das Gefühl hatte, dass meine Beschwerden zunahmen, ließ ich mich an einen Neurologen überweisen. Der konnte auch nichts finden, verkündete aber: »Sie sind über 50. Da ist es vollkommen normal, dass Ihre Muskelkraft nachlässt, dass Sie nicht mehr so viel schaffen wie früher und schneller erschöpft sind.« Bei mir kam Folgendes an: »Gute Frau, Sie sind über 50, was erwarten Sie eigentlich?«
Damals hatte ich nicht weiter darüber nachgedacht, aber jetzt, wo ich mit einem Burn-out zu Hause saß, fielen mir seine Worte wieder ein. War ich wirklich im Herbst meines Lebens angelangt? Lagen die besten Jahre bereits hinter mir? Glaubt man einigen Fachleuten, hat eine Frau über 50 ihren Zenit überschritten. Schon ab 40 geht es mit uns bergab: Gedächtnis, Muskelkraft, Hormone, Haarpracht, Konzentrationsfähigkeit, Stoffwechsel und nicht zu vergessen unsere Libido lassen nach. Kurz gesagt, unsere gesamte Vitalität und Gesundheit. Alles wird weniger, nur unser Rettungsreifen nicht, der wird größer.

ERNTEZEIT? JETZT SCHON?

In Büchern über die Wechseljahre heißt es oft, jetzt beginne eine Zeit der Ernte, der Reife und Weisheit. Ehrlich gesagt, konnte ich damals nicht sehr viel damit anfangen. Ich hatte überhaupt nicht das Gefühl, irgendetwas ernten zu können, und reif und weise fühlte ich mich eher selten. Ich wollte noch jede Menge Samenkörner einpflanzen und Pflänzchen großziehen, auch wenn ich nicht genau wusste, welche. Ich hatte noch so viel vor, nur dass ich wegen meiner vielen Arbeit noch nicht wirklich dazu gekommen war. Wenn meine Vitalität und Gesundheit von nun an stetig nachließen, hatte ich ein Riesenproblem! Dann würde mein Leben vorbei sein, bevor ich es aus meiner Sicht richtig gelebt hatte. Das konnte doch nicht wahr sein! Ich weiß noch genau, wie verzweifelt ich damals war. Mir dämmerte, dass ich tatsächlich über 50 war, aber nach wie vor nicht das Leben gelebt hatte, das mir vorschwebte. Offen gestanden, habe ich oft gedacht, dass mein eigentliches Leben noch vor mir läge, dass ich noch ganz am Anfang stünde.

Ich erkannte, dass ich mich stets an fremden Zielen orientiert und den Großteil meines Lebens, mehr als 25 Jahre lang, den Zielen meiner Arbeitgeber gewidmet hatte. Wie sahen eigentlich meine Ziele aus? Was wollte ich selbst? Auf einmal hatte ich es noch eiliger, mein Leben wieder auf die Reihe zu kriegen.

DER TROPFEN, DER DAS FASS ZUM ÜBERLAUFEN BRINGT

Im Internet recherchierte ich meine Symptome und suchte nach Methoden, sie wieder loszuwerden. Ich las, dass man einen Burn-out bekommen kann, wenn man sich jahrelang überfordert, und lernte, dass meine Nebennieren deshalb ziemlich erschöpft waren. Nebennieren sind die Organe, die Überstunden schieben, wenn sie glauben, dass Gefahr in Verzug ist. Endlose Besprechungen und anstrengende Umstrukturierungsmaßnahmen waren für meine Nebennieren Alarmsignale. Wer hätte das gedacht! Ich erfuhr auch, dass ich als Frau in den Wechseljahren besonders empfindliche Nebennieren habe, weil diese dann noch zusätzliche Aufgaben übernehmen müssen. Nämlich die der Eierstöcke, die für die Produktion der weiblichen Hormone Östrogen und Progesteron zuständig sind. Aber wenn der Stress zu groß wird, kommen sie kaum noch dazu. Wird zu wenig Östrogen und Progesteron gebildet, kann das einen ganzen Rattenschwanz an Problemen nach sich ziehen, darunter auch eine Schilddrüsenunterfunktion, die einen todmüde macht. Mit anderen Worten: Stress in den Wechseljahren ist der Tropfen, der das Fass zum Überlaufen bringt. Was tun? Ich lernte, dass die Hormone bei der Frau auf eine sehr komplexe Weise miteinander interagieren und so unsere gesamte Vitalität und Gesundheit beeinflussen. Wie konnte ich sie dabei unterstützen? Was brauchten meine Hormone?

ICH? UNTERVERSORGT?

Ich beschäftigte mich mit den Themen Hormone und Ernährung und kam zu dem erstaunlichen Schluss, dass ich unterversorgt war. Nicht, weil ich zu wenig aß, sondern einfach nicht nährstoffreich genug für eine Frau von um die 50 mit einem hektischen Alltag.
Mein Frühstück bestand oft nur aus einem Joghurt mit Knuspermüsli (gesund, oder?) und mein Mittagessen aus einer Suppe und Salat in der Kantine (gar nicht mal so übel, oder?). Ich naschte nicht und aß gegen vier häufig Obst. Aber mein Abendessen war alles andere als ideal. Ich lebte bereits seit Längerem allein, sodass zu Hause niemand auf mich wartete. Auf dem Heimweg holte ich mir deswegen an verschiedenen Imbissbuden mein »Abendessen«. Das konnte alles Mögliche sein – von einem Kaffee samt Käsecroissant bis hin zu einem Saft und einer Tüte M&M's. Zum Glück gab es oft Geschäftsessen oder Essen mit Freunden, und dann machte ich alles wieder gut, indem ich viel Gemüse bestellte. Das bildete ich mir zumindest ein. Von wegen!

Dann begann ich zu begreifen, welche Vitamine und Mineralstoffe in welchen Mengen der weibliche Körper braucht, um richtig zu funktionieren, und worin diese genau enthalten sind (und worin eindeutig nicht!). Daraus schloss ich, dass ich schwer unterversorgt war, vermutlich schon seit Jahren. Kein Wunder, dass mein Körper langsam streikte.

Ich kam zu dem Schluss, dass ich auf dem Gebiet der Ernährung einiges tun konnte. Ich kaufte mir einen Standmixer und machte mir grüne Smoothies. Ich entdeckte einen Biobauernhof in meiner Nachbarschaft und begann im Naturkostladen einzukaufen, wo ich neue Produkte wie Quinoa und Hanfsamen kennenlernte. Ich belegte ein Rohkost-Seminar, kaufte mir im Internet einen Entsafter und fuhr nach Amsterdam, um dort das einzige Geschäft in Holland aufzusuchen, in dem es damals Superfoods gab.
Je energiegeladener ich wurde, desto mehr Bücher zu diesem Thema fanden sich in meinen Regalen. Ich kam aus dem Staunen nicht mehr heraus: Ernährung schien so viel mehr zu sein als das Zeug, das man in sich reinstopft.
Das Erstaunlichste war jedoch meine Begegnung mit Ruth.

ICH KAM ZU DEM SCHLUSS, DASS ICH AUF DEM GEBIET DER ERNÄHRUNG EINIGES TUN KONNTE.

RUTHS GESCHICHTE

Ruth Heidrich entdeckte ich zunächst auf YouTube, wo sie in einem Video ihre Lebensgeschichte erzählt. Genau wie ich, joggte sie gern und bildete sich ein, gesund zu leben. Aber an ihrem 47. Geburtstag erfuhr sie, dass sie Brustkrebs hatte. Nach einer Operation stellte sie ihre Ernährung radikal um und träumte davon, an einem Triathlon teilzunehmen: 3,8 Kilometer Schwimmen, 180 Kilometer Radfahren und einen Marathon laufen. Zwei Jahre später machte Ruth beim Ironman auf Hawaii mit, einer der härtesten Triathlons der Welt … und lief stolz über die Ziellinie. Anschließend folgten noch viele weitere Triathlons und andere Wettkämpfe, bis sie über 50, über 60, ja sogar weit über 70 war! Ihr Motto lautet: Es gibt nur die Grenzen, die wir uns selbst setzen.

Auf einmal wurde mir klar, was alles geht: Dass ein weiblicher Körper von über 70 in der Lage ist, einen Triathlon zu absolvieren. Wow! Es ist also alles andere als unausweichlich, dass eine Frau ab 40 körperlich wie seelisch nur noch abbaut. Es kann auch wieder bergauf gehen! Wozu ab 50 eine Zeit der Ernte ausrufen? Es bleibt noch jede Menge Zeit, Samen zu pflanzen und Pflänzchen großzuziehen!

ERNÄHRUNG UND HORMONGLEICHGEWICHT

Nach einigen Monaten mit gesunder Ernährung, ausreichend Entspannung, Bewegung und inspirierenden Gesprächen wurde aus einer völlig erschöpften Frau plötzlich eine Frau mit einer Mission. Je mehr Energie ich hatte, desto mehr wünschte ich mir, auch anderen Frauen zu erzählen, dass das Leben so viel mehr für einen bereithält, wenn man sich gut ernährt. Dass man es nicht auf Sparflamme leben, sondern voll und ganz auskosten kann. Ich wollte ihnen mitteilen, dass gesunde Ernährung etwas ganz anderes ist, als man uns von klein auf eingetrichtert hat.

Aber ich wurde nicht nur energiegeladener: Viele Wehwehchen wurden deutlich besser, bis sie kaum noch spürbar waren. Die schmerzhafte Arthritis in meinen Fingern zum Beispiel, an der schon meine Mutter und Großmutter gelitten hatten. Abendliche Heißhungerattacken gab es plötzlich nicht mehr. Und die Cellulite, mit der ich mich bereits abgefunden hatte, ging so gut wie weg. Meine Haare wurden dicker und meine Nägel weniger brüchig. Ich bekam wieder Lust zu joggen, und alle sagten, wie gut ich aussehe. Ohne wirklich zu begreifen, was ich da eigentlich tat, brachte ich meinen Hormonhaushalt durch die richtige Ernährung wieder in Ordnung. Ich beobachtete mich und staunte. Ging da noch mehr?

ÄNDERN SIE IHRE ERNÄHRUNG, **IHRE HORMONE** UND **IHR LEBEN**

Seitdem hat sich viel getan: Ich kam endlich aus den Startlöchern, ließ mich zum Vitalitätscoach ausbilden, kündigte meinen festen Job, gründete eine eigene Praxis und baute die *Energieke Vrouwen Academie* auf, eine Gesundheitsplattform für Frauen. Außerdem entwickelte ich ein Online-Programm, den Ernährungskompass für mehr Hormonpower, mit dem ich Tausende von Frauen in ein gesünderes, vitaleres Leben begleitet habe, wodurch es für sie möglich wurde, ihre Träume wahrzumachen. Das Bedürfnis, mein Wissen zu teilen, ist immer stärker geworden, daher dieses Buch. Ich hoffe, dass Sie meine Erkenntnisse und Ideen nutzen können, um Ihr Leben zu verbessern. Ein energiegeladener Körper kann Ihnen das Leben schenken, das Sie sich wünschen und zwar unabhängig davon, wie alt Sie sind.
In Teil 1 lernen Sie die wichtigsten Hormone in Ihrem Körper kennen und erfahren, wie sie zusammenarbeiten. Ich erkläre, welche Symptome auf welches hormonelle Ungleichgewicht hinweisen, und gebe Ihnen erste Tipps, was Sie sofort dagegen unternehmen können.

In Teil 2 erfahren Sie alles über das Grundprinzip des Ernährungskompasses mit seinen sieben Orientierungspunkten. Sie erwarten schließlich mehr als nur ein paar oberflächliche Tipps. Wenn Sie sich an alle Orientierungspunkte des Ernährungskompasses halten, kommen Ihre Hormone wieder ins Gleichgewicht. Dann sind Sie wieder energiegeladen, und Ihre Beschwerden dürften abnehmen. Dann sollte es Ihnen auch leichter fallen, Ihr gesundes Gewicht (zurück)zubekommen.

Immer wieder streue ich einige Lieblingsrezepte ein, die ausnahmslos lecker, aber auch schnell zubereitet sind. Gut möglich, dass Sie bestimmte Zutaten noch nicht kennen. Lassen Sie sich davon nicht abschrecken. Seien Sie neugierig! Kaufen Sie ein oder zwei davon und legen Sie los! Vieles ist auch online bestellbar, sodass Sie dafür nicht mal das Haus verlassen müssen. Mehr Rezepte finden Sie auf meiner Webseite energiekevrouwenacademie.nl, bisher allerdings nur auf Niederländisch. Suchen Sie bestimmte Zutaten, dann schauen Sie zuerst auf www.marjoleinsfavorieten.nl nach. Verweise auf Fachliteratur und wissenschaftliche Studien werden durch eingeklammerte Ziffern markiert. Mehr dazu findet sich auf meiner Webseite http://energiekevrouwenacademie.nl/links-energieke-vrouwen-voedingskompas

SIE HABEN ES **SELBST IN DER HAND**

Ich bin fest davon überzeugt, dass die Welt zu einem besseren Ort wird, wenn noch mehr Frauen ihre Träume verwirklichen. Doch wie viele wunderbare Träume werden nie umgesetzt, weil Frauen zu wenig Energie und Durchhaltevermögen haben und nicht gesund genug dafür sind. Ich verwende nur ungern das Wort »müssen«, aber in diesem Fall sage ich: Das muss sich dringend ändern! Wir müssen aufhören, anderen zu vertrauen, wenn es um unsere Gesundheit geht. Sie haben es selbst in der Hand, und es ist gar nicht so schwer. Erst wenn Sie es selbst ausprobieren, werden Sie merken, was gesunde Ernährung wirklich leisten kann. Ändern Sie Ihre Ernährungsgewohnheiten, der Versuch ist es wert! Ich verspreche Ihnen, Sie können viel mehr, als Sie denken! Wenn ich es geschafft habe, können Sie das auch. Egal wie alt Sie sind: Sorgen Sie dafür, dass Sie fit für die Zukunft sind, und machen Sie Ihre Träume wahr. Jede Reise beginnt mit dem ersten Schritt. Kommen Sie mit?

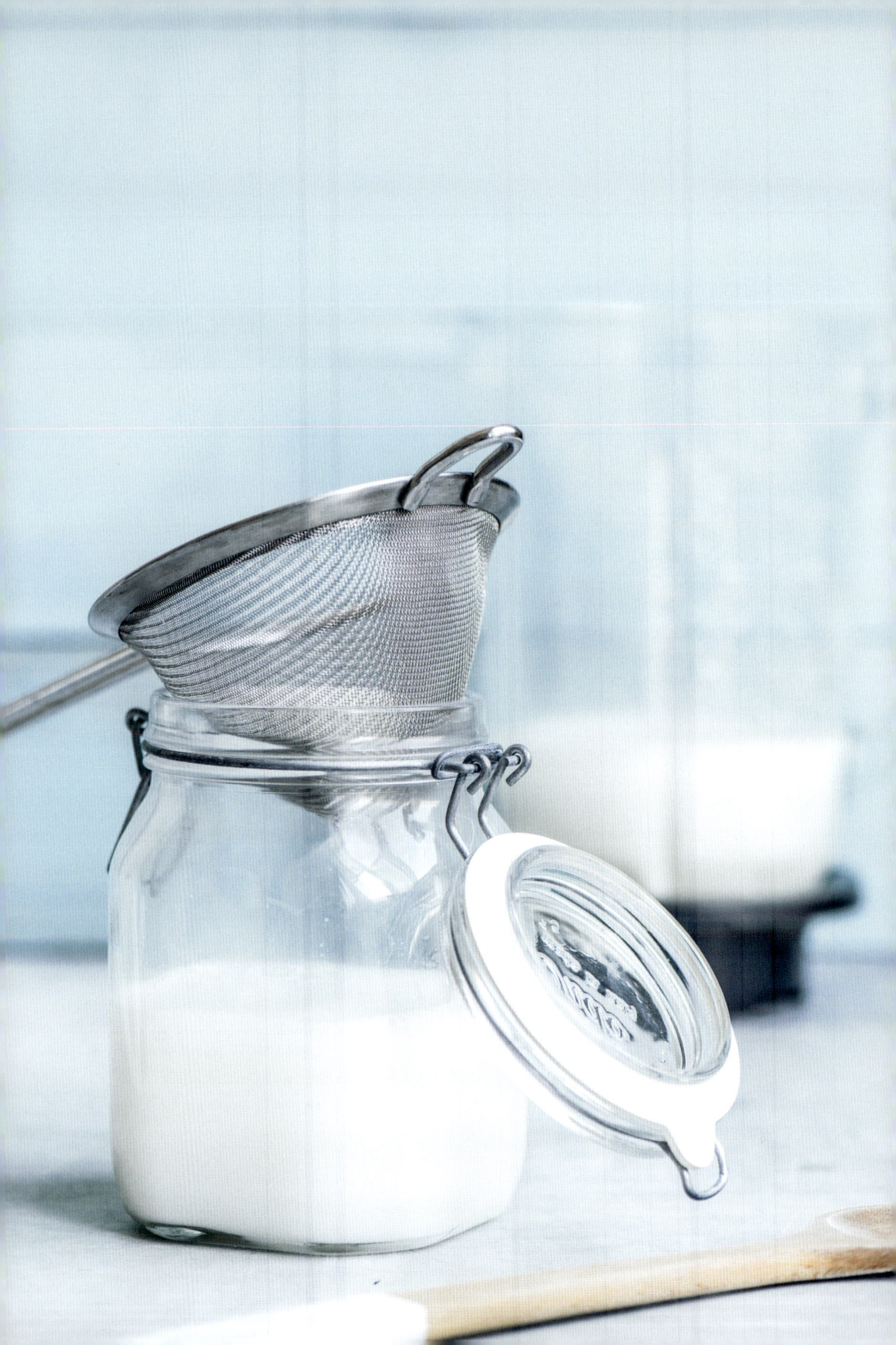

REZEPT

SELBST GEMACHTE PFLANZENMILCH

Ich möchte Sie ermutigen, selbst Pflanzenmilch herzustellen. Sie ist leckerer, billiger, aber vor allem deutlich gesünder als die teuren Packungen aus dem Supermarkt, die hauptsächlich Wasser enthalten und deren gesunde Nährstoffe beim Erhitzen und Verpacken überwiegend zerstört worden sind. Benutzen Sie für dieses Rezept stets ungeröstete Nüsse, Kerne und Samen.

Nüsse, Samen und Kerne liefern Zink, Magnesium, Selen und wichtige B-Vitamine, die Ihnen Energie spenden. Walnüsse enthalten gesunde Omega-3-Fettsäuren. Hafer, Nüsse, Samen und Kerne enthalten allerdings viel Phytinsäure. Diese kann die Aufnahme von Vitaminen und Mineralstoffen herabsetzen. Sie können ihren Nährwert allerdings deutlich steigern, wenn Sie sie über Nacht einweichen. Dadurch wird die Phytinsäure größtenteils neutralisiert.

MEINE FAVORITEN FÜR DIE HERSTELLUNG VON PFLANZENMILCH SIND GESCHÄLTE MANDELN, CASHEWNÜSSE, KÜRBISKERNE UND HAFERFLOCKEN.

SIE BRAUCHEN

- 1 Tasse (200 ml) ungeröstete Nüsse, Kerne oder Samen
- Passiertuch oder feines Spitzsieb

SO WIRD'S GEMACHT

Weichen Sie die Nüsse, Kerne oder Samen über Nacht in Wasser ein. Gießen Sie das Einweichwasser ab und spülen Sie sie gut ab. Geben Sie sie mit fünf Tassen frischem Wasser in Ihren Standmixer. Alles gut zerkleinern. Die Milch durch das feine Spitzsieb oder Tuch seihen und in einem Einmachglas oder einer Glasflasche im Kühlschrank aufbewahren. Sie ist etwa fünf Tage haltbar. Für Smoothies, Frühstücksbreie, Dressings und Desserts verwenden.

TEIL 1

HORMONE: DER SCHLÜSSEL ZU VITALITÄT UND GESUNDHEIT

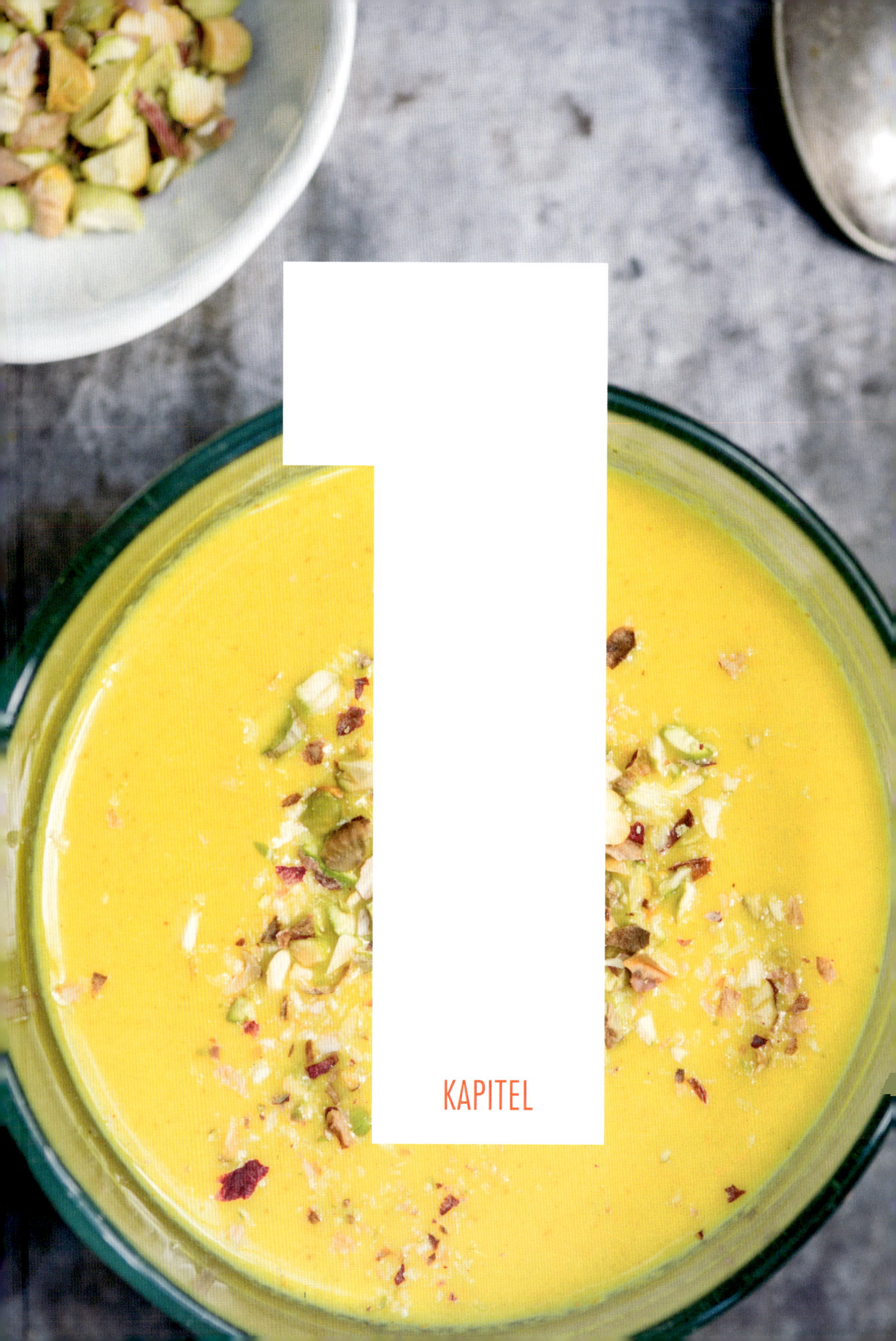

1 KAPITEL

FRAUEN SIND TATSÄCHLICH ANDERS

Meine Eltern bekamen sieben Töchter und keinen einzigen Sohn. Eines Tages zog mein Vater uns Mädchen mit dem Satz auf, dass er eigentlich versucht habe, elf Söhne zu bekommen: eine ganze Fußballmannschaft. Nach sieben Mädchen habe er die Hoffnung allerdings endgültig aufgegeben. Daraufhin konterten wir, so schwer könne es doch wirklich nicht sein, das bisschen, das zu einem Jungen fehlt, notfalls dranzustricken …

SCHON MAL EIN HORMON GESEHEN?

Der Unterschied zwischen Männern und Frauen besteht natürlich nicht nur in der »Extrawurst«, mit der Jungen auf die Welt kommen. Es ist viel mehr als nur das. Frauen wurden von der Natur so ausgerüstet, dass sie das größte Wunder überhaupt vollbringen können, nämlich *Leben* hervorbringen. Deshalb ist der weibliche Körper ganz anders als der männliche, und die Unterschiede sind längst nicht nur äußerliche. Die weitreichendsten betreffen unseren Hormonhaushalt. Aber haben Sie schon mal ein Hormon gesehen?

HORMONE GEBEN DIE KOMMANDOS

Obwohl sie unsichtbar sind, steuern Hormone so gut wie alles in unserem Körper. Sie bestimmen zu einem großen Teil unsere Gesundheit, unsere Vitalität, aber auch unsere Laune. Sie legen fest, ob wir rasch Muskelmasse aufbauen und Fett verbrennen oder mit hartnäckigen Fettpölsterchen zu kämpfen haben, auch wenn wir noch so streng Diät halten oder drei Mal die Woche ins Fitnessstudio gehen. Hormone geben den Ton an, wenn es um unseren Fettstoffwechsel geht. Hormone sind dafür verantwortlich, ob wir Cellulite haben oder nicht, wie es um Haare, Haut und Nägel bestellt ist und ob wir uns schnell gestresst fühlen oder entspannt bleiben. Hormone bestimmen, ob wir morgens energiegeladen aufstehen oder glatt einen Mord begehen könnten, nur um eine Stunde länger liegen bleiben zu können. Heißhungerattacken sind kein Mangel an Willenskraft. Es sind die Hormone, die uns zum Kühlschrank schicken! Hormone bestimmen auch, ob wir glücklich und gut gelaunt oder ängstlich und depressiv sind.

HEISSHUNGERATTACKEN SIND KEIN MANGEL AN WILLENSKRAFT. ES SIND DIE HORMONE, DIE UNS ZUM KÜHLSCHRANK SCHICKEN!

Und es sind auch die Hormone, die dafür sorgen, dass wir uns bei langen Besprechungen gut konzentrieren und uns anschließend noch an wichtige Details erinnern können.

HORMONE HABEN EINFLUSS AUF KOPFSCHMERZEN, HAARE, GEDÄCHTNIS UND GLÜCKSPEGEL

Die meisten Frauen stellen keinen Zusammenhang zwischen ihren Beschwerden und ihren Hormonen her. Hitzewallungen, Unfruchtbarkeit, empfindliche Brüste, ein unregelmäßiger Zyklus und Schilddrüsenprobleme verbinden wir vielleicht gerade noch mit unseren Hormonen. Aber auch volles Haar, ein gutes Gedächtnis, viel Energie, Lust auf Sex, Spaß an Bewegung und kein Hunger zwischen den Mahlzeiten sind Auswirkungen unserer Hormone – und zwar positive! Sind die Hormone im Gleichgewicht, ist das einfach nur magisch: Wir sind energiegeladen und gut gelaunt, haben Lust auf Bewegung, ein gutes Gedächtnis, fühlen uns prima, sehen strahlend aus und sind fähig, Freude und Dankbarkeit zu empfinden. Und zwar vollkommen altersunabhängig! Viele Frauen leiden unter einem gestörten Hormongleichgewicht, aber nur wenige wissen das. Woher auch?
In der Medizin geht es hauptsächlich darum, Krankheiten und Beschwerden zu bekämpfen. Etwas ganz anderes ist es dagegen, an der eigenen Gesundheit zu arbeiten: Das ist ein Prozess, der viel mehr Spaß macht als der Kampf gegen Krankheit und Leid und die Erwartungshaltung, dass andere das Problem bitte schön für uns lösen sollen. Statt auf den Mangel richte ich meine Aufmerksamkeit lieber auf Überfluss und Gesundheit: Denn alles, was Aufmerksamkeit bekommt, wächst und gedeiht. Wenn wir uns bewusst auf unsere Gesundheit und Vitalität konzentrieren, kann sich deren Magie voll entfalten.

ETWAS GANZ ANDERES IST ES DAGEGEN, AN DER EIGENEN GESUNDHEIT ZU ARBEITEN: DAS IST EIN PROZESS, DER VIEL MEHR SPASS MACHT ALS DER KAMPF GEGEN KRANKHEIT UND LEID.

HORMONGLEICHGEWICHT: EINFACH MAGISCH

Sieht es bei den unten stehenden Merkmalen bei Ihnen eher dürftig aus? Als Sie Kind waren, war das bestimmt noch anders. Möchten Sie sie wiederhaben, egal in welchem Alter? Sie alle haben etwas mit Ihrem Hormonhaushalt zu tun:

- **strahlender Teint**
- **gesundes, volles Haar**
- **kräftige Nägel**
- **gleichbleibend gute Laune, auch kurz vor der Regel**
- **eine schlanke Taille**
- **keine Kopfschmerzen**

- ››› Energie im Überfluss
- ››› ein funktionierendes Sättigungsgefühl
- ››› ein stabiles, gesundes Gewicht, ohne dass man darauf achten muss
- ››› eine starke Libido
- ››› eine positive Lebenseinstellung, häufiges Lachen
- ››› Lust auf neue Unternehmungen
- ››› Wissbegierde
- ››› die Fähigkeit, sich zu entspannen, auch bei Stress
- ››› guter Schlaf
- ››› viel Energie, auch morgens beim Aufstehen
- ››› Lust auf Bewegung, ja sogar auf Sport
- ››› eine gute Verdauung
- ››› eine schnelle Auffassungsgabe und geistige Flexibilität
- ››› ein gutes Gedächtnis
- ››› gesunder Appetit zu festen Mahlzeiten, kein Hunger zwischendurch
- ››› Glücksgefühle ohne äußeren Anlass
- ››› Tränen nur bei ernsthaften Gründen
- ››› keine vorzeitige Hautalterung
- ››› keine unerwünschte Körperbehaarung
- ››› normales Schwitzen
- ››› weder heiße noch kalte Hände und Füße
- ››› gute Konzentration
- ››› ein gesunder Stoffwechsel

Eigentlich gibt es fast nichts, das nicht von Hormonen gesteuert wird. Erst wenn sich alle Hormone im Gleichgewicht befinden, geht alles wie von allein, und wir fühlen uns nicht nur gesund, vital und stark, sondern auch selbstbewusst. Wir sehen gut aus, unsere Augen strahlen, wir sind ausgeglichen, guter Laune und in der Lage, tiefe Freude und echtes Glück zu empfinden, sind völlig mit uns im Reinen.

FRAUEN REAGIEREN BESONDERS SENSIBEL AUF **HORMONELLE VERÄNDERUNGEN**

Es passiert so gut wie nichts in unserem Körper, ohne dass Hormone daran beteiligt wären. Viele Frauenleiden sind rein hormonelle Probleme, die uns darauf aufmerksam machen, dass etwas ins Ungleichgewicht geraten ist. Ob es uns nun gefällt oder nicht: Frauen reagieren sensibler auf Hormonschwankungen als Männer und sind deshalb viel empfindlicher für ein gestörtes Hormongleichgewicht. Es lohnt sich daher, sich näher mit den eigenen Hormonen zu befassen – ganz einfach weil sich dieser Nachteil in einen Vorteil verwandeln lässt.

Unsere Hormone senden unablässig Signale aus, die vor einem Ungleichgewicht warnen. Wenn Sie die Sprache Ihrer Hormone verstehen, kennen Sie ein wichtiges Instrument, das Ihnen dabei hilft, vital und gesund zu werden und das bis ins hohe Alter zu bleiben.

WENN SIE SICH NÄHER MIT IHREN HORMONEN BEFASSEN, FINDEN SIE WICHTIGE MITSTREITER, DIE IHNEN DABEI HELFEN, SO LANGE WIE MÖGLICH GESUND UND VITAL ZU BLEIBEN.

LEBENSQUALITÄT BEGINNT MIT DEM HORMONGLEICHGEWICHT

Vergleicht man die Hormone mit den Elektroleitungen eines Hauses, haben Männer einen einfachen Schalter, Frauen dagegen einen komplexen Schaltkreis. Bei Männern spielt das Hormon Testosteron die Hauptrolle. Dieses Hormon gewinnt ab der Pubertät an Bedeutung und wird dann rasch ANgeschaltet. Nach dem 40. Lebensjahr wandert dieser Schalter langsam in die AUSposition zurück, und zwar um etwa 2 Prozent im Jahr. Das Ganze ist also recht übersichtlich und vorhersehbar.

Frauen hingegen haben einen komplexen Schaltkreis, weil für eine mögliche Schwangerschaft jeden Monat eine Eizelle in der Gebärmutter bereitgestellt werden muss. Als Frau hat man deshalb innerhalb eines Monats mehr Hormonschwankungen als Männer in ihrem ganzen Leben. Eine hohe Lebensqualität, verbunden mit der Fähigkeit, das eigene Potenzial wirklich auszureizen, beginnt mit einem stabilen Hormongleichgewicht – mit Hormonen, die im Notfall füreinander einspringen, die tun, was sie tun sollen, und Ihnen ausreichend Energie und Gesundheit schenken.

SIE HABEN VIEL MEHR EINFLUSS ALS SIE DENKEN

Fühlen Sie sich manchmal von Ihren Hormonen gebeutelt? Haben Sie schon mal verzweifelt gerufen, »Das liegt an meinen Hormonen!«, wenn Sie mal wieder extrem launisch auf Ihren Partner reagiert haben? Brechen Sie manchmal grundlos in Tränen aus? Viele Frauen fühlen sich von ihren Hormonen gebeutelt, denken dabei aber oft nur an Menstruationsbeschwerden, Heißhungerattacken kurz vor der Regel oder an lästige Hitzewallungen in der Menopause. Doch wie Sie inzwischen vielleicht schon verstanden haben, reicht der Einfluss unserer Hormone viel weiter. Sie sind jeden Tag aktiv, ob es uns nun gefällt oder nicht.

HORMONE SIND KEINE UNBELEHRBAREN STÖRENFRIEDE

Ich habe gute Neuigkeiten: Sie müssen sich nicht länger als Spielball Ihrer Hormone fühlen. Im Gegenteil: Sie können sie sogar aktiv beeinflussen. Ein Verständnis für Ihren Hormonhaushalt ist ein wichtiges Instrument, um etwas für Ihre Gesundheit und Vitalität, für ein stabiles Körpergewicht, aber auch für seelische Ausgeglichenheit zu tun.

Ihre Hormone sind keine unbelehrbaren Störenfriede, die sich in Ihrem Körper verselbstständigen, ohne dass Sie sie zurückpfeifen könnten. Wenn Sie erst mal verstanden haben, wie sie funktionieren, können Sie sie für sich arbeiten lassen, statt ständig mit ihnen im Clinch zu liegen.

Im Grunde wollen Ihre Hormone genau dasselbe wie Sie, nämlich dafür sorgen, dass Sie so lange wie möglich gesund und glücklich bleiben. Wenn Sie Ihre Hormone besser kennengelernt und mit ins Boot geholt haben, besitzen Sie wichtige Mitstreiter für ein gesundes, vitales Leben.

Aber wie sieht diese Zusammenarbeit genau aus?

IHRE HORMONE KOMMUNIZIEREN STÄNDIG MIT DER UMWELT

Wenn man so will, sind die Hormone eine Art Trupp persönlicher Bodyguards, die rund um die Uhr für Sie parat stehen. Diese behalten Ihre Umgebung ununterbrochen im Auge und achten darauf, dass Sie in Sicherheit sind. Man könnte zwar meinen, Ihr Körper agiere unabhängig von seiner Umgebung – Sie können schließlich jederzeit einen Flieger nach Hawaii nehmen und Ihr jetziges Umfeld verlassen –, doch in Wahrheit bleibt er stets Teil der jeweiligen Umgebung und wird zwangsläufig darauf reagieren. Zum Glück, denn sonst würden Sie nicht überleben! Wenn es kalt ist, bemüht sich Ihr Körper nach Kräften, Sie warm zu halten. Und wenn Sie im tropischen Hawaii das Flugzeug verlassen, wird er alles dafür tun, Ihnen Kühlung zu verschaffen. Tatsächlich steht Ihr Körper in einem ständigen Dialog mit der Umgebung, in den Sie ihn stellen, um Sie zu wärmen, zu kühlen, Sie einschlafen zu lassen oder zu wecken, Fett zu speichern oder zu verbrennen. Ist es gerade gesünder für Sie, Hunger oder Sättigungsgefühle zu haben? Macht es Sie glücklich, sofort Sex zu haben, oder sollten Sie sich lieber zurückziehen? Ihr Körper existiert nicht unabhängig von Ihrer Umgebung, und Ihre Hormone sind ständig damit beschäftigt, sich daran anzupassen, damit Sie so lange wie möglich gesund und vital bleiben.

IHRE HORMONE FINDEN IHRE UMGEBUNG NICHT UNBEDINGT IDEAL

Damit sind wir zum eigentlichen Punkt vorgedrungen, zur Lösung für alle Hormonprobleme: Die Umstände, in denen sich Ihr Körper befindet, sind alles andere als optimal. Ihren Hormonen wäre es am liebsten, dass Sie den Tag draußen an der frischen Luft verbringen, in einem Land mit herrlichem Klima und ohne Umweltverschmutzung. Dort müssten Sie nur ein wenig herumschlendern, Obst, Gemüse, Nüsse, Wurzeln und Insekten sammeln, mit anderen Frauen plaudern, mit Kindern spielen und abends im Kreis Ihrer Lieben über dem Lagerfeuer etwas kochen und es essen. Um sich anschließend mit einem extrem attraktiven Mann in den Wald zurückzuziehen. Vermutlich sind Ihre Lebensumstände ein wenig anders. Meine zumindest schon.

»» DIE UMWELT IST WICHTIGER ALS DIE GENE

Gesundheitliche Beschwerden und Krankheiten werden oft auf unsere Gene zurückgeführt. Dabei sind unsere Gene nicht »in Beton gegossen«, sondern äußerst anpassungsfähig. Es gibt zahlreiche Studien mit eineiigen Zwillingen – zwei Menschen mit identischen Genen, die zu 100 Prozent dieselbe DNA haben. Doch weil sie nicht genau das gleiche Leben führen, leiden sie auch nicht unter denselben Beschwerden oder bekommen dieselben Krankheiten. Insofern kann sich ihr Leben, ihre körperliche, seelische und emotionale Gesundheit stark voneinander unterscheiden. Selbst wenn die Chance auf eine bestimmte Erkrankung genetisch sehr hoch ist, kann der eine mit 33 erkranken und der andere erst mit 80 oder gar nicht. So stark ist der Einfluss der Umwelt und so schwach der unserer Gene!

FRAUENGESUNDHEIT SCHEINT ANFÄLLIGER ZU SEIN

In westlichen Gesellschaften scheint die Gesundheit der Frauen anfälliger zu sein als die der Männer. Unsere durchschnittliche Lebenserwartung von 83 Jahren ist um 3,5 Jahre höher als die der Männer. Dafür haben wir 7 Jahre länger mit allen möglichen chronischen Krankheiten zu kämpfen. Die zusätzliche Lebenszeit ist also von bedenklicher Qualität. Ich bin keine Zynikerin, doch die Frage drängt sich förmlich auf: Leben wir Frauen länger oder sterben wir bloß länger? Es geht nicht nur um die letzten sieben Lebensjahre. Wir Frauen werden schon viel früher mit chronischen Krankheiten konfrontiert, unter denen Männer seltener leiden – mal ganz abgesehen von Erkrankungen der weiblichen Geschlechtsorgane wie Gebärmutter, Eierstöcke, Vagina und Brüste.

Im Westen leiden Frauen 15 Mal so oft an Schilddrüsenunterfunktion, rheumatischer Arthritis, Arthrose, Osteoporose, chronischem Erschöpfungssyndrom (CFS), Alzheimer, Hirnblutungen sowie Herz- und Gefäßerkrankungen: All das kommt bei Frauen deutlich häufiger vor als bei Männern. Dasselbe gilt für Autoimmunerkrankungen wie Morbus Crohn, Hashimoto, Zöliakie und MS. Auch Depressionen, Angststörungen und Schlaflosigkeit finden sich fast doppelt so oft bei Frauen wie bei Männern.

Frauen nehmen 75 Prozent aller Medikamente gegen Schlafstörungen und depressive Verstimmungen: ein Milliardengeschäft! Darüber hinaus leiden Millionen von Frauen zunehmend an häufig unzureichend erkannten Krankheiten wie PMS (Prämenstruelles Syndrom), PCOS (Polyzystisches Ovar-Syndrom), Endometriose, Menstruationsschmerzen, Migräne, schmerzempfindlichen Brüsten, Myomen, Haarverlust, Lipödemen, Schilddrüsenproblemen, Stimmungsschwankungen, Nebennierenproblemen und Gedächtnisstörungen. Unerkannte Erkrankungen gibt es bei Frauen deutlich öfter als bei Männern. Ein Viertel der Frauen in den Vereinigten Staaten nimmt derzeit Medikamente gegen mentale Probleme. In psychiatrischen Abteilungen wimmelt es nur so von Frauen, nicht von Männern.

Immer mehr junge Frauen haben Schwierigkeiten, schwanger zu werden, und immer mehr Frauen sind schon in jungen Jahren von Alzheimer und Parkinson betroffen. Ab 40 leiden Frauen zunehmend an einer Vielzahl von Beschwerden, die wir der Einfachheit halber Wechseljahrbeschwerden nennen.

Eine von drei Frauen wird früher oder später mit Krebs konfrontiert. Brustkrebs trifft derzeit eine von acht Frauen. In den 50er-Jahren des letzten Jahrhunderts war es noch eine von 22.

WIR LEBEN IN EINER WELT, DIE UNSER WEIBLICHES HORMONGLEICHGEWICHT IMMER MEHR DURCHEINANDERBRINGT.

Es tobt also weltweit eine Epidemie, die stets mehr Opfer fordert. Wir Frauen sind in der Geschichte der Menschheit noch nie so krank gewesen. Was ist da los? Die Antwort auf diese Frage lautet, dass wir in einer Welt leben, die unser weibliches Hormongleichgewicht zunehmend stört. Das ist auch bei Männern der Fall, nur dass wir Frauen leider empfindlicher darauf reagieren.

UMWELTFAKTOREN, DIE IHR HORMONGLEICHGEWICHT STÖREN

Was sind die wichtigsten hormonstörenden Stoffe, die vor allem die Frauengesundheit bedrohen?

»» IHRE ERNÄHRUNG

Viele wichtige Störfaktoren für das weibliche Hormongleichgewicht stecken in unserer Ernährung. Einerseits nehmen wir zu wenig wichtige Nährstoffe für einen gesunden Frauenkörper auf (gesunde Fette zum Beispiel), andererseits Unmengen von chemischen Zusatzstoffen, die unseren Körper verwirren und unsere Hormone regelrecht verrücktspielen lassen. Es geht dabei vor allem um Xenoöstrogene: Stoffe, die in vielerlei Hinsicht unseren wichtigsten weiblichen Hormonen, den Östrogenen ähneln (»xeno« heißt »fremd«, in diesem Fall »körperfremd«). Weil Xenoöstrogene eine so große Ähnlichkeit mit unseren eigenen Östrogenen haben, reagieren Frauen empfindlicher darauf als Männer. Xenoöstrogene zählen zu den hormonstörenden Stoffen. Das sind chemische Stoffe, die die Funktion unserer Hormone und Hormondrüsen beeinträchtigen. In Kapitel 2 werde ich noch ausführlich darauf zu sprechen kommen.

»» SCHLANKHEITSWAHN

Wir leben in einer Welt, in der Schlanksein großgeschrieben wird. Für die meisten Frauen ist das eine ungesunde »Umgebung«. Männer haben von der Natur Muskeln bekommen, wir Frauen eine Extraportion Fett.

Haben Sie schon mal eine Extremdiät gemacht, um schlanker zu werden? Dann sind Sie nicht die Einzige. Frauen machen viel öfter (Crash-)Diäten als Männer – mit der Folge, dass sie immer dicker und unförmiger werden – ganz einfach, weil sie ihre Hormone dadurch aus dem Gleichgewicht bringen. Das sorgt für viel Enttäuschung und großen Frust. Kaum sprießen die Krokusse, folgt eine neue Diät. Aber Diäten richten nichts als hormonelles Chaos an.

Ja, es ist durchaus möglich, mit über 40 schlank zu sein und zu bleiben … aber dafür muss man erst mal gesund werden. Oft heißt es, dass man abnehmen soll, um gesund zu werden. Ich drehe das um: Man muss erst gesund werden, dann wird man oft automatisch schlanker. In Kapitel 4 gehe ich näher darauf ein, wie das genau funktioniert.

»» SCHÖNHEITS- UND JUGENDWAHN

So lang wie möglich schön bleiben, hat in unserer Gesellschaft einen hohen Stellenwert. Und »schön« ist hier gleichbedeutend mit »jung aussehen«. Das Altern verschieben wir, so lange es geht. Vor allem Frauen scheinen diesen Anforderungen entsprechen zu müssen. Wie viele Pflegeprodukte und Kosmetika haben Sie heute schon benutzt? Um länger jung und schön auszusehen, lassen wir Frauen im Lauf unseres Lebens den wildesten Produktcocktail an unsere Haut, aber auch an Haare und Nägel.

Die meisten dieser Produkte bringen den weiblichen Hormonhaushalt durcheinander, weil sie hormonstörende Stoffe enthalten, die vom Körper aufgenommen werden. Unsere Haut kann 60 Prozent von allem, was wir darauf auftragen, aufnehmen. Zum Glück gibt es wunderbare, gesunde Alternativen in allen Preisklassen, die überwiegend oder sogar ausschließlich aus natürlichen Wirkstoffen bestehen. Tun Sie Ihren Hormonen einen Gefallen und wechseln Sie zu einer Marke, die so wenig hormonstörende und krebserregende Stoffe enthält wie möglich.

»» HORMONSTÖRENDE STOFFE AUF IHRER HAUT?

Geschätzt verwenden Frauen täglich ungefähr 15 verschiedene Kosmetik- und Pflegeprodukte. Laut einer Studie der *Kyoto Prefectural University of Medicine* cremen oder sprayen wir uns einen Cocktail aus 515 synthetischen Chemikalien auf die Haut. Allein in einem Parfüm stecken locker 250! Keine einzige Studie untersucht die Auswirkungen dieses Chemiecocktails auf unsere Gesundheit.

FOLGENDE WIRKSTOFFE SOLLTEN TABU SEIN

- **Parabene**
- **Phtalate**
- **Triclosan**
- **Aluminium**
- **Natriumlaurylsulfat**
- **Alkohol (auch Ethanol genannt)**
- **Parfüm**
- **Butylhydroxyanisol (BHA) und Butylhydroxytoluol (BHT)**
- **Benzophenone-3 (Oxybenzon)**
- **Cocamidopropylbetain (CAPB, auch Kokos(fettsäureamidopropyl)betain genannt)**

»» HAUSHALTSPRODUKTE

Wer ist bei Ihnen für den Haushalt zuständig? Die meiste Hausarbeit scheint nach wie vor auf den Schultern von uns Frauen zu ruhen. Auch Hausarbeit kann unseren Hormonhaushalt aus dem Gleichgewicht bringen, weil der Körper dabei in der Regel eine gehörige Portion hormonstörender Stoffe abbekommt. Egal ob Putzmittel, Waschmittel, Trocknertücher oder Unkrautvernichtungsmittel gegen Moos in Steinplattenfugen – die meisten enthalten Stoffe, die unseren Hormonen gar nicht guttun.

»» MEDIKAMENTE

Verstehen Sie mich nicht falsch, ich bin froh, dass es Medikamente gibt, sie können Leben retten. Aber eine langfristige Einnahme ist für die meisten Frauen keine echte Lösung. Viele nehmen jahrelang die Pille, doch diese unterdrückt die Wirkung der körpereigenen Hormone und kann sie stören. Millionen Frauen weltweit nutzen die Pille nicht zur Empfängnisverhütung, sondern um verschiedene Hormonprobleme zu vertuschen, die dadurch allerdings nicht wirklich behoben werden. Je länger ein Hormonproblem bereits besteht, desto schwieriger wird es, das ursprüngliche Gleichgewicht wiederherzustellen.

Nehmen Sie dauerhaft Medikamente? Einige mögen notwendig sein, aber echte Heilung bringen sie selten. Denn heilen kann sich der Körper nur selbst. Selbst wenn man nach einem schlimmen Unfall von Chirurgen wieder zusammengeflickt wird, ist es nach wie vor der eigene Körper, der sich heilt.

»» VIELE MEDIKAMENTE SIND NIE AN FRAUEN GETESTET WORDEN

Bis 1993 sind Frauen (ja sogar weibliche Versuchstiere) systematisch von Medikamentenstudien ausgeschlossen worden. Und zwar weil befürchtet wurde, dass der Hormonzyklus der Frau beziehungsweise die Einnahme der Pille die Untersuchungsergebnisse verfälschen könnten. Aber im normalen Leben haben Frauen nun mal einen Zyklus, und viele von ihnen nehmen die Pille. Deshalb ist es erst recht wichtig zu wissen, welchen Einfluss das auf die Wirkung von Medikamenten hat! Nach wie vor ist die genaue Wirkung vieler zugelassener Mittel auf Frauen unbekannt. In einem Gesundheitsreport, der auf Initiative des niederländischen Frauen-Netzwerks Womeninc erstellt und 2015 veröffentlicht wurde, steht daher auch, dass Frauen ein um 60 Prozent erhöhtes Risiko für (unerwünschte) Nebenwirkungen haben als Männer.

In der Welt der Medizin sind Geschlechtsunterschiede bisher noch viel zu wenig beachtet worden. Die meisten Ärzte haben wirklich keine Ahnung, wie stark weibliche Hormone unser Leben beeinflussen. Sie wissen zu wenig über den weiblichen Körper und das komplexe Zusammenspiel der Hormone. Denn mit den bestehenden Untersuchungsmethoden lässt sich längst nicht alles feststellen. Viele Beschwerden werden daher gar nicht erst auf unsere Hormone zurückgeführt. Die betroffenen Frauen werden dann einfach mit dem Satz nach Hause geschickt, sie müssten lernen, damit zu leben. Wir haben fantastische Ärzte, wenn es darum geht, Kaputtes zu reparieren, aber weniger, wenn sie uns wirklich heilen und gesund halten sollen.

Deshalb ist es so wichtig, sich selbst um seine Gesundheit zu kümmern. In der heutigen Zeit müssen wir uns zunehmend selbst informieren und Verantwortung übernehmen. Wissen und Selbstvertrauen sind ein wichtiges Heilmittel für Frauen: Denn Ärzte haben oft keine Zeit für tiefer gehende Gespräche. Dass der Blutdruck nach einem heftigen Streit mit der Mutter hoch ist, kommt dabei in der Regel gar nicht erst zur Sprache. Da ist die Chance groß, dass man die Arztpraxis mit einem Rezept für Blut-

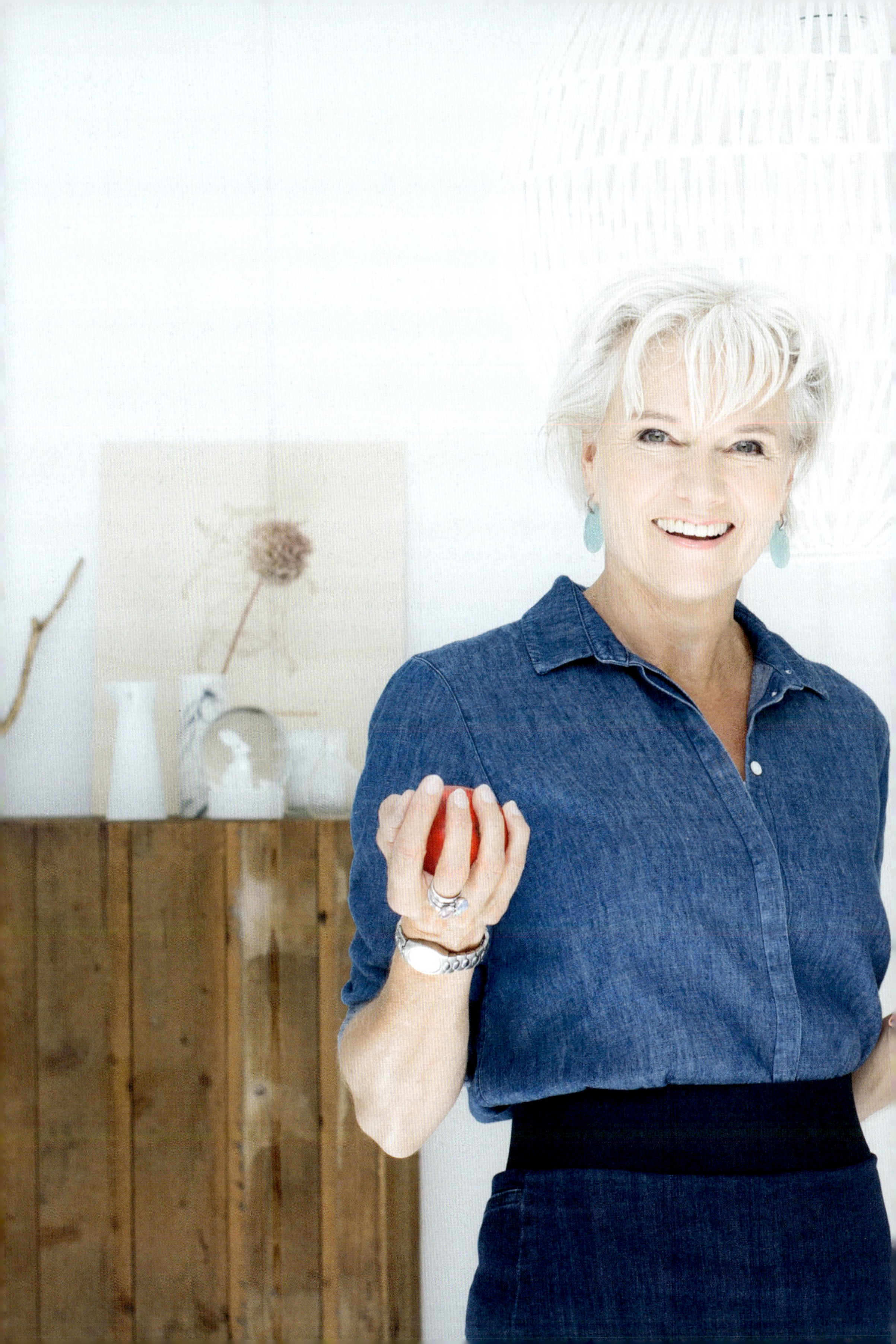

ES IST NIE DER ARZT, DER EINEN GESUND MACHT, SONDERN LETZTLICH IMMER DER EIGENE KÖRPER.

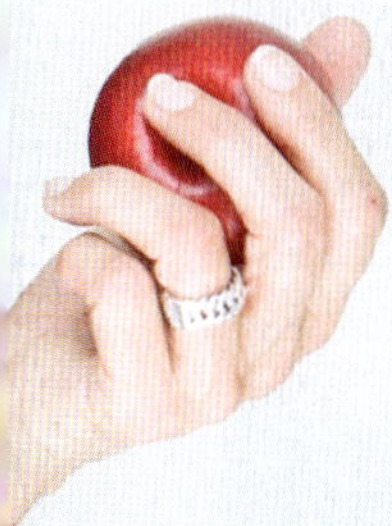

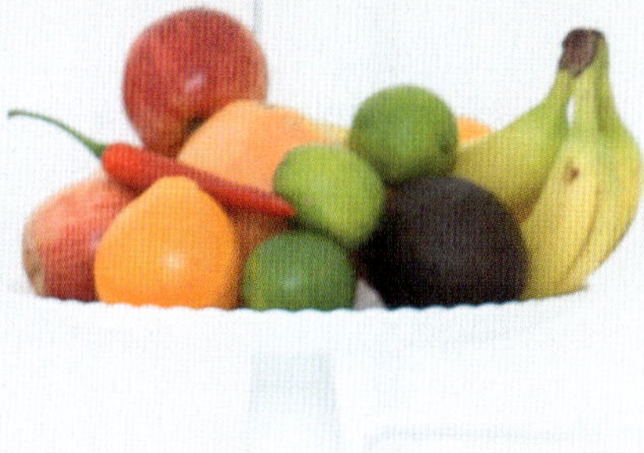

WELCHER ARZT FRAGT SCHON, WAS SIE IN KÜHLSCHRANK UND KÜCHENSCHRÄNKEN AUFBEWAHREN?

drucksenker wieder verlässt. Doch ein hoher Blutdruck liegt nicht an zu wenig Betablockern, ebenso wenig wie Kopfweh eine Folge von zu wenig Aspirin im Körper ist. Es spielen ganz andere Dinge eine Rolle.

Machen Sie sich klar, dass Ärzte während ihrer sechsjährigen Regelstudienzeit gerade mal fünf Stunden Vorlesungen zum Thema Ernährung haben. Auch im Jahr 2017 ist das immer noch so. Welcher Arzt hakt schon nach, was Sie so in Kühlschrank und Küchenschränken aufbewahren? Sie brauchen allerdings auch keinen Arzt, um zu der Erkenntnis zu gelangen, dass unsere Ernährung und unser Lebensstil großen Einfluss auf unsere Gesundheit haben.

»» STRESS

Danach frage ich erst gar nicht, denn welche Frau hat heute keinen Stress? Stress ist immer ungesund. Dauerstress ist der größte Störfaktor fürs Hormongleichgewicht überhaupt. Das gilt auch für Männer, aber wieder sind wir Frauen schlechter dran, weil wir aufgrund unseres Hormonhaushalts viel sensibler auf Stress reagieren als Männer. Vor allem bei Frauen ab 40 kann Stress zu einem enormen Störfaktor für ein gesundes, unbeschwertes Leben werden. In Kapitel 2 gehe ich noch näher darauf ein und erkläre, warum Entspannung für Frauen ab 40 so wichtig ist.

DAUERSTRESS IST DER GRÖSSTE STÖRFAKTOR FÜRS HORMONGLEICHGEWICHT.

»» ZU WENIG BEWEGUNG UND ZU WENIG SPORT

Idealerweise sind Sie einen Großteil des Tages in Bewegung, denn das macht Ihre Hormone glücklich. Im Durchschnitt bewegen wir uns allerdings gerade mal drei Stunden, außer vielleicht am Wochenende, wenn wir mehr unternehmen. Unter Bewegung verstehe ich Spazierengehen, Radfahren, Hausarbeit und Besorgungen machen. Wie viele Stunden am Tag bewegen Sie sich? Machen Sie auch Sport? Mit Sport meine ich alles, was Ihren Puls erhöht. Alles, was Sie tun, um sich in einer bestimmten Disziplin zu verbessern. Mit Sport bauen Sie Muskelmasse auf, und das erfordert deutlich mehr Anstrengung als Bewegung allein. Sport kann Cardio-Training, Zirkeltraining, Intervalltraining oder Krafttraining sein. Ausreichend Bewegung und Sport sind wichtig für Ihr Hormongleichgewicht. Bewegen Sie sich zu wenig und haben auch gar keine Lust darauf, weil Sie dafür ohnehin viel zu müde sind? Vergessen Sie nicht, dass eine Unterversorgung mit Nährstoffen mit Bewegungsunlust einhergeht. Fangen Sie also an, sich besser zu ernähren, dann kommt die Lust auf Bewegung von ganz allein, versprochen!

»» SIE WOLLEN EINE GEHALTSERHÖHUNG? DANN MACHEN SIE KRAFTTRAINING!

Je älter Sie werden, desto mehr lässt Ihre Muskelkraft nach – außer Sie beanspruchen Ihre Muskulatur regelmäßig. Je älter Sie werden, desto wichtiger wird daher Muskeltraining. Die gute Neuigkeit ist die, dass Sie bis ins hohe Alter Muskelmasse aufbauen können. In Fitnessstudios müsste es eigentlich nur so von Frauen über 40 wimmeln, denn die brauchen Krafttraining und ein strammes Cardio-Training am dringendsten. Sie haben es zu einem großen Teil selbst in der Hand, ob Sie mit 80 einen Rollator brauchen oder in den Bergen wandern gehen. Es liegt bei Ihnen. Mit einem sehr angenehmen Nebeneffekt: Einer amerikanischen Studie zufolge werden Frauen mit wachsender Muskelmasse immer mutiger. So hatten Frauen, die Krafttraining machten, weniger Angst, in einer fremden Stadt Auto zu fahren, und waren auch eher bereit, ihren Chef um eine Gehaltserhöhung zu bitten. Mehr Muskeln bedeutet mehr Testosteron, und das sorgt für Tatkraft und Mut. Ich kann Ihnen aus eigener Erfahrung sagen, dass es funktioniert.

»» EIN GESTÖRTER WACH- UND SCHLAFRHYTHMUS

Viele Frauen arbeiten in Pflege- oder Versorgungsberufen, als Stewardess oder in einem anderen Job mit unregelmäßigen Arbeitszeiten. Leider ist das für den Hormonhaushalt nicht sehr förderlich. Nur im Schlaf ist das Wachstumshormon aktiv, das alle Ihre Zellen repariert. Das Schlafhormon Melatonin ist ein hochwirksames Antioxidans, das der Körper selbst herstellt, um Sie vor Entzündungen und Alterungsprozessen zu schützen. Aber selbst wenn Sie nicht im Schichtdient arbeiten: Mithilfe von Kunstlicht haben wir den Tag verlängert und die Nacht verkürzt, so gesehen ist das Risiko groß, dass Sie zu wenig Schlaf bekommen. Doch es gibt kaum etwas Gesünderes, als tief und fest zu schlafen. Leider kommt Schlaflosigkeit bei Frauen doppelt so oft vor wie bei Männern.

Sie sehen also, dass es sehr wahrscheinlich ist, in einer Umgebung und unter solchen Bedingungen zu leben, die sich nicht gerade positiv auf das Hormongleichgewicht auswirken. Deshalb sollten Sie wissen, was Ihre Hormone brauchen, um so optimal wie möglich zu funktionieren.

SO UNTERSTÜTZEN SIE IHRE HORMONE

Wenn Sie und Ihre Hormone ein intelligentes Team bilden wollen, sollten Sie sich klarmachen, dass Ihre Hormone im Rahmen ihrer Möglichkeiten stets versuchen werden, Sie gesund zu erhalten. Es ist Ihre Aufgabe, Ihrem Körper und seinen Hormonen möglichst günstige Umweltbedingungen zu bieten. Deshalb lohnt es sich, sie besser kennenzulernen, denn an einem Strang zu ziehen ist eindeutig schlauer, als sich zu bekämpfen. Gegen die eigenen Hormone anzukämpfen ist völlig sinnlos, Sie werden dabei ohnehin den Kürzeren ziehen. Ihre Hormone sind zig Mal stärker als Ihre Willenskraft. Kennen Sie folgenden Frust? Sie haben sich vorgenommen, nicht mehr zu naschen, werden bei einem Stück Schokolade aber doch schwach? Oder Sie haben sich fest vorgenommen, zweimal die Woche Sport zu machen, finden aber schon nach wenigen Wochen Ausreden, um doch nicht hingehen zu müssen?

All das sind Beispiele, in denen Ihre Willenskraft Ihren Hormonen nichts entgegenzusetzen hat. Wie oft ist Ihnen das schon passiert?
Dabei ist es gar nicht so schwer, mit den Hormonen zusammenzuarbeiten. Ihr Körper folgt nämlich ganz logischen Gesetzen. Hier nur ein Beispiel:

IHRE WILLENSKRAFT HAT GEGENÜBER ÜBERLEBENSMECHANISMEN KEINE CHANCE

Wenn Sie abends noch lange vor dem Fernseher oder am Computer sitzen, gaukeln Sie Ihrem Körper vor, es wäre noch helllichter Tag. Ihre Hormone kennen weder Fernseher noch Computer, nur Tag und Nacht. Viele Frauen bekommen abends Heißhungerattacken. Kommt Ihnen das bekannt vor? Sie mag das seit Jahren frustrieren, aber für Ihre Hormone ist das bloß logisch. Auch wenn es schon elf Uhr abends ist: Wenn Sie im Kunstlicht sitzen, signalisieren Ihre Hormone, dass es helllichter Tag ist. Gleichzeitig spüren Sie, dass Sie müde werden. Müdigkeit am helllichten Tag interpretiert der Körper als Gefahr, weil die Wachsamkeit nachlässt. Ihre Hormone wissen nicht, dass Sie faul auf dem Sofa liegen und sich einen Film anschauen oder am Computer sitzen und weit und breit keine Gefahr droht.
Aber stellen Sie sich vor, Sie müssten abrupt vor einem Bären fliehen oder – was heute wahrscheinlicher sein dürfte – einen Brand löschen, weil eine Kerze Ihre Gardinen in Brand gesetzt hat. Wie sind Sie am besten darauf vorbereitet? Indem der Energiepegel hoch bleibt. Und woher bekommen Sie Energie? Aus möglichst energiereicher Nahrung. Für Ihre Hormone ist das ein klarer Fall. Da können Sie sich noch so oft vorgenommen haben, abends nicht mehr zu naschen: Ihre Willenskraft wird sich nicht gegen Ihren Überlebensmechanismus durchsetzen. Und schon sind die letzten Plätzchen oder das noch übrige Stück Pizza verschlungen …

Verstehen Sie jetzt, warum man wissen sollte, wie Hormone »denken«? Wenn Sie begreifen, wie sie funktionieren, fällt es nicht weiter schwer, sich etwas auszudenken, um dem Körper bei abendlichen Heißhungerattacken zu signalisieren, dass es bereits spät ist und Sie in Sicherheit sind: Machen Sie eine Stunde vor dem Schlafengehen Computer und Fernseher aus, dämpfen Sie das Licht und hören Sie entspannende Musik. Lesen Sie ein schönes Buch oder nehmen Sie ein Bad. Wenn Sie müde sind, gehen Sie ruhig frühzeitig zu Bett, anstatt zu versuchen, noch schnell weltbewegende Dinge zu erledigen. Sie werden merken, dass Ihre Hormone dann deutlich seltener um Süßigkeiten oder Snacks betteln.

DER VIELLEICHT WICHTIGSTE UMWELTFAKTOR: IHRE ERNÄHRUNG

Ihre Hormone reagieren stets auf die Umgebung, in der Sie sich gerade befinden. Um für ein gesünderes Umfeld zu sorgen, müssen Sie allerdings nicht gleich so drastische Maßnahmen ergreifen, wie nach Hawaii auszuwandern. Der vielleicht wichtigste Umweltfaktor ist Ihre Ernährung, schließlich ist es derjenige, den Sie sich gewissermaßen einverleiben. »Man ist, was man isst« –, aber auf eine viel grundlegendere Weise, als Sie jetzt denken: Jede Sekunde sterben in Ihrem Körper zehn Millionen Zellen ab, gleichzeitig entstehen zehn Millionen neue.
Und zwar dank der Nährstoffe, die Sie zu sich nehmen. Ihr Körper ist ein Bauwerk, das sich ununterbrochen restauriert und heilt. Ein Schnitt in den Finger, ein blauer Fleck am Schienbein –

beides heilt wie von selbst. Dieser Heilungsprozess findet auch tief in Ihrem Innern statt, selbst wenn Sie das nicht sehen können.

DER KÖRPER VON MORGEN LIEGT HEUTE AUF DEM TELLER

Was Sie essen, spielt eine wichtige Rolle. Ich sage immer: »Der Körper von morgen liegt heute auf dem Teller.« Im Grunde ist das eine etwas verkürzte Darstellung, denn wichtig ist auch, dass Ihr Körper die Nährstoffe überhaupt aufnehmen, sie richtig verwenden und wieder ausscheiden kann. Im schlimmsten Fall nehmen Sie zwar wertvolle Nährstoffe auf, scheiden sie aber wieder aus, ohne sie vorher verwertet zu haben. Je gesünder Sie essen, desto mehr werden sich Ihr Körper und Ihre Verdauung erholen und desto mehr gesunde Nährstoffe können Sie anschließend erneut aufnehmen und verdauen.

Ernährung hat auch einen großen Einfluss auf Ihr Gehirn und Ihre Gefühle. Es besteht ein direkter Zusammenhang zwischen dem, was Sie essen, und Ihrer Konzentrationsfähigkeit, aber auch Ihrer emotionalen und mentalen Verfassung. Mit Ihrer Ernährung haben Sie großen Einfluss auf Ihre Hormone, und Ihre Hormone wiederum bestimmen größtenteils Ihre Gefühle. In Kapitel 2 werde ich darauf noch näher eingehen.

Manche Körperzellen erneuern sich innerhalb eines Tages, andere brauchen länger, aber nach sieben Jahren haben sich so gut wie alle Zellen erneuert. Das bedeutet, dass Sie in sieben Jahren so gut wie neu sein können! Wie es Ihnen dann geht, können Sie in hohem Maße dadurch bestimmen, was bei Ihnen so Tag für Tag auf den Teller kommt.

WAS KOMMT AUF DEN TELLER? EIN WICHTIGER AUSGANGSPUNKT

Ich, aber auch viele Frauen, die ich beratend begleite, haben die Erfahrung gemacht, dass die Ernährung ein wichtiger Ausgangspunkt für Veränderungen ist. Wer gesund isst, bringt auch einen Großteil der Hormone ins Gleichgewicht. Wenn Sie das beherzigen, werden Ihre Heißhungerattacken abnehmen, denn nur ein unterversorgter Körper bettelt um Snacks. Sie werden auch feststellen, dass Sie besser schlafen und dadurch energiegeladener sind. Und mehr Schlaf bedeutet automatisch mehr Entspannung. Sie werden merken, dass es Ihnen immer leichter fällt, ein gesundes Gewicht zu halten. Damit werden Diäten hoffentlich überflüssig, was einen weiteren Störfaktor in puncto Hormonhaushalt ausschaltet. Gesunde Ernährung wird dafür sorgen, dass Ihre Lust auf Bewegung wächst und Sie nicht mehr so oft nach Ausreden suchen, um doch keinen Sport machen zu können. Es stimmt nämlich wirklich: Ein gesunder Körper bewegt sich gern. Wenn Sie sich gesund ernähren, werden Sie sich besser fühlen, entsprechend besser aussehen und darüber hinaus an Selbstvertrauen gewinnen. Vielleicht beschließen Sie dann, sich endlich einen besseren Job zu suchen. Oder Sie tun sich leichter, Nein zu sagen, ohne ein schlechtes Gewissen zu haben, und haben damit mehr Zeit für Dinge, die Ihnen wirklich am Herzen liegen.

Der Ernährungskompass ist für alle Frauen gedacht, die ihren Hormonhaushalt wieder ins Lot bringen wollen. Denn das ist der erste Schritt zu mehr Vitalität und Gesundheit. Ein gesunder Körper kann Ihnen das Leben schenken, von dem Sie immer geträumt haben. Aber vorab noch ein paar Sätze zum Thema Wechseljahre, über die es viele Missverständnisse gibt.

HORMONE?
DIE WECHSELJAHRE SIND NICHT DAS PROBLEM

Der größte Mythos, der weitverbreitet ist, besagt, dass es ab 40 gesundheitlich stetig bergab geht. Wenn man sich aber ständig einredet, dass die Gesundheit ab 40 immer weiter nachlässt, wird sich das auch bewahrheiten, weil der Körper stark von den Gedanken beeinflusst wird. Gedanken können sogar noch mächtiger sein als Hormone. Deshalb sind Glaubenssätze zum Thema Altern so wichtig, wenn man gesund und vital alt werden will.
Ein anderer Glaubenssatz lautet nämlich, dass man bis ins hohe Alter körperlich, mental und emotional fit sein kann – eine Überzeugung, zu der ich zunehmend gelange. Und genau die möchte ich an Sie weitergeben.
Mit diesem Buch verfolge ich das Ziel, dass Sie als Frau mit Ihren Hormonen ein Team bilden, um gesund und vital mindestens 85 Jahre alt werden.
Daher kann ich das Phänomen Wechseljahre nicht außen vor lassen – eine Phase, in der viele Frauen zahlreiche Gesundheitsbeschwerden bekommen, die angeblich hormonell bedingt sind.

GEBEN WIR NICHT DEM WEIBLICHEN KÖRPER DIE SCHULD AN UNSEREN WECHSELJAHRBESCHWERDEN.

DIE MENOPAUSE DAUERT NUR EINEN TAG

Es ist schon viel über die Wechseljahre geschrieben worden, auch Menopause genannt. In Büchern und auf Webseiten wird auf eine ganze Flut von Beschwerden eingegangen, die angeblich damit verbunden sind. Als seien die Wechseljahre daran schuld! Wenn wir nicht aufpassen, fallen wir darauf rein.
Die Beschwerden, die wir mit den Wechseljahren in Verbindung bringen, können um das 45. Lebensjahr (oder früher) beginnen und zehn Jahre, manchmal sogar noch länger, andauern. Sie fallen meist in die Zeit vor der letzten Menstruation, die im Durchschnitt um das 52. Lebensjahr herum stattfindet. Anschließend nehmen die Beschwerden häufig ab – allerdings nicht bei jeder Frau, denn kein Mensch ist wie der andere. Menopause ist die offizielle Bezeichnung für den Tag, an dem die letzte Menstruation genau ein Jahr her ist. Sie wissen also erst, wann Sie Ihre letzte Menstruation gehabt haben, wenn Sie Ihre Regel ein Jahr lang nicht mehr bekommen haben. Von diesem Moment an müssen Sie nicht mehr verhüten – auch wenn ich sehr gesunde Frauen um die 50 kenne, die sich das intuitiv doch noch nicht trauen. In Wahrheit dauert die Menopause also bloß einen Tag! Sind das nicht tolle Neuigkeiten?

SAGEN WIR DOCH, DAS GILT AUCH FÜR DIE WECHSELJAHRE

Wenn wir die Begriffe Menopause und Wechseljahre ohnehin schon als Synonym verwenden, schlage ich hiermit vor, dass wir von nun an sagen, die Wechseljahre dauern auch bloß einen Tag. Allein deshalb, um nicht sämtliche Gesundheitsbeschwerden zwischen dem 45. und 55. Lebensjahr dieser Übergangsphase zuzuschreiben. Denn wenn wir das tun, klingt es so, als hätte die Natur bei der Erschaffung des weiblichen Körpers einen Fehler gemacht. Ich bin fest davon überzeugt, dass das nicht der Fall ist.

Verstehen Sie mich nicht falsch, ich bin die Letzte, die Wechseljahrbeschwerden bagatellisieren möchte. Ich weiß sehr gut, dass sie sich sehr real anfühlen können – körperlich, aber auch seelisch. Ich kann ein Lied davon singen. Vor allem wenn man zwischen dem 45. und 55. Lebensjahr stark unter Stress steht, geraten die Hormone ziemlich aus dem Gleichgewicht, und das verursacht zahlreiche Beschwerden. Doch nicht die Wechseljahre selbst sind schuld daran, sondern stets das Umfeld, in dem wir leben. Die Dinge, mit denen wir uns umgeben, bringen den Hormonhaushalt so durcheinander, dass es zu Beschwerden kommt.

WECHSELJAHRBESCHWERDEN WERDEN STARK VOM WOHNORT BEEINFLUSST

Wie kommt es, dass es weltweit ganze Bevölkerungsgruppen gibt, in denen sich Frauen nie über Hitzewallungen – das am häufigsten beklagte Symptom der Wechseljahre – beschweren? In westlichen Gesellschaften haben dagegen 80 Prozent aller Frauen damit zu kämpfen. Vielen machen sie ein normales Leben unmöglich. Übernehmen Frauen in Entwicklungsländern allerdings den westlichen Lebens- und Ernährungsstil (was häufig in Großstädten geschieht), kommt es auf einmal sehr wohl zu Wechseljahrbeschwerden. Umgekehrt gibt es auch bei uns Frauen, die problemlos durch die Wechseljahre kommen. Da liegt doch der Schluss auf der Hand, dass es nicht am weiblichen Körper liegt, sondern an den äußeren Umständen. Ein Großteil der Wechseljahrbeschwerden (einschließlich Gewichtszunahme) und chronischen Krankheiten in der westlichen Welt lässt sich auf unsere Lebensweise, unsere Ernährung und unsere direkte Umwelt zurückführen. Die Wechseljahre sind eine Zeit, in der Frauen besonders empfindlich auf Hormonschwankungen reagieren. Deshalb treten viele Beschwerden vor allem in dieser Phase in den Vordergrund. Bis Sie 40 werden, sorgt Ihr Körper für Sie, anschließend ist Teamwork gefragt! Um die 40 sollten Sie also selbst aktiv werden!

WECHSELJAHRE? **JE FRÜHER DESTO BESSER!**

Ich kann gar nicht genug betonen, wie intelligent und wunderbar der weibliche Körper beschaffen ist. Wenn Sie mit Ihren Hormonen an einem Strang ziehen, werden die Wechseljahre keine Zeit der Wehwehchen und Beschwerden, sondern eine der Transformation und der persönlichen Entwicklung sein.

Sendet Ihr Körper Signale in Form von Beschwerden oder Krankheiten, sollten Sie diesen Hilferuf ernst nehmen. Meist ist er zunächst sehr leise, aber wenn Sie dieses »Flüstern« überhören und kleinere Beschwerden ignorieren, werden die Hilferufe Ihres Körpers immer lauter und irgendwann zu einem echten Notruf werden. Sollte sich Ihr Körper ab 45 mit solchen Signalen zu Wort melden, ist das meist ein Zeichen dafür, dass Sie ihn in den Jahren davor ignoriert haben. Darin sind Frauen sehr gut, im Negieren von kleinen Signalen, die uns auf Schmerzen und Unwohlsein aufmerksam machen – und zwar so lange, bis unser Körper schwerere Geschütze auffährt.

Das Hormonchaos besteht meist schon lange, bevor die Wechseljahre beginnen. Ich sage gern: »Lässt Ihr Körper Sie im Stich oder ist es nicht eher andersherum?«

WECHSELJAHRBESCHWERDEN: EIN LETZTER WECKRUF

Beschwerden und Unwohlsein sind ein Weckruf, der besagt, dass Sie besser auf Ihren Körper hören und etwas tun sollten, damit Sie in Zukunft miteinander statt gegeneinander arbeiten. Achten Sie auf kleinste Signale: Das kann ein leichtes Stechen sein, ein winziges Ekzem, das einfach nicht verschwinden will, oder wiederkehrender Lippenherpes. Wenn Sie sich schon mit Mitte 40 nicht mehr energiegeladen fühlen, wie soll das dann erst mit 55 oder mit 85 werden? Zwischen Ihrem 45. und 55. Lebensjahr können Beschwerden hinzukommen, die wir bequemlichkeitshalber als Wechseljahrbeschwerden bezeichnen. Die häufigsten sind:

- **Hitzewallungen und nächtliches Schwitzen**
- **vaginale Trockenheit**
- **Gewichtszunahme**
- **Schlafstörungen**
- **Müdigkeit**
- **Kopfschmerzen**
- **Geringe Libido**
- **Stimmungsschwankungen**
- **depressive Verstimmungen oder Depressionen**
- **starke Menstruationsblutungen**

Bei näherer Betrachtung lässt sich feststellen, dass das nicht nur Beschwerden von Frauen um die 45 sind – von Hitzewallungen/nächtlichem Schwitzen und vaginaler Trockenheit einmal abgesehen. Das sind die einzigen spezifischen Wechseljahrbeschwerden. Alle anderen kommen auch bei jüngeren Frauen und Männern vor.

WECHSELJAHRBESCHWERDEN – REINE FRAUENSACHE?

In ihrem Buch *Check je houdbaarheid* (»Testen Sie Ihre Haltbarkeit«) schreiben Pim Christiaans und Hanny Roskamp, dass das am besten gehütete Geheimnis von Hormonspezialisten darin besteht, dass ältere Männer dieselben Wechseljahrbeschwerden haben wie Frauen – angefangen von Hitzewallungen bis Stimmungsschwankungen. Außerdem wissen wir nur zu gut, wozu Viagra dient. Vielleicht sind also sogar die beiden typischsten weiblichen Wechseljahrbeschwerden, Hitzewallungen und nachlassende Libido, gar nicht mal typisch weiblich.

Wechseljahrbeschwerden sind nichts anderes als eine Summierung dessen, was vorher passiert ist. Durch die Hormonschwankungen ist der weibliche Körper in dieser Lebensphase nur sensibler als sonst, und das ist auch der Grund, warum ausgerechnet jetzt so viele Beschwerden auftreten. Die Wechseljahre sind ein letzter Weckruf, um doch noch den Weg zu einem gesunden, vitalen Alter einzuschlagen.
Mit anderen Worten: Wechseljahre? Je früher, desto besser! Wenn Sie rechtzeitig damit anfangen, mit Ihren Hormonen zusammenzuarbeiten, kann es gut sein, dass Sie in den Wechseljahren nur wenig körperliche und psychische Probleme haben, sondern im Gegenteil energiegeladener denn je sind!

Im nächsten Kapitel werde ich Ihnen die wichtigsten Hormone und Organe vorstellen, damit Sie überprüfen können, ob Sie bereits ein gutes Team sind, oder ob es noch Verbesserungsmöglichkeiten gibt.

ZUR ERINNERUNG

››› Ihre Hormone bestimmen zum Großteil Ihre Gesundheit, Vitalität und Ausstrahlung.

››› Ihre Hormone wollen nichts lieber, als dass Sie ein langes, glückliches Leben führen.

››› Ihr Hormongleichgewicht wird gestört, wenn Ihre Umwelt von zu viel ungesunder Ernährung, zu viel Stress, zu wenig Bewegung, zu wenig Schlaf und von zu vielen Giftstoffen geprägt ist.

››› Haben Sie erst einmal verstanden, wie Ihre Hormone funktionieren, können Sie mit ihnen an einem Strang ziehen und ein gutes Team bilden.

››› Ernährung ist ein wichtiger Ausgangspunkt für positive Veränderungen: Ändern Sie Ihre Ernährung, ändern Sie auch Ihre Hormone und damit Ihr Leben.

››› Bei Frauen werden die Wechseljahre mit einer langen Liste von Beschwerden in Verbindung gebracht. Es liegt jedoch überwiegend an Ihrer Umwelt, ob Sie darunter zu leiden haben oder nicht.

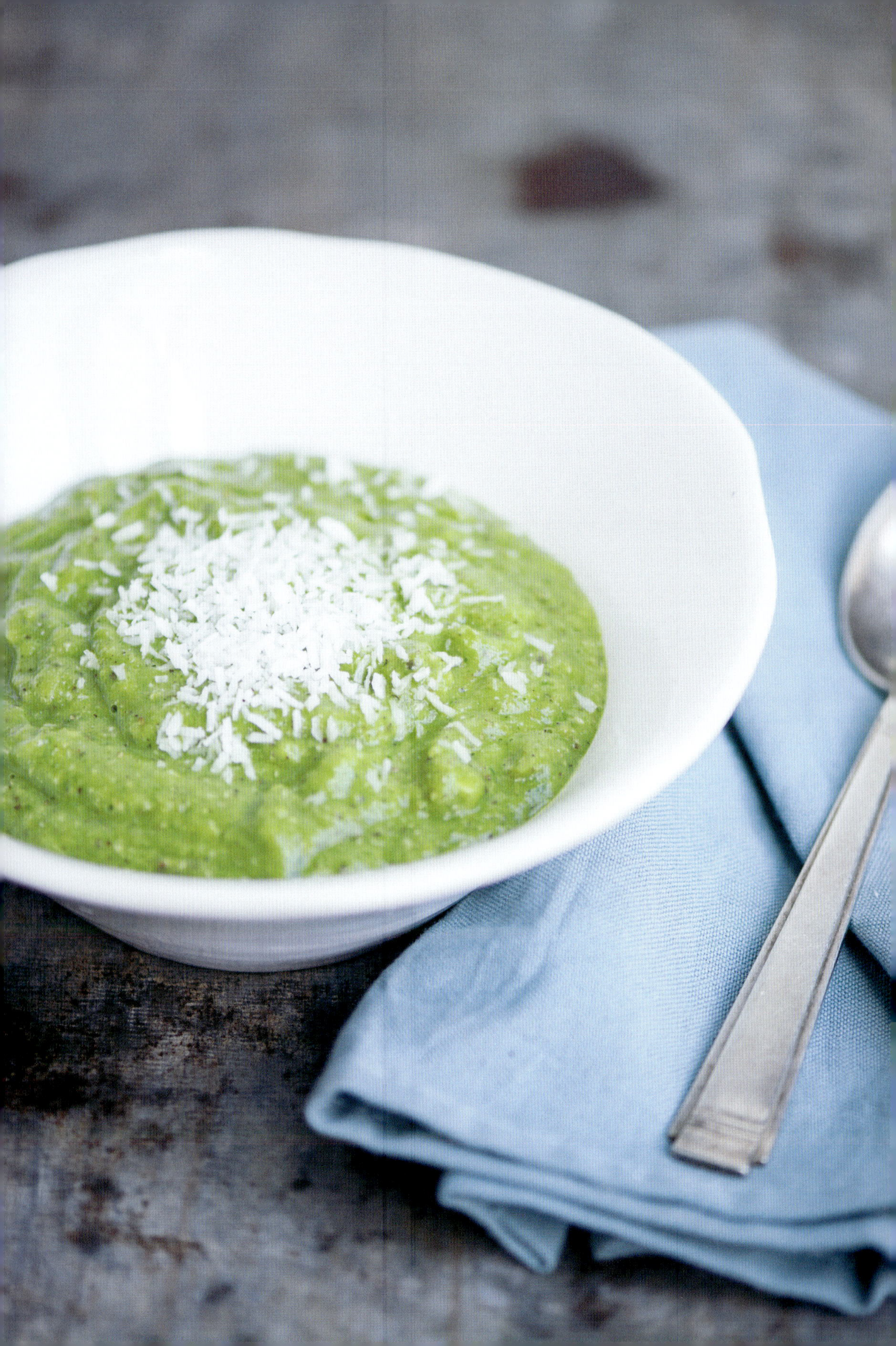

REZEPT

GRÜNER SMOOTHIE

Ich finde Smoothies einfach ideal, um gleich frühmorgens grünes Gemüse zu sich zu nehmen. Achten Sie darauf, dass Ihr Smoothie auch genug Eiweiß und Fette enthält, sonst haben Sie nach einer Stunde gleich wieder Hunger. Außerdem fördern Fette die Aufnahme von Vitaminen und Mineralstoffen im Darm. Hier eines meiner Lieblingsrezepte, das Sie unendlich variieren können. Ich löffle ihn gern aus einer flachen Schale wie eine Suppe.

SIE BRAUCHEN

- 1 EL Haferflocken
- eine Handvoll Spinat (ca. 50 Gramm)
- ½ reife Banane
- 1 Kiwi
- 1 Orange
- 100 ml Pflanzenmilch
- 1 EL geschälte Hanfsamen

SO WIRD'S GEMACHT

Haferflocken über Nacht in etwas Wasser einweichen. Die Orange mit einem scharfen Messer wie einen Apfel schälen und vierteln. So kommen auch Kerne und Haut mit hinein, sodass Sie sämtliche Nährstoffe verwerten.

Alles in den Mixer geben und zu einem dickflüssigen Brei pürieren. Abschmecken. Ich gebe manchmal noch einen Schuss Zitronensaft dazu. In eine flache Schale geben. Großzügig mit Hanfsamen, einem zusätzlichen Eiweißlieferanten, bestreuen. Sie können auch Kokosraspeln, gehackte Nüsse, Kerne und/oder die in Scheiben geschnittene restliche Banane darüber geben.

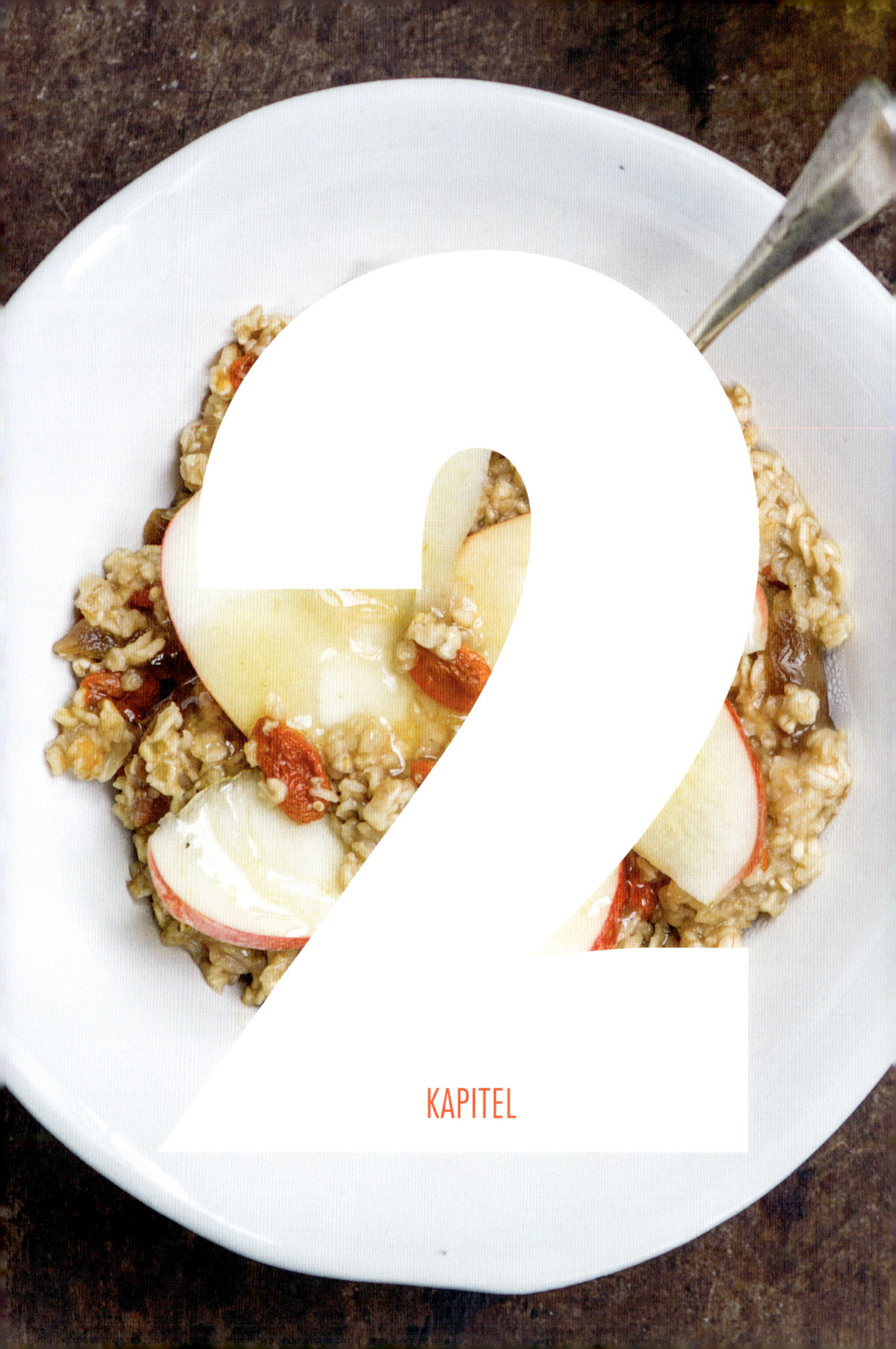

2

KAPITEL

HORMONE? ALLES EINE FRAGE DER ZUSAMMENARBEIT

Mich mit meinen Hormonen auszukennen und zu wissen, wie ich sie durch meine Ernährung beeinflussen kann, war für mich die wichtigste Voraussetzung, um mich von meinem Burn-out erholen zu können. Auf diese Weise habe ich einen regelrechten Energie- und Gesundheitsschub erlebt, der nach wie vor anhält. Ich weiß jetzt, dass man aufgeschmissen ist, wenn man sich als Frau nicht mit den weiblichen Hormonen beschäftigt. Hätte ich das nur früher gewusst.

HORMONE: INSTRUMENTE IN IHREM ORCHESTER

In diesem Kapitel werde ich Ihnen sieben Hormone und zwei Organe vorstellen, die ganz besonders wichtig für Sie sind. Ich beschreibe sie getrennt voneinander, aber da sie alle eng miteinander zusammenarbeiten, lassen sie sich eigentlich nicht separat voneinander betrachten. Es handelt sich um ein genau getaktetes Zusammenspiel, ähnlich wie bei einem Orchester. Ein jedes Orchestermitglied ist einzigartig, hat sein eigenes Instrument und seine eigenen Noten. Schöne Musik entsteht dann, wenn alle in Bestform richtig zusammenspielen. Ich habe lange darüber nachgedacht, ob ich Ihnen bei jedem Hormon gleich ein paar praktische Tipps geben soll, die Sie in die Tat umsetzen können. Eigentlich wollte ich davon absehen, eben weil sich Hormone nicht getrennt voneinander betrachten lassen. Es ist wichtig, dass man sie alle zusammen im Blick hat. Mein Ernährungskompass zeigt Ihnen daher, wie Sie Ihren gesamten Hormonhaushalt wieder in ein gesundes Gleichgewicht bringen können. Aber weil ich mir vorstellen kann, dass Sie sich schon hier beim Lesen ein paar hilfreiche Tipps wünschen, habe ich mich doch dafür entschieden.

ES IST DEUTLICH EINFACHER, HORMONE WIEDER INS GLEICHGEWICHT ZU BRINGEN ALS MIT EINEM HORMONCHAOS ZU LEBEN!

PROBIEREN GEHT ÜBER STUDIEREN

Vergessen Sie nicht, dass jeder Mensch anders ist. Was bei der einen Frau gut funktioniert, muss der anderen noch lange nicht helfen. Probieren geht über Studieren! Bleiben Sie offen für Neues. Das ist wichtig, wenn es um Ihre Gesundheit geht. Und denken Sie daran, dass Ihr Organismus Zeit braucht, um sich umzustellen: Wenn Sie heute Leinsamen in Ihren Speiseplan aufnehmen, dürfen Sie nicht erwarten, schon übermorgen Ergebnisse im Spiegel zu sehen.

SIE SIND EINZIGARTIG – GENAU WIE IHR HORMONHAUSHALT

Nachdem ich jede Menge komplexe medizinische Studien und dicke Wälzer von Ärzten zum Thema weibliche Hormone durchgearbeitet habe, habe ich gelernt, dass (Frauen-)Ärzte und Wissenschaftler nicht immer einer Meinung sind. Mit ihrem mechanistischen Körpermodell und ihrem Bestreben, alles in Zahlen zu gießen, ist es ihnen nach wie vor nicht gelungen, das Geheimnis des weiblichen Körpers zu ergründen. Vieles ist noch immer unerforscht – ganz einfach, weil jeder Frauenkörper einzigartig ist.

Das bedeutet nicht, dass wir ahnungslos sind, denn in den wichtigsten Punkten sind sich die Wissenschaftler sehr wohl einig. Zum Glück reicht das aus, weil Ihr Körper selbst am besten weiß, wie er ein gesundes Hormongleichgewicht herstellt. So wie er auch dafür sorgt, dass Ihr Herz weiterschlägt, Ihre Verdauung funktioniert und Ihre Atmung im Schlaf fortgesetzt wird. Erst wenn dieses Gleichgewicht durch Umwelteinflüsse empfindlich gestört ist, braucht der Körper Ihre Hilfe. Leider ist das in unserer Gesellschaft der Regelfall.

WAS SIND HORMONE?

Hormone sind Botenstoffe, die an verschiedenen Stellen im Körper produziert werden. Über das Blut gelangen sie zu den Zellen und geben ihnen Anweisungen. Haben sie ihre Aufgabe erfüllt, werden sie im Darm und in der Leber abgebaut und ausgeschieden. Ihr Körper stellt Hunderte von Hormonen her, aber einige davon sind besonders wichtig, und mit denen sollten Sie sich näher beschäftigen.

DAS HORMONGLEICHGEWICHT: IMMER IN BEWEGUNG

Viele Menschen denken bei »Gleichgewicht« an eine Waage oder Wippe, aber was die weiblichen Hormone betrifft, ist das ein bisschen komplizierter:

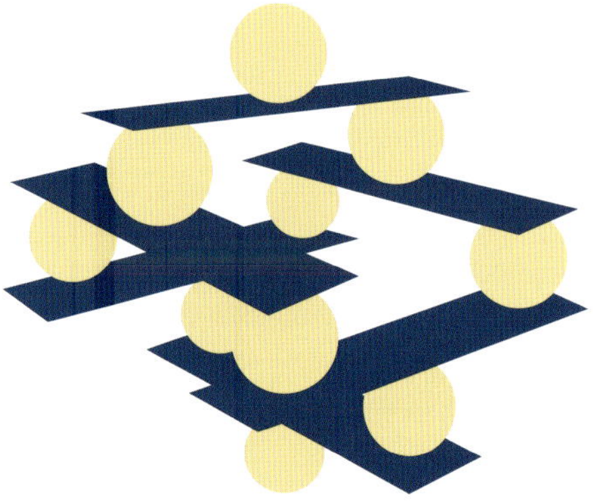

Aber keine Angst, so kompliziert ist es auch wieder nicht! Ihr Körper weiß genau, wie er dieses Gleichgewicht herstellen kann, denn dafür ist er bestens ausgerüstet. Ihre Aufgabe besteht darin, dafür zu sorgen, dass er die richtigen »Materialien« zur Verfügung gestellt und nicht zu viel Gegenwind bekommt, denn der kann alles aus der Balance bringen.

Ihr Körper ist ständig damit beschäftigt, diese Balance aufrechtzuerhalten, denn es passiert immer etwas, das ihn ein wenig aus dem Gleichgewicht bringt. Doch zahlreiche Hormone arbeiten daran, die gewünschte Balance wiederherzustellen.

Bei Gefahr liefern die Hormone zusätzliche Energie, damit Sie im Notfall schnell wegrennen können. Wird Ihnen heiß, schwitzen Sie, um wieder abzukühlen; atmen Sie schlechte Luft, werden Sie alarmiert (Habe ich das Gas angelassen?); wittern Sie dagegen den Duft frischen Apfelkuchens, läuft Ihnen das Wasser im Mund zusammen, und Sie bekommen Appetit. Das alles fällt in die Kategorie »gesundes Ungleichgewicht«. Ihr Körper reagiert darauf und stellt das Gleichgewicht wieder her. Ich spreche deshalb gern von einem »dynamischen Hormongleichgewicht«.

»» BEISPIEL FÜR EIN DYNAMISCHES HORMONGLEICHGEWICHT

Solange Sie fruchtbar sind, versucht Ihr Körper jeden Monat, ein Ei heranreifen zu lassen. Eine Hormondrüse im Gehirn, die sogenannte Hypophyse, schüttet zu diesem Zweck das Hormon FSH (follikelstimulierendes Hormon) aus. FSH sorgt dafür, dass ein Follikel – ein Eibläschen – in Ihren Eierstöcken heranreift. Das wiederum führt dazu, dass das Hormon Östrogen produziert wird. Östrogen stellt unter anderem sicher, dass sich die Gebärmutterschleimhaut aufbaut, damit sich die befruchtete Eizelle später darin einnisten kann. Nach etwa 14 Tagen signalisiert das Hormon Östrogen Ihrer Hypophyse, dass Ihre Gebärmutter mehr oder weniger bereit ist. Daraufhin schüttet die Hypophyse viel LH aus (luteinisierendes Hormon), das den Eisprung auslöst: Dabei verlässt die reife Eizelle ihr »Bläschen« und ist bereit, von einer Samenzelle befruchtet zu werden. Das leere »Bläschen« wiederum produziert das Hormon Progesteron, das unter anderem für die Einnistung der befruchteten Eizelle sorgt. Von nun an spielt Progesteron die Hauptrolle, und die Östrogenproduktion wird heruntergefahren. Trifft das Ei auf keine passende Samenzelle – wussten Sie eigentlich schon, dass das Ei die Samenzelle auswählt? Es ist nicht unbedingt die schnellste Samenzelle, die gewinnt! –, wird die Gebärmutterschleimhaut mitsamt dem Ei abgestoßen, und der Zyklus beginnt von vorn. Verstehen Sie jetzt, wie dynamisch, aber auch empfindlich dieser weibliche Tanz der Hormone ist? Ganz schön kompliziert!

DIE FORMEL FÜR EIN DYNAMISCHES HORMONGLEICHGEWICHT

Ein Überschuss oder Mangel bestimmter aktiver Hormone ist auf Dauer ungesund für Sie, und das sollten Sie nicht auf die leichte Schulter nehmen. Ihr Körper sorgt von selbst für ein gesundes dynamisches Hormongleichgewicht, indem er einerseits ausreichend aktive Hormone herstellt und andererseits nicht mehr benötigte abbaut. Erst wenn auf Dauer zu viele oder zu wenige Hormone aktiv sind, entsteht ein Ungleichgewicht.

AUSREICHEND AKTIVE HORMONE

Ausreichend heißt nicht zu viel und nicht zu wenig. Produziert ein Organ aus irgendeinem Grund einen Überschuss eines bestimmten Hormons, hat Ihr Körper verschiedene Möglichkeiten, das auszugleichen:

- **Er kann den Abbau dieses Hormons beschleunigen.**
- **Er kann das Hormon in ein anderes Hormon umwandeln.**
- **Er kann dafür sorgen, dass Ihre Zellen unempfindlich für dieses Hormon werden, damit keine größeren Schäden entstehen.**

Das Hormon Insulin wird beispielsweise dann aktiv, wenn Glucose (Zucker) ins Blut gelangt, die zu den Zellen transportiert werden muss. Insulin bewirkt, dass die Zellen die Glucose auch aufnehmen können. Muss Insulin zu oft aktiv werden, reagieren die Zellen irgendwann nicht mehr darauf und können keine Glucose mehr aufnehmen. Das nennen wir Insulinresistenz. Zahlreiche Probleme können die Folge sein. Zum Glück lässt sich dieser Prozess auch wieder umkehren, Sie können Ihre Zellen also wieder empfindlich für Insulin machen.

Stellt Ihr Körper zu wenig von einem bestimmten Hormon her, kann es unter Umständen durch ein anderes ersetzt werden. Progesteron lässt sich beispielsweise in Östrogen umwandeln, aber auch in Cortisol, falls Sie das dringender benötigen sollten.

Auch die Organe, die Hormone produzieren, können sich bei ihren Aufgaben abwechseln. Ab Ihrem 30. Lebensjahr wird in Ihren Eierstöcken zunehmend weniger Östrogen und Progesteron produziert. Da es für Ihren Körper wichtig ist, auch noch später im Leben ausreichend Östrogen herzustellen, geht diese Aufgabe immer mehr auf Ihre Nebennieren, Ihre Haut, Ihre Muskeln und Fettzellen über.

Produzieren Sie zu wenig von einem bestimmten Hormon, kann der Körper also auch auf diese Weise das Hormongleichgewicht wiederherstellen.

EIN GESUNDER HORMONABBAU

Aber es ist nicht nur wichtig, dass genügend Hormone produziert werden: Was nicht mehr benötigt wird, muss abgebaut und ausgeschieden werden. Dabei geht oft einiges schief, und es bleibt zu viel von einem bestimmten Hormon im Körper. Der setzt alles daran, um es abzubauen. Klappt das nicht, weist er ihm einen vorübergehenden Platz zu, an dem es möglichst wenig Schaden anrichten kann.

IHRE FETTZELLEN SIND DAS SICHERSTE ÖSTROGENRESERVOIR

Vor allem ein Östrogenüberschuss im Körper kann ernsthafte Beschwerden verursachen. Um das zu verhindern, deponiert der Körper das überzählige Östrogen an einem sicheren Ort: in den Fettzellen. Je mehr Östrogen vorhanden ist, desto mehr speichert der Körper. Dadurch können sich bestehende Fettzellen vergrößern, oder aber Ihr Körper beschließt, neue Fettzellen zu produzieren (2.1). Das sind besonders hartnäckige Fettpölsterchen, die man nur schwer wieder loswird. Sie können Ihrem Körper dabei helfen, überzähliges Östrogen abzubauen. Im Folgenden erkläre ich, wie das geht.

IHRE HORMONE ERINNERN AN BOWLINGKEGEL: FÄLLT EINER UM, REISST ER ANDERE MIT SICH.

DIE WICHTIGSTEN **VERBÜNDETEN**

Kommen wir zu Ihren wichtigsten Verbündeten, und das sind folgende Hormone:

- **das Duo Östrogen und Progesteron**
- **Insulin**
- **Cortisol**
- **Schilddrüsenhormone**
- **das Duo Leptin und Ghrelin**

Es lohnt sich auch, sich näher mit den beiden wichtigsten Organen fürs dynamische Hormongleichgewicht zu beschäftigen: mit Darm und Leber. Sie sind mitverantwortlich für eine gesunde Produktion von Hormonen, aber auch für deren Abbau.

GERÄT EIN HORMON AUS DEM GLEICHGEWICHT, REISST ES ANDERE MIT

Wie bereits erwähnt, arbeiten unsere Hormone raffiniert zusammen. Das ist von Vorteil, hat aber auch Nachteile: Gerät eines aus dem Gleichgewicht, reißt es oft andere mit sich.
So gesehen ist es wenig sinnvoll, sich nur um ein bestimmtes Hormon zu kümmern. Ursachen und Folgen lassen sich oft nur schwer auseinanderhalten: Unterschiedlichste Hormonungleichgewichte können dieselben Beschwerden verursachen. Dazu folgende Anekdote: Ich habe einmal Frauen in einem Entwicklungsland besucht. Sie standen beim Wäschewaschen in einem Bach im fließenden Wasser und seiften ihre schmutzige Kleidung auf großen runden Steinen ein. Als ich versuchte, ihnen zu erklären, wie eine Waschmaschine funktioniert, fragte mich eine der Frauen: »Aber woher weiß so eine Maschine, wo genau die Flecken sind?«

STECKEN SIE IHREN GANZEN KÖRPER IN DIE »WASCHMASCHINE«

Ihr Körper muss ganzheitlich betrachtet werden, alles hängt miteinander zusammen. Gesünder und vitaler werden Sie nur, wenn Sie Ihren ganzen Körper »in die Waschmaschine stecken« und nicht nur einzelnen Flecken zu Leibe rücken. Ihr Körper ist kein Auto, bei dem man den Ölstand bei einer Reifenpanne guten Gewissens vernachlässigen kann. Ihr Körper ist deutlich komplexer. Ist ein Hormon ins Ungleichgewicht geraten, kann das weitere Hormonungleichgewichte nach sich ziehen: ein Teufelskreis.

HORMONUNGLEICHGEWICHTE: EIN TEUFELSKREIS

Zirkuliert zu viel Insulin im Körper, kann es zu einem Melatoninmangel kommen. Haben Sie zu wenig von diesem Hormon, schlafen Sie schlecht. Ein Mangel an Melatonin bedeutet auch, dass morgens beim Aufstehen der Cortisolspiegel zu niedrig ist, man sich also müde und schlapp fühlt. Darüber hinaus hat Melatonin Einfluss auf Ihr Sättigungshormon Leptin, das dann nicht mehr richtig funktioniert. Zu wenig Cortisol und zu wenig Leptin erhöhen so die Wahrscheinlichkeit, den ganzen Tag über Heißhunger auf schnelle Energielieferanten oder Süßigkeiten zu haben. Isst man zu viel Süßes, kommt es erneut zu einem Insulinüberschuss. Zirkuliert zu viel davon im Körper, kann es zu Melatoninmangel kommen … und so weiter und so fort.

DIE ORIENTIERUNGSPUNKTE IHRES ERNÄHRUNGSKOMPASSES SIND IHRE »WASCHMASCHINE«

Damit Sie gleich loslegen können, finden Sie in jedem der Kapitel über die einzelnen Hormone ein paar praktische Tipps. Aber wenn Sie sich wirklich saubere »Wäsche« wünschen, sollten Sie diese lieber komplett in die Waschmaschine werfen. Hier und da einem Fleck zu Leibe zu rücken ergibt kein befriedigendes Gesamtergebnis. Die sieben Orientierungspunkte des Ernährungskompasses garantieren ein vollständiges »Waschprogramm«.

VERSUCHEN SIE ZU VERSTEHEN, WIE IHRE HORMONE ZUSAMMENARBEITEN. ERST DANN SEHEN SIE, WAS IM GANGE IST UND WIE SIE AM BESTEN EINGREIFEN KÖNNEN.

ZUR ERINNERUNG

»› Hormone sind Botenstoffe, die Ihren Zellen ständig sagen, was sie tun sollen.

»› Ihr Körper sorgt in der Regel für ein dynamisches Hormongleichgewicht Dafür stehen ihm unzählige Möglichkeiten zur Verfügung.

»› Ein Überfluss oder Mangel bestimmter aktiver Hormone ist auf Dauer ungesund und führt zu Beschwerden.

»› Schafft es Ihr Körper nicht mehr, ein Gleichgewicht herzustellen, ist es Ihre Aufgabe, etwas an Ihren Lebensumständen zu ändern.

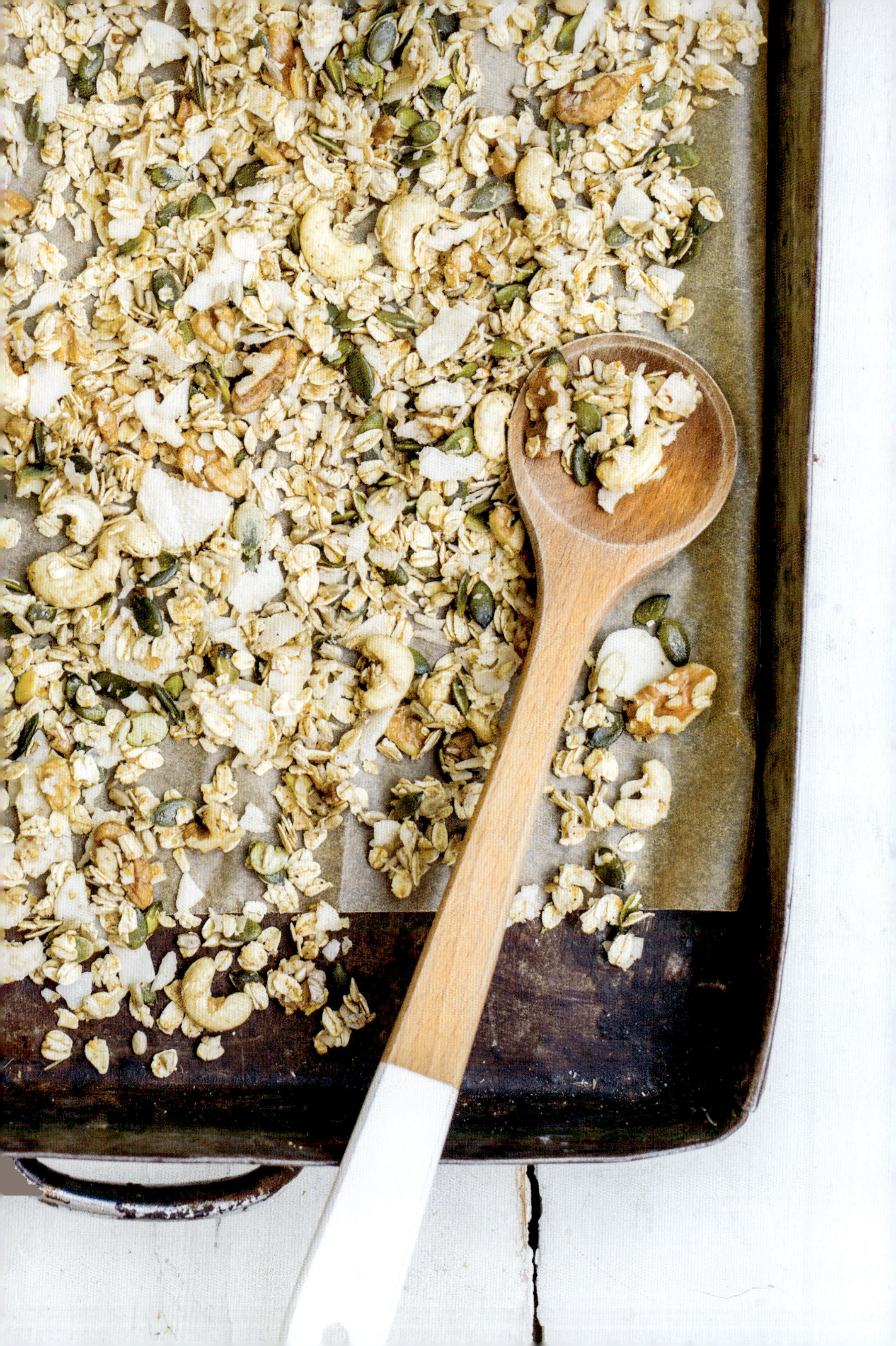

REZEPT

POWER-GRANOLA FÜR EIN GESUNDES HORMONGLEICHGEWICHT

Das ist mein köstliches Power-Granola voller gesunder Nährstoffe. Hafer ist ein besonderes Getreide, das im Gegensatz zu anderen Getreidesorten für einen langsamen Anstieg des Blutzuckerspiegels sorgt. Es enthält viel Tryptophan, ein Baustoff für das Glückshormon Serotonin. Zimt trägt ebenfalls zu einem stabilen Blutzuckerspiegel bei.

SIE KÖNNEN GERN EIN PAAR TROCKENFRÜCHTE HINZUFÜGEN, WERDEN ABER MERKEN, DASS DIESES GRANOLA BEREITS SUSS GENUG IST.

SIE BRAUCHEN

- 150 g Haferflocken
- 50 g Sonnenblumenkerne
- 50 g Kürbiskerne
- 50 g Walnüsse, in kleinen Stücken
- 50 g Cashewnüsse
- 50 g Kokosflocken
- ½ TL Zimt
- ½ TL Vanillepulver
- Schale einer Bio-Zitrone
- 50 ml Agavendicksaft

SO WIRD'S GEMACHT

Den Ofen auf 120 °C Grad vorheizen.

Haferflocken, Kerne, Nüsse und Kokosflocken in einer großen Schüssel vermengen. In einem separaten Schälchen Zimt, Vanille, Zitronenschale und Agavendicksaft verrühren. Diese Mixtur zur Haferflockenmischung geben und gut vermengen.

Ein Backblech mit Backpapier auslegen. Die Mischung gleichmäßig darauf verteilen. Das Granola 45 Minuten bei 120 °C backen, bis es trocken ist. Ist Ihr Blech zu klein, die Mischung zwischendurch mit einem Holzlöffel wenden. Langsam im Ofen abkühlen lassen. Dieses köstliche Granola in einem luftdichten Gefäß aufbewahren.

1. ÖSTROGEN UND PROGESTERON: EIN KNIFFLIGER TANZ

Östrogen und Progesteron sind zwei wichtige Hormone, die ständig miteinander »tanzen«: Manchmal führt das Östrogen, dann wieder das Progesteron, und genau so soll es sein. Diese beiden Hormone spielen die Hauptrolle, wenn es um Fruchtbarkeit und Schwangerschaft geht. Aber auch nach der fruchtbaren Zeit ist es wichtig, auf ein gesundes Gleichgewicht dieser Hormone zu achten.

Östrogen ist ein Hormon, das größtenteils in Ihren Eierstöcken produziert wird. Genauer gesagt gibt es drei verschiedene Arten von Östrogen, nämlich Östron, Östradiol und Östriol, von denen Östradiol das wichtigste ist. Östron wird im Fettgewebe hergestellt, unter anderem in den Brüsten. Nach der Menopause kommt es zu einer leichten Erhöhung im Verhältnis zu den anderen Östrogenarten.

Eine der vielen Aufgaben von Östrogen besteht in der Zellteilung: Unter Einfluss von Östrogen entwickeln sich in der Pubertät die Brüste, auch die Hüften werden runder.

Etwa fünf Jahre vor Beginn der Menopause nimmt die Östrogenproduktion in den Eierstöcken langsam ab. Anschließend wird diese Aufgabe teilweise von den Nebennieren, der Haut, den Muskeln und den Fettzellen übernommen. Es ist also nicht so, dass Ihr Körper im Alter gar kein Östrogen mehr produziert, weil die Eierstöcke die Produktion eingestellt haben – zum Glück!

EIN GROSSTEIL WEIBLICHER BESCHWERDEN ENTSTEHT DURCH EIN GESTÖRTES GLEICHGEWICHT VON ÖSTROGEN UND PROGESTERON.

ÖSTROGEN IST EIN MULTITASKER

Östrogen hat mehr als 400 unverzichtbare Funktionen in Ihrem Körper, vor allem wenn es um Fruchtbarkeit, Kräftehaushalt, Gelenke, Schleimhäute, Libido und Ihre Haut geht. Östrogen sorgt auch für die Sauerstoff- und Glucose-Zufuhr zum Gehirn und steuert somit viele mentale Funktionen. Es hat daher großen Einfluss auf Ihre Laune, Ihr Gedächtnis und Ihr Konzentrationsvermögen. Kein Wunder also, dass Ihr Körper bis ins hohe Alter verschiedene Orte benutzt, um es herzustellen, wenn auch irgendwann nicht mehr in den Eierstöcken: Sie brauchen es dringend.

»» DEPRESSIVE VERSTIMMUNGEN INFOLGE VON (VORÜBERGEHENDEM) ÖSTROGENMANGEL

Ein zu niedriger Östrogenspiegel führt dazu, dass zu wenig Serotonin gebildet wird. Und das fühlt sich gar nicht gut an: Auf einmal leidet man an depressiven Verstimmungen, unerklärlichen Ängsten, fehlender Libido und seltsamen Stimmungsschwankungen. Manche Frauen haben sogar das Gefühl, verrückt zu werden. Dabei stellt der Körper nur zu wenig Östrogen her und damit auch zu wenig Serotonin. In solchen Momenten ist es so gut wie unmöglich, Heißhungerattacken zu widerstehen. Mit Süßigkeiten und schnellen Kohlenhydraten erhöht man vorübergehend den Dopaminspiegel, um sich besser zu fühlen.

Erinnern Sie sich noch an die Faustregel für einen ausgeglichenen Hormonhaushalt? Zu viel oder zu wenig von einem bestimmten aktiven Hormon über einen längeren Zeitraum hinweg ist ungesund. Aber wann genau spricht man von einem Östrogenüberschuss oder -mangel?

DOPAMIN UND SEROTONIN SIND BOTENSTOFFE, SOGENANNTE NEUROTRANSMITTER, DIE IHR KÖRPER HERSTELLT UND DIE FÜR GUTE STIMMUNG SORGEN.

ÖSTROGEN: MANCHMAL ZU WENIG – MEIST NACH DEN WECHSELJAHREN

Wann herrscht Östrogenmangel? Zu wenig Östrogen kann

- **vorübergehend während der zweiten Zyklushälfte auftreten, oder aber**
- **dauerhaft nach den Wechseljahren.**

Etwa fünf Jahre vor der Menopause wird die Östrogenproduktion in Ihren Eierstöcken heruntergefahren. Das kann mit heftigen Hormonschwankungen einhergehen, die unter Umständen lästige Beschwerden nach sich ziehen. Manche Frauen reagieren empfindlicher als andere. Ein zu niedriger Östrogenspiegel wirkt sich auch auf zwei andere Botenstoffe aus: auf Dopamin und Serotonin. Sie sorgen für Gelassenheit und Zufriedenheit. Und Ihr Körper braucht ausreichend Östrogen, um diese Stoffe herstellen zu können.

HEFTIGE HEISSHUNGERATTACKEN VOR DER REGEL?

Ein vorübergehender Östrogenmangel im Verhältnis zu Progesteron kann extrem hungrig machen. Bei vielen Frauen passiert das in den zwei Wochen zwischen Eisprung und Menstruation. Das erklärt auch die Heißhungerattacken kurz vor der Regel. Ihr Körper schickt Sie buchstäblich zur Bonbondose ganz hinten im Küchenschrank – Widerstand zwecklos!

> EIN STABILER BLUTGLUCOSESPIEGEL FÖRDERT EIN GESUNDES GLEICHGEWICHT VON ÖSTROGEN UND PROGESTERON.

Dopamin wird auch ausgeschüttet, wenn Sie Opium, Nikotin oder Marihuana zu sich nehmen – starke Suchtmittel also. Kein Wunder, dass Frauen in der zweiten Zyklushälfte angeben, regelrecht süchtig nach Süßigkeiten, Brot, Kartoffeln, Pizza, Eis oder Schokolade zu sein. Schokolade ist bei vielen Frauen ein Favorit. Vermutlich weil sie Magnesium enthält, von dem viele Frauen zu wenig im Körper haben. Und Phenethylamin, ein Stoff, der bei der Serotoninproduktion eine Rolle spielt.

Bekommen Sie Ihre Regel, sind die Heißhungerattacken wieder verschwunden. Sie können froh sein, wenn Sie nur zwei Tage darunter leiden! Es gibt Frauen, die sich zwei Wochen im Monat damit herumschlagen.

Mit Ihrer Ernährung haben Sie großen Einfluss auf Ihren Östrogenspiegel. Diese Hungeranfälle in der zweiten Zyklushälfte sind meist die Folge eines schwankenden Blutzuckerspiegels bei gleichzeitiger Insulinresistenz. Befolgen Sie daher meine Tipps zu Insulinüberschuss/Insulinresistenz und versuchen Sie, Ihren Blutzuckerspiegel so stabil wie möglich zu halten – vor allem in der ersten Zyklushälfte. Auch mithilfe der Orientierungspunkte meines Ernährungskompasses können Sie solche Fressattacken deutlich verringern.

ANHALTENDER ÖSTROGENMANGEL NACH DEN WECHSELJAHREN

Während der Wechseljahre sinkt der Östrogenspiegel langsam, aber sicher. Das ist von der Natur durchaus so gewollt, aber durch die Östrogenschwankungen im Verhältnis zum Progesteron kann es zu Beschwerden kommen. Typische Symptome für einen Östrogenmangel sind:

- Hitzewallungen und nächtliches Schwitzen
- Benommenheit, Konzentrationsschwierigkeiten
- anhaltende Erschöpfung
- Stimmungsschwankungen
- depressive Verstimmungen
- Schlafprobleme
- geringe Libido
- Gelenkschmerzen
- Osteoporose
- trockene Schleimhäute (Augen, Vagina)
- trockene Haut und Haare
- Herzklopfen, Schwindel
- Hungergefühle

Viele Frauen leiden früher oder später mehr oder weniger stark an diesen Symptomen. Nicht alle reagieren gleich empfindlich auf das langsame Sinken des Östrogenspiegels und die damit verbundenen Hormonschwankungen. Darauf komme ich im nächsten Absatz noch mal zu sprechen.

ÖSTROGEN SCHÜTZT VOR ZU VIEL FALTEN

Vielleicht ist Ihnen schon aufgefallen, dass dünne Frauen ab 60 besonders viele Falten haben. Das liegt daran, dass sie wenig Fettzellen besitzen und daher nur sehr geringe Östrogenmengen herstellen können. Ihr Körper braucht aber ein gewisses Maß an Östrogen, um noch gut funktionieren zu können und die Haut vor vorzeitiger Alterung zu schützen. Das kann mit ein Grund sein, warum viele Frauen nach den Wechseljahren einige Kilos zunehmen. Dank dieser Extrapfunde kann der Körper wieder genug Östrogen produzieren.

KÖRPERFETT IST HORMONELL AKTIVES GEWEBE: ES KANN ÖSTROGEN UND TESTOSTERON PRODUZIEREN.

Als ich das einer meiner Klientinnen erklärte, jammerte sie, dass sie stets schlank gewesen sei, aber jetzt, mit Mitte 50, auf einmal Rettungsringe bekomme. »Soll das heißen, dass ich mich zwischen Falten und Bauchspeck entscheiden muss?«, fragte sie. Ich erklärte ihr, dass es noch eine dritte Möglichkeit gibt: Krafttraining. Denn dadurch wird Muskelmasse aufgebaut, die wiederum Testosteron produziert. Mithilfe des Enzyms Aromatase kann dieses Testosteron in Östrogen umgewandelt werden. Krafttraining hat für Frauen also gleich mehrere Vorteile.

Ich kann mir vorstellen, dass Sie sich jetzt fragen, warum Frauen, die ohnehin Übergewicht haben, in den Wechseljahren zusätzlich zunehmen. Vielleicht betrifft das auch Sie? Dafür gibt es eine Vielzahl von Gründen. In Kapitel 4 komme ich noch einmal darauf zurück.

HITZEWALLUNGEN KÖNNEN EINEM ALLES VERGÄLLEN

Wir sind zwar bereits 1968 zum Mond geflogen, wissen aber immer noch nicht, was eigentlich zu Hitzewallungen führt. Eventuell hat es etwas mit einer gestörten Signalübertragung zwischen Gehirn und Körper zu tun, bedingt durch Hormonschwankungen. Leider gibt es keine Patentlösung für alle Frauen. Hitzewallungen verschlimmern sich durch alles, was den Körper belastet: Meiden Sie daher Zucker, Milchprodukte und Gluten, industriell verarbeitete Nahrungsmittel, Kaffee, Alkohol, Nikotin und Stress. Sorgen Sie für ausreichend Bewegung und Erholung. Trinken Sie genügend Wasser und essen Sie gesunde Fette, denn es gibt einen Zusammenhang zwischen dem Verzehr ungesunder Fette und Hitzewallungen. Maca kann helfen, aber auch Heilpflanzen wie Mönchspfeffer und Traubensilberkerze. Manchen Frauen tut auch Akupunktur und Atemtherapie gut. Hilft das alles nichts, und machen Ihnen die Hitzewallungen das Leben wirklich unerträglich, sollten Sie sich von einem Frauenarzt eine geeignete Hormontherapie empfehlen lassen.

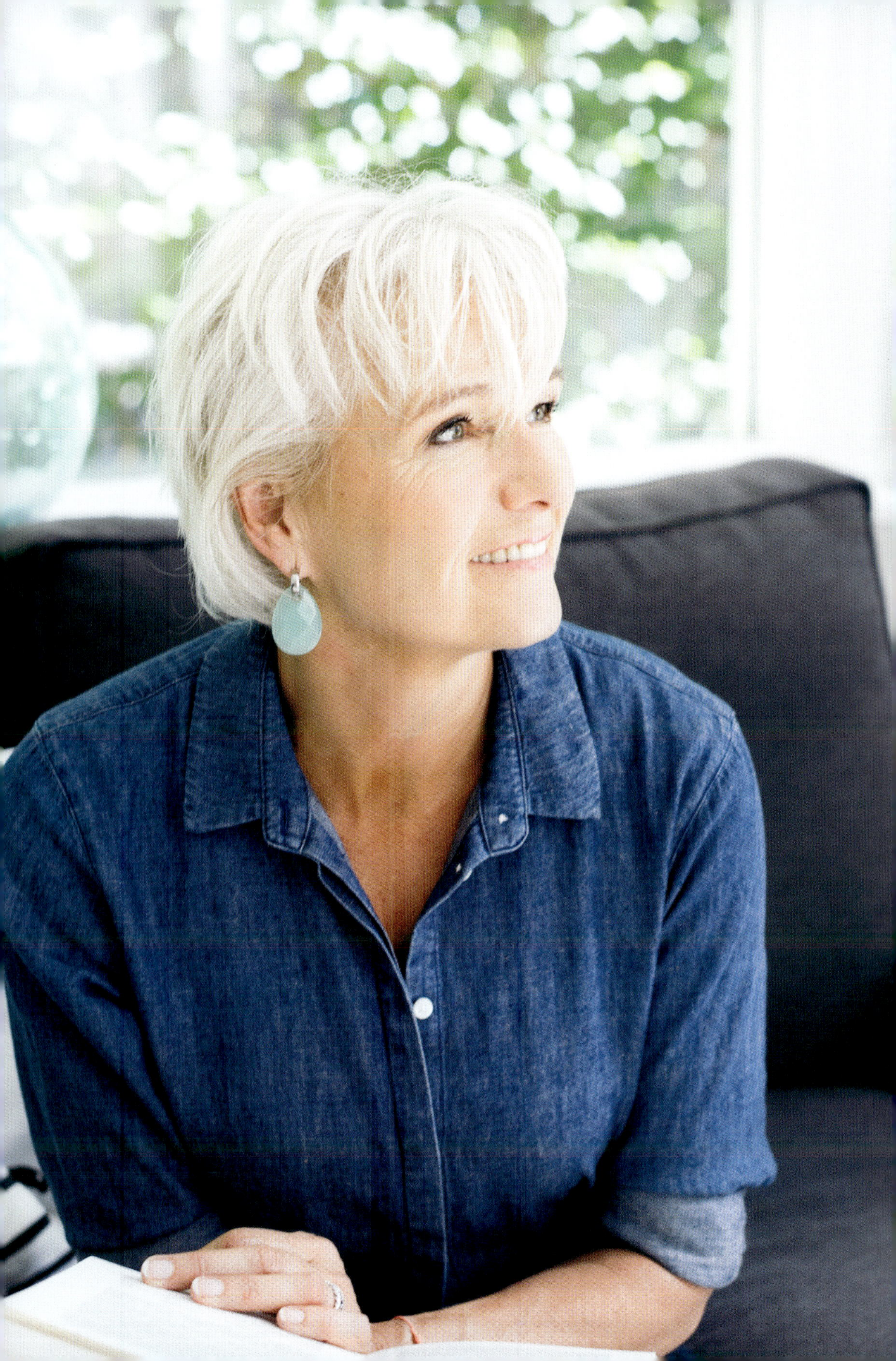

TIPPS BEI ZU WENIG ÖSTROGEN

››› **VERWENDEN SIE FRISCH GEMAHLENE LEINSAMEN.** Leinsamen enthalten Lignane, Stoffe, die zu den Phytoöstrogenen zählen (das sind Pflanzenstoffe, die den körpereigenen Östrogenen ähneln). Diese Phytoöstrogene können Ihren Östrogenmangel ausgleichen. Mahlen Sie die Leinsamen in einem leistungsstarken Blender oder einer Kaffeemühle. Gemahlene Leinsamen sind schnell verderblich, bewahren Sie deshalb nur kleine Mengen in einem geschlossenen Glasbehälter im Kühlschrank auf. Leinsamenöl enthält keine Lignane.

››› **RÜHREN SIE MACA IN IHREN SMOOTHIE.** Das Superfood Maca ist ein Adaptogen, das Ihr Hormonsystem dahingehend stimuliert, dass es sich selbst wieder ins Gleichgewicht bringt. Die positive Wirkung von Maca auf den weiblichen Hormonhaushalt ist bestens untersucht (2.2).

››› **VERZICHTEN SIE NACH MÖGLICHKEIT AUF GLUTEN UND MILCHPRODUKTE.** Damit Ihr Hormonhaushalt ausgewogen und der Östrogeneinfluss auf den Dopamin-/Serotoninspiegel gewährleistet ist, brauchen Sie einen gesunden Darm. Serotonin wird zu 90 Prozent im Darm hergestellt. Gluten und Milchprodukte können der Darmgesundheit schaden.

››› **NEHMEN SIE REGELMÄSSIG EIN MAGNESIUMBAD.** Viele Frauen leiden unter Magnesiummangel. Forschungen haben ergeben, dass sich das Mineral Magnesium positiv auf Beschwerden bei einem zu niedrigen Östrogenspiegel auswirkt. Magnesium hilft auch beim Entspannen. Geben Sie Ihrem (Fuß-)Bad regelmäßig Magnesium (Epsomsalz) hinzu.

››› **GENIESSEN SIE ROHEN KAKAO.** Roher Kakao ist eine fantastische Magnesiumquelle.

ZU VIEL ÖSTROGEN: MEIST DURCH STÖRFAKTOREN VON AUSSEN

Es kommt häufiger vor, dass nicht zu wenig, sondern zu viel Östrogen im Verhältnis zu Progesteron im Blut ist. Diese Östrogendominanz ist eine ernstzunehmende Störung des Hormongleichgewichts. Es heißt, dass 80 Prozent der Frauen in der westlichen Welt an einer Östrogendominanz leiden.

ÖSTROGENDOMINANZ

Bei Östrogendominanz denken die meisten, dass der Körper zu viel Östrogen produzieren würde. Das kann durchaus sein, vor allem bei Übergewicht, weil der Körper in Fettzellen zusätzliches Östrogen herstellt. Aber in der Regel liegt die Östrogendominanz nicht im Körper begründet. Stattdessen sind Umweltstoffe dafür verantwortlich, die unserem körpereigenen Östrogen ähneln. Sind sie einmal in den Körper gelangt, verhalten sie sich auch so. Man nennt sie Xenoöstrogene, »xeno« bedeutet »fremd«.

Xenoöstrogene wirken genauso wie Östrogene im Körper, nur deutlich stärker. Diese Stoffe stammen überwiegend aus der Erdölindustrie.

DIE MEISTVERBREITETE URSACHE FÜR EINE ÖSTROGENDOMINANZ SIND NICHT DIE KÖRPEREIGENEN ÖSTROGENE, SONDERN XENOÖSTROGENE.

TAUSENDE PRODUKTE AUS ERDÖL

Vermutlich denken Sie bei Erdöl nicht spontan an ein Naturprodukt, obwohl es das ist. Erdöl besteht aus zusammengepressten Resten von Millionen Jahre alten Pflanzen und Tieren. Ende des 19. Jahrhunderts entdeckte die chemische Industrie, dass sich alles Mögliche daraus herstellen lässt. Aus Erdöl sind seitdem Produkte wie Plastik, Medikamente, Kleidung, Unkrautvernichtungsmittel, Spülmittel, Pestizide, Benzin, Farbstoffe, Süßstoffe und Geschmacksverstärker entstanden, um nur einige zu nennen. In kleinen Mengen steckt es in sämtlichen industriell verarbeiteten Lebensmitteln. Aber auch in Fleisch- und Milchprodukten, weil die Tiere mit Getreide gefüttert werden, das mit Pestiziden gespritzt wird. Außerdem bekommen sie regelmäßig Antibiotika. Es kann sich auch in Produkten wie Seife, Shampoo, Nagellack, Kosmetika, allen möglichen Pflegeprodukten und Parfüms befinden. Man stößt auch in Tapeten, Möbeln, Wandfarben und Baumaterialien darauf. Es sind mehr als Hunderttausende chemischer Stoffe im Umlauf, und jedes Jahr kommen ungefähr tausend dazu. Und auch wenn er stark verändert wurde, erkennen Ihre Körperzellen den natürlichen Grundstoff Erdöl nach wie vor. Deshalb wirkt er sich auch auf den weiblichen Organismus aus.

Ich spreche gern von einem regelrechten Tsunami von Xenoöstrogenen, weil wir ihnen einfach nicht entrinnen können. Aber Sie können intelligent darauf reagieren, und das sollten Sie auch, wenn Sie sich nicht langsam mit Östrogen vergiften wollen.

EINE ÖSTROGENDOMINANZ KANN UNZÄHLIGE KÖRPERLICHE BESCHWERDEN AUSLÖSEN.

DIE WICHTIGSTEN SYMPTOME BEI ÖSTROGENDOMINANZ

Im Folgenden sind nur die häufigsten Symptome bei Östrogendominanz aufgeführt. Je länger die Situation anhält, desto schlimmer die Beschwerden. Diese sind:
Müdigkeit, Wassereinlagerungen, ein aufgeblähtes Gefühl, Gewichtszunahme an Beinen, Hüften und Brüsten, hartnäckiges Übergewicht, Cellulite, geringe Libido, starke, schmerzhafte Menstruation, Schlaflosigkeit, Nachtschweiß, Stimmungsschwankungen, PCOS, PMS, Fibromyalgie, hormonell bedingte Migräne, Angstattacken, Depressionen, Haarausfall, Gallenerkrankungen, Schmerzen in den Brüsten, Brustzysten, Myome und sämtliche hormonell bedingte Formen von Krebs. Fällt Ihnen auf, dass das alles Beschwerden und Krankheiten sind, die bei Frauen deutlich häufiger vorkommen als bei Männern?

FRAUEN SIND EMPFINDLICH

Der Hormonhaushalt einer Frau reagiert empfindlicher auf Xenoöstrogene als der von Männern. Ganz einfach, weil ein gesundes Gleichgewicht von Östrogen und Progesteron für Frauen ganz besonders wichtig ist.
Zu viel Xenoöstrogen in Mensch und Tier hat Einfluss auf die Fruchtbarkeit. Wir reden hier schließlich von einer Überdosis des weiblichen Sexualhormons Östrogen! Überall auf der Welt stoßen Wissenschaftler auf die Folgen dieser Umweltverschmutzung: Es wurden Eisbären mit männlichen und weiblichen Geschlechtsteilen entdeckt, männliche Frösche mit Eierstöcken und männliche Fische und Schildkröten mit weiblichen Geschlechtsmerkmalen (2.3). Dieses Übermaß weiblicher Sexualhormone bringt die ganze Natur aus dem Gleichgewicht.

»» MÄNNER KOMMEN AUCH NICHT UNGESCHOREN DAVON

In unserer westlichen Welt hat derzeit einer von sieben Männern Zeugungsprobleme. Es scheint ein Zusammenhang zwischen sinkender Spermaqualität, der Zunahme von Prostatakrebs und Xenoöstrogenen zu geben. Bei zu viel Östrogen im Verhältnis zu Testosteron bekommen Männer Fetteinlagerungen in Brust und Hüften, außerdem nimmt ihre Körperbehaarung ab. Männer können aber auch jahrelang unbemerkt an einer Östrogendominanz leiden, denn sie haben dadurch keine schmerzhaften Beschwerden wie wir Frauen.

FRAUEN ÜBER 40 SIND BESONDERS EMPFINDLICH

Frauen über 40 sind besonders empfindlich, weil das Hormon, welches das Östrogen im Gleichgewicht halten muss, nämlich das Progesteron, naturgemäß abnimmt. Normalerweise nimmt das körpereigene Östrogen dann ebenfalls ab, sodass alles in bester Ordnung sein sollte. Ein sinkender Östrogen- und Progesteronspiegel ist ab 40 ganz normal und dürfte eigentlich keine Beschwerden verursachen. Aber zusätzliches Östrogen von außen stört dieses Gleichgewicht. Hinzu kommt, dass Xenoöstrogene stärker wirken, was den Hormonhaushalt noch mehr durcheinanderbringt. Außerdem sind sie körperfremd, sodass es schwieriger ist, sie abzubauen und auszuscheiden.

ÖSTROGENE SORGEN FÜR DIE ZELLTEILUNG

Östrogene sorgen für die Zellteilung. Ein Teil der Beschwerden bei Östrogendominanz lässt sich daher auch auf eine unerwünschte Zellteilung zurückführen: Myome, Zysten, Endometriose und Tumore sind Gewebewucherungen, die im weiblichen Körper nichts zu suchen haben.

Es gibt Hunderte von Studien, die einen Zusammenhang zwischen hormonstörenden Stoffen und (Brust-)Krebs nahelegen. Hormonstörende Stoffe aus unserer Umwelt gelten als einer der Hauptrisikofaktoren für Brustkrebs (2.4). Ernährung und Lebensstil kommen an zweiter Stelle. Das ist nur logisch, weil die Ernährung großen Einfluss auf den Östrogenspiegel ausübt. Mit ihr kann man aber auch umgekehrt dafür sorgen, dass ein Überschuss an Xenoöstrogenen abgebaut wird.

XENOÖSTROGENE KÖNNEN ZIG JAHRE IN DEN FETTZELLEN GESPEICHERT BLEIBEN. SIE SIND EINE URSACHE FÜR HARTNÄCKIGES ÜBERGEWICHT BEI FRAUEN.

XENOÖSTROGENE SIND SCHWER ABBAUBAR

Ihr Körper ist normalerweise sehr wohl in der Lage, den Überschuss an körpereigenem Östrogen, ja sogar eine gewisse Menge an Xenoöstrogen abzubauen. Aber gegen Unmengen von Xenoöstrogenen ist er nicht gewappnet. Und die wird man nur schwer wieder los, denn Abbau und Ausscheidung verbrauchen viel Energie und Nährstoffe. Kann der Körper den Östrogenüberschuss nicht richtig abbauen, wird er zu Ihrem Schutz in den Fettzellen gespeichert.

XENOÖSTROGENE VERMEIDEN UND ABBAUEN: BEIDES IST WICHTIG

So gesehen ist es wichtig, Xenoöstrogene so weit als möglich zu meiden und sie gut abzubauen. Nur dann wird Ihr Körper automatisch auch mit Ihren Fettzellen aufräumen. Denn sie sind dann als sicherer Speicherplatz überflüssig geworden. Mit der richtigen Ernährung können Sie Ihrem Körper helfen, Östrogenüberschüsse abzubauen und diese auszuscheiden. Mehr zu diesem Thema finden Sie im Abschnitt über die Leber.

»» AROMATASEHEMMER VERRINGERN DIE UMWANDLUNG VON TESTOSTERON IN NOCH MEHR ÖSTROGEN

Der Nachteil von zu viel Östrogen im Körper ist nicht nur ein zu hoher Östrogenspiegel im Verhältnis zu Progesteron, sondern auch im Verhältnis zu Testosteron. Bei Frauen hilft Testosteron beim Muskelaufbau und bei der Fettverbrennung. Es sorgt für einen gesunden Teint und steigert die Libido. Krafttraining hilft bei der Produktion von Testosteron und ist so gesehen eine gute Idee. Was ebenfalls helfen kann, ist Nahrung, die das Enzym Aromatase hemmt. Aromatase steckt im Unterhautfettgewebe und sorgt dafür, dass Testosteron in Östrogen umgewandelt wird. Das wollen wir möglichst verhindern. Die Ernährungstipps in diesem Buch enthalten zahlreiche Aromatasehemmer.

TIPPS BEI ZU VIEL ÖSTROGEN

»» ESSEN SIE AUSREICHEND FRISCHES GEMÜSE UND SPROSSEN. Das Chlorophyll in grünem Gemüse unterstützt die Leber beim Abbau und beim Unschädlichmachen von Xenoöstrogenen. Versuchen Sie, 500 Gramm Gemüse am Tag zu essen, die Hälfte davon roh. Vor allem Kreuzblütler (alle Kohlsorten, Brokkoli, Radieschen, Rucola, Gartenkresse und Rosenkohl enthalten das sogenannte DIM (Diindolylmethan), das hilft, Östrogenüberschuss abzubauen. Brokkolisprossen sind der Hit! DIM ist auch als Nahrungsergänzungsmittel erhältlich.

»» ESSEN SIE GENUG BALLASTSTOFFE. Verwertete Östrogene müssen im Darm abgebaut werden. Ballaststoffe in Ihrer Ernährung sorgen für eine gesunde Darmflora, die das Ausscheiden erleichtert. Gesunde Ballaststoffe stecken unter anderem in Gemüse, Obst, Leinsamen, Flohsamenschalen, Kokos(-mehl), Haferkleie und Hülsenfrüchten. Pflaumen nicht vergessen!

»» MEIDEN SIE FLEISCH, FISCH UND MILCHPRODUKTE, DIE NICHT BIO SIND. Alle Fleisch-, Fisch- und Milchprodukte aus industrieller Herstellung sind mit zahlreichen chemischen Stoffen belastet. Meiden Sie diese, so oft es geht. Mehr zu diesem Thema finden Sie in Kapitel 8.

»» SEIEN SIE VORSICHTIG MIT ALKOHOL. Alkohol kann Ihren Östrogenspiegel erhöhen. Außerdem macht Alkohol Ihrer Leber zusätzlich Arbeit, die ohnehin genug damit beschäftigt ist, Östrogen abzubauen.

»» VERRINGERN SIE DEN TÄGLICHEN EINFLUSS VON XENOÖSTROGENEN AUF IHREN KÖRPER. Alles, was Sie einatmen, womit Sie sich eincremen und einsprühen, ist auch »Nahrung«. Entscheiden Sie sich möglichst für Pflegeprodukte, Parfüms, Kosmetika und Haushaltsprodukte, die 100 Prozent natürliche Inhaltsstoffe enthalten oder Stoffe, die so natürlich wie möglich sind. Ersetzen Sie die Pille durch eine andere Verhütungsmethode. Die Pille enthält eine hohe Dosis synthetischer Hormone.

»» TRINKEN SIE JEDEN MORGEN DEN SAFT EINER AUSGEPRESSTEN ZITRONE ODER GRAPEFRUIT, vermischt mit zwei großen Gläsern Wasser. Zitrone und Grapefruit sind hochwirksame Aromatasehemmer.

PROGESTERON: MEIST ZU WENIG

Progesteron ist das andere wichtige weibliche Hormon, das überwiegend in den Eierstöcken hergestellt wird, allerdings nur in der zweiten Zyklushälfte. Die Produktion dieses Hormons nimmt ebenfalls nach dem 40. Lebensjahr ab. Die Progesteronbildung findet nach den Wechseljahren allerdings noch zu einem geringeren Teil in den Nebennieren und im Gehirn statt. Nur wenige Frauen leiden unter zu viel Progesteron, ein Mangel tritt dagegen häufiger auf.

PROGESTERON SORGT FÜR RUHE UND ENTSPANNUNG

Progesteron spielt nicht nur eine wichtige Rolle für Fruchtbarkeit und Schwangerschaft, sondern schenkt auch Ruhe. Stellt der Körper die richtige Menge Progesteron her, fällt es leichter, sich zu entspannen und gut gelaunt zu sein. Es hat deshalb auch einen positiven Einfluss auf unseren Schlaf. Progesteron fördert außerdem die Schilddrüsenfunktion, reguliert den Flüssigkeitshaushalt und senkt den Blutdruck. Es hilft, die Körpertemperatur aufrechtzuerhalten und fördert die Verbrennung von Körperfett. Mit diesem Hormon sollten Sie sich also gut stellen! Leider produziert der Körper oft zu wenig davon – zu wenig im Verhältnis zu Östrogen, mit dem es ein gesundes Gleichgewicht bilden muss. Es kann aber auch vorkommen, dass generell zu wenig Progesteron im Körper zirkuliert.

SYMPTOME FÜR PROGESTERONMANGEL

Symptome, die auf einen Progesteronmangel hinweisen können, sind:

- PMS-Beschwerden
- schmerzende, geschwollene Brüste
- ein unregelmäßiger Zyklus
- schwere Monatsblutungen
- schmerzhafte Menstruation
- Wasseransammlungen vor der Regel
- Schlafprobleme
- Angstattacken

Zu wenig Progesteron bedeutet außerdem automatisch zu viel Östrogen, die Symptome bei Östrogendominanz können also auch auf einen Progesteronmangel hinweisen. Es geht immer um ein ausgewogenes Verhältnis zwischen diesen beiden Hormonen. Aber wieso ist die Chance groß, dass Ihr Körper zu wenig Progesteron herstellt?

URSACHE NUMMER EINS FÜR PROGESTERONMANGEL: KEINE EIZELLE, KEIN EIBLÄSCHEN, KEIN PROGESTERON

Wenn Sie noch nicht in den Wechseljahren sind, wird das meiste Progesteron in den Eierstöcken hergestellt. Jede reife Eizelle verlässt beim Eisprung das Eibläschen, und dieses Bläschen ist der wichtigste Progesteronproduzent. Es sorgt dafür, dass Östrogen und Progesteron im Gleichgewicht bleiben. Ab dem 30. Lebensjahr

PROGESTERON IST DER AUSGANGSSTOFF FÜR CORTISOL. BEI LANG ANHALTENDEM STRESS VERBRAUCHT CORTISOL IHR PROGESTERON. DADURCH WIRD DAS WICHTIGE GLEICHGEWICHT MIT ÖSTROGEN GESTÖRT

lässt die Progesteronproduktion nach, und bereits zehn Jahre vor der Menopause kann es damit losgehen, dass der Eisprung manchmal ganz ausbleibt. Wenn dann einen Monat lang keine Eizelle heranreift, wird auch kein Progesteron produziert.
Kein Ei, kein Bläschen, kein Progesteron!
Da man seine Tage auch bekommt, wenn kein Ei herangereift ist, merkt man das gar nicht. Sind monatelang keine Eier herangereift, entsteht ein Progesteronmangel. Das muss nicht immer ein Problem sein, außer Sie versuchen schwanger zu werden natürlich. Niedrigere Progesteron- und Östrogenspiegel ab dem 30. Lebensjahr müssen nicht zu unangenehmen Beschwerden führen – vorausgesetzt Ihr Hormonhaushalt ist sonst ausgeglichen: Denn genauso hat es die Natur eingerichtet.

URSACHE NUMMER ZWEI: CORTISOL »KLAUT« IHNEN PROGESTERON

Es gibt noch eine Erklärung für ein extremes Absinken des Progesteronspiegels und ein damit einhergehendes Hormonungleichgewicht. Progesteron ist nämlich der Ausgangsstoff des Hormons Cortisol, das der Körper bei Stress automatisch ausschüttet.
Ihr Körper ist aufs Überleben programmiert. Sobald er sich zwischen dem Stresshormon Cortisol und dem Entspannungshormon Progesteron entscheiden muss, wird er immer Cortisol produzieren. Das kann Ihnen schließlich im Notfall das Leben retten! Ihr Körper kann ja nicht wissen, dass Sie keineswegs in Lebensgefahr schweben, sondern gerade einen spannenden Krimi gucken, am nächsten Tag eine wichtige Prüfung haben, beim Zahnarzt sitzen oder einen billigen Imbiss voller E-Nummern verzehren. Ihr Körper weiß nur, dass er Stress hat und stellt für den Notfall Cortisol her. In diesem Fall wird Progesteron, das eigentlich für Ruhe und Entspannung sorgen soll, immer den Kürzeren ziehen.

STRESS IN DEN WECHSELJAHREN: DAS GIBT PROBLEME

Als Frau über 40 ist Stress ein echter Angriff auf die Gesundheit. Ihr Körper produziert in dieser Lebensphase weniger Progesteron in den Eierstöcken. Eine Aufgabe, die daher teilweise von den Nebennieren übernommen werden muss. Bei lang anhaltendem Stress benötigen Ihre Nebennieren das Progesteron allerdings zur Cortisolherstellung. Dadurch sinkt der Progesteronspiegel weiter. Wenn dann noch viele Xenoöstrogene im Körper zirkulieren, brauchen Sie nur darauf zu warten, dass sich unzählige Gesundheitsbeschwerden einstellen, wie ich sie im Abschnitt zu Östrogendominanz und Progesteronmangel aufgelistet habe. Das sind nämlich zwei Seiten einer Medaille: Wenn Sie glauben, dass zu viel Stress für Ihren Progesteronmangel verantwortlich sein könnte, schauen Sie sich vor allem die Tipps bei zu viel oder zu wenig Cortisol an.

URSACHE NUMMER DREI: EINE CANDIDA-INFEKTION VERBRAUCHT PROGESTERON

Eine Candida-Infektion, also eine Hefepilzwucherung unter anderem in Darm und/oder Vagina, kann den Progesteronspiegel abrupt senken. Mit der richtigen Ernährung können Sie dagegen vorgehen. Wenn Sie gut für Ihren Darm und das Immunsystem sorgen, hat eine Candida-Infektion kaum Chancen. Mehr darüber erfahren Sie bei meinen Tipps für einen gesunden Darm.

GENÜGEND PROGESTERON IST WICHTIG FÜR DIE SCHILDDRÜSE

Auch für eine gesunde Schilddrüsenfunktion benötigen Sie Progesteron. Kein Wunder, dass ein Viertel der Frauen über 40 Schilddrüsenprobleme entwickelt. Oft ging dem lang anhaltender Stress voraus, sodass Progesteron zu oft den Kürzeren gezogen hat.

TIPPS BEI ZU WENIG PROGESTERON

››› **ERHÖHEN SIE DIE VITAMIN-C-ZUFUHR.** Ihre Nebennieren brauchen genügend Vitamin C, um Cortisol und Progesteron herstellen zu können. Essen Sie deshalb viel Gemüse und Obst. Auch mithilfe von Superfoods wie Camu-Camu und Acerola-Beeren können Sie die Vitamin-C-Zufuhr drastisch erhöhen. Es gibt sie auch in Pulverform, das sich in Smoothies einrühren lässt. Oder Sie nehmen einfach ein Vitamin-C-Nahrungsergänzungsmittel ein.

››› **NEHMEN SIE WENIGER KOFFEIN UND ALKOHOL ZU SICH.** Koffein und Alkohol sorgen für eine Extraportion Cortisol im Körper und damit automatisch für weniger Progesteron. Beides nach Möglichkeit meiden.

››› **VERSUCHEN SIE ES MIT MÖNCHSPFEFFER** (*Vitex agnus-castus*). Diese Heilpflanze ist als Nahrungsergänzungsmittel erhältlich. Mönchspfeffer wird schon seit Tausenden von Jahren bei PMS- und Unfruchtbarkeitsproblemen verwendet. Seit 50 Jahren wird es wissenschaftlich untersucht. Studien haben gezeigt, dass Mönchspfeffer einen niedrigen Progesteronspiegel erhöhen kann (2.5). (Lassen Sie sich kompetent beraten, es gibt viele Präparate auf dem Markt, die nicht oder so gut wie gar nicht wirken.)

››› **SORGEN SIE FÜR GENUG RUHE UND ENTSPANNUNG.** Es ist nicht einfach, Stressfaktoren auszuschalten. Sorgen Sie daher mit mehr Ruhe und Entspannung für ein gesundes Gegengewicht. Meditieren Sie, machen Sie Achtsamkeits- und beruhigende Atemübungen oder Yoga, gehen Sie spazieren, nehmen Sie ein Entspannungsbad oder frönen Sie einem Hobby. Alles, was Ihr Stressniveau senkt, ist willkommen.

››› **RICHTEN SIE SICH NACH DEM ERNÄHRUNGSKOMPASS.** Er weist Sie auf Nahrungsmittel hin, die möglichst wenig Stressfaktoren enthalten.

ZUR ERINNERUNG

»» Ihre Hormone hängen alle miteinander zusammen. Gerät eines aus dem Gleichgewicht, bleibt es meist nicht dabei. Es ist daher sinnvoll, sich um alle gleichzeitig zu kümmern.

»» Ein gestörtes Gleichgewicht zwischen Östrogen und Progesteron kann zu zahlreichen körperlichen und psychischen Beschwerden führen und kommt häufig vor.

»» Chemische Stoffe aus der Umwelt, aber auch Stress können dieses Hormongleichgewicht empfindlich stören. Beides gilt es nach Möglichkeit zu vermeiden: Vorbeugen ist besser als heilen.

»» Durch die Ernährung lässt sich der Östrogenspiegel gut beeinflussen und damit auch das Östrogen-Progesteron-Gleichgewicht. Außerdem wichtig: ein möglichst ausgeglichener Blutglucosespiegel.

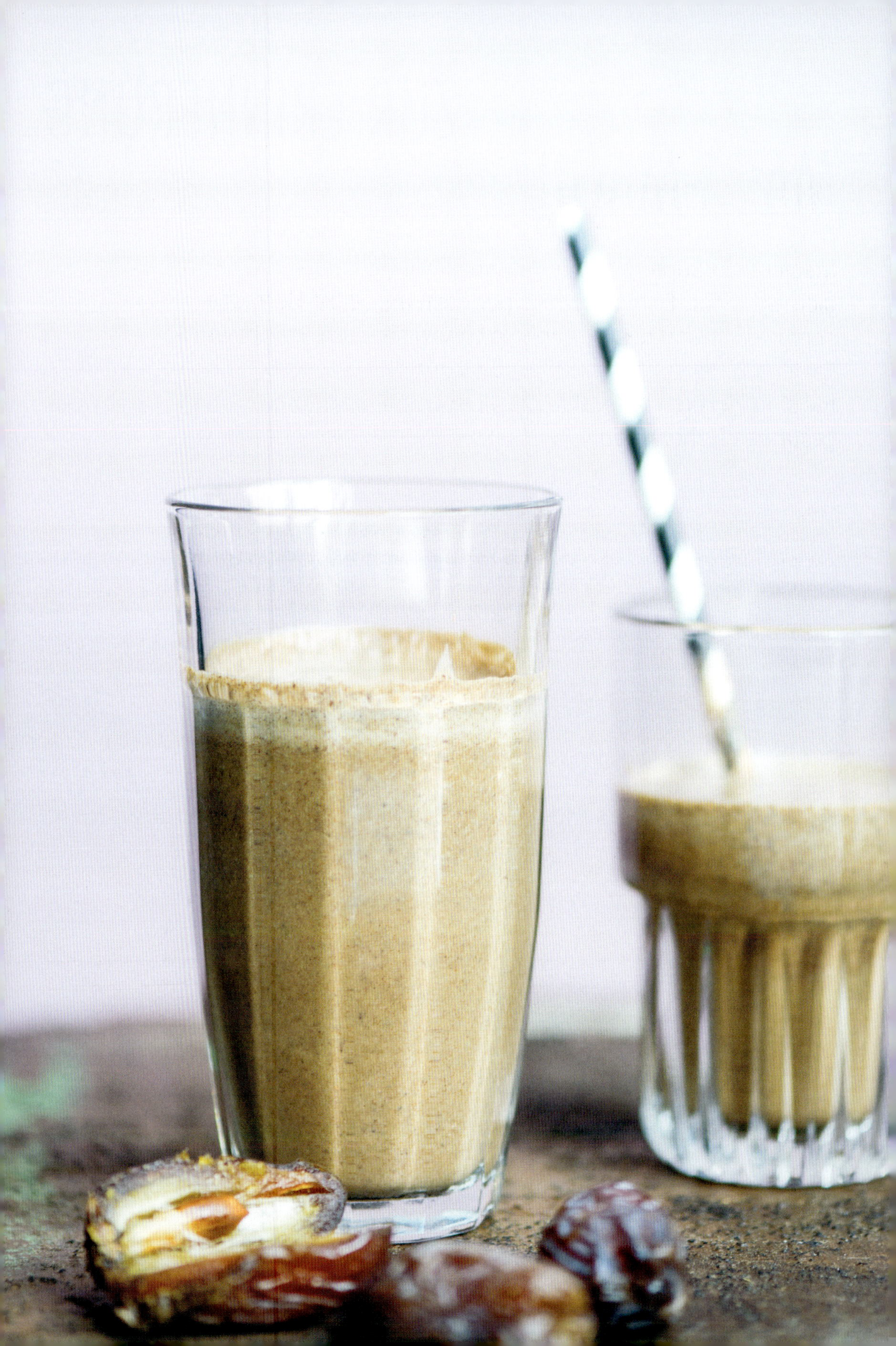

MACA-MAGIE

REZEPT

Maca ist ein Superfood für das weibliche Hormongleichgewicht. Es regt den Körper dazu an, selbst Hormone herzustellen und das Hormongleichgewicht so zu verbessern. Leider schmeckt es nicht besonders gut. Daher verarbeite ich es meist in leckeren Smoothies zusammen mit noch mehr gesunden Nährstoffen.

Mandeln sind eine hervorragende Quelle von gut verwertbarem Kalzium. Roher Kakao gilt als eines der nährstoffreichsten Lebensmittel der Welt. Er ist auch eine ausgezeichnete Magnesiumquelle und ein ebenso guter Lieferant von Antioxidantien. Hanfsamen sind eine wunderbare Quelle für pflanzliches Eiweiß, gut für die Gefäße und fürs Gedächtnis. Wenn Sie dann noch eine Dattel hinzugeben, bekommen Sie auch noch Silizium, das für die Gelenke wichtig ist. Abgerundet wird das Ganze mit Zimt, denn so bleibt auch der Blutzuckerspiegel stabil.

»» DIESES HERRLICHE GETRÄNK ERSETZT BEI MIR OFT DEN KAFFEE.

SIE BRAUCHEN

- 1 Becher Mandelmilch
- 1 TL rohen Kakao
- 1 TL Maca
- 1 TL geschälte Hanfsamen
- 6 Stückchen gefrorene, reife Banane
- ¼ TL Zimt
- 1 weiche Dattel

SO WIRD'S GEMACHT

Dattel entkernen und in kleine Stücke schneiden. Ist sie zu hart, vorher ein paar Minuten in Wasser einweichen. Alle Zutaten in den Blender geben und gut mixen. In kleinen Schlucken trinken und genießen. Das ist echtes Powerfood!

2. INSULIN: DAS HORMON, DAS FAST STÄNDIG ÜBERSTUNDEN MACHT

Insulin ist ein Hormon, von dem besonders oft die Rede ist. Es ist kein weibliches Hormon, jeder Mensch schüttet Insulin aus. Das sorgt dafür, dass Energie zu Gehirn und Muskeln transportiert wird – etwas, das Ihr Körper ununterbrochen braucht, sogar wenn Sie schlafen.

Ihr Körper braucht ständig Energie. Es gibt zahlreiche Möglichkeiten, dem Körper einen Energieschub zu geben. Die Energie aus der Nahrung gelangt über den Darm ins Blut, was den Glucose- oder Blutzuckerspiegel rasch ansteigen lässt. Die Begriffe »Blutzucker« und »Blutglucose« sind austauschbar, genauso wie »Blutzuckerspiegel« und »Blutglucosespiegel«. Beim Wort »Blutzucker« denken Sie vielleicht erst einmal nur an Zuckersorten. Daher benutze ich lieber den Begriff »Glucose«, um zu betonen, dass neben Zucker noch viele andere Dinge den Blutglucosespiegel ansteigen lassen.

EIN STABILER BLUTGLUCOSESPIEGEL IST MIT DIE WICHTIGSTE STRATEGIE FÜR EIN GESUNDES HORMONGLEICHGEWICHT.

INSULIN BRINGT GLUCOSE IN DIE ZELLEN

Ein hoher Blutglucosespiegel ist nicht gesund für den Körper, weil er zahlreiche Prozesse stört und daher oft zu Entzündungen führt. Deshalb möchte Ihr Körper ihn so bald wie möglich wieder auf ein normales Niveau bringen. Außerdem muss die Energie zu den Muskel- und Gehirnzellen transportiert werden, denn nur dann profitieren Sie davon. Sobald der Blutglucosespiegel steigt, erhält Ihre Bauchspeicheldrüse das Signal, dass sie Insulin produzieren soll. Insulin befördert die Glucose zu den Zellen. Dadurch öffnen sich die Zellen und können die Glucose aufnehmen. Insulin ist also eine Art Schlüssel, mit dem sich die Türen zu Ihren Körperzellen aufschließen lassen.

GLUCOSEÜBERSCHUSS WANDERT IN DIE FETTZELLEN

Ein Glucoseüberschuss wird zunächst einmal in den Muskel- und Leberzellen gespeichert, wo er rasch zur Verfügung steht beziehungsweise verfügbar gemacht werden kann. Ist dann immer noch Glucose übrig, wird sie als Vorrat für schlechte Zeiten in den Fettzellen gebunkert. Doch solch schlechte Zeiten gibt es in unserer Gesellschaft gar nicht mehr.

VIELE WEGE ZU EINEM HOHEN BLUTGLUCOSESPIEGEL

Ihr Blutglucosespiegel steigt nicht nur nach dem Verzehr von Süßigkeiten. Leider verhalten sich raffinierte Kohlenhydrate wie weißer Reis, Nudeln und Brot in Ihrem Körper genau wie Zucker. Deshalb werden sie auch schnelle Kohlenhydrate genannt: Weil sie von Ballaststoffen befreit sind, sorgen sie für einen raschen Anstieg der Glucose im Blut. Dasselbe bewirkt die Stärke in Kartoffeln, aber auch Milch und Getreide bewirken eine Ausschüttung von Insulin.
Es gibt also viele Möglichkeiten, den Blutglucosespiegel zu erhöhen, aber nur eine, ihn wieder auf das normale Niveau zurückzubringen, nämlich mithilfe von Insulin. Insulin ist ein Schutzengel, mit dem wir äußerst sparsam umgehen sollten.

TABELLE BLUTGLUCOSESPIEGEL

BLUTGLUCOSESPIEGEL STEIGT RASCH DURCH	BLUTGLUCOSESPIEGEL SINKT DURCH
Alle Formen von (verstecktem) Zucker	Insulin
Einige Light-Produkte	Insulin
Schnelle Kohlenhydrate	Insulin
Milchzucker	Insulin
Stärke	Insulin
Kaffee	Insulin
Alkohol	Insulin
Getreide	Insulin
Chemische Stoffe in Lebensmitteln	Insulin
Stress	Insulin
Zu viel Essen	Insulin

Sehen Sie, wie oft Insulin aktiviert werden muss? Wenn man dann noch weiß, dass in 80 Prozent aller Lebensmittel aus dem Supermarkt Zucker versteckt ist, begreift man, warum das Hormon Insulin so wichtig ist.

BEI INSULIN IM BLUT KANN DER KÖRPER KEIN FETT VERBRENNEN

Einmal bekam ich in einem Hotel mit, wie eine Frau am Frühstücksbüfett zu ihrer Freundin sagte, dass sie keinen Zucker mehr esse. Währenddessen steckte sie sich ein Käsecroissant in den Mund. Neben ihrem Teller standen ein Glas Milch, ein Glas Fruchtsaft und eine Tasse schwarzer Kaffee. Nur gut, dass du nicht auch noch Zucker isst!, dachte ich. Aber deinem Hormon Insulin ist vollkommen egal, ob du dieses Frühstück oder ein Stück Kuchen verzehrst. Dein Insulin schiebt jetzt schon Überstunden.

Die meisten Frauen verzichten auf Zucker, weil sie abnehmen wollen. Das ist eine gute Idee, nur leider genügt das nicht. Das Dumme ist nämlich, dass der Körper kein Fett verbrennen kann, solange noch Insulin im Blut zirkuliert. Ihr Körper benutzt nämlich zuerst die leicht verfügbare Glucose aus dem Blut. Die Fettzellen kommen erst viel später als Energiequelle an die Reihe.

KEIN WUNDER, DASS ABNEHMEN SO SCHWER IST

Ist Ihnen aufgefallen, wie viele Produkte in der linken Tabellenspalte auf Seite 71 stehen? Wir haben es wahrlich nicht leicht: Wir sind auf schlechte Zeiten eingestellt, leben aber in einer Überflussgesellschaft, die außerdem viel Stress für uns bereithält. Kein Wunder, dass Übergewicht und Diabetes ein Riesenproblem sind! Wenn Sie allerdings wissen, wie Ihr Körper funktioniert, haben Sie wichtige Hilfsmittel in der Hand, um beides zu verhindern und sich selbst zu heilen.

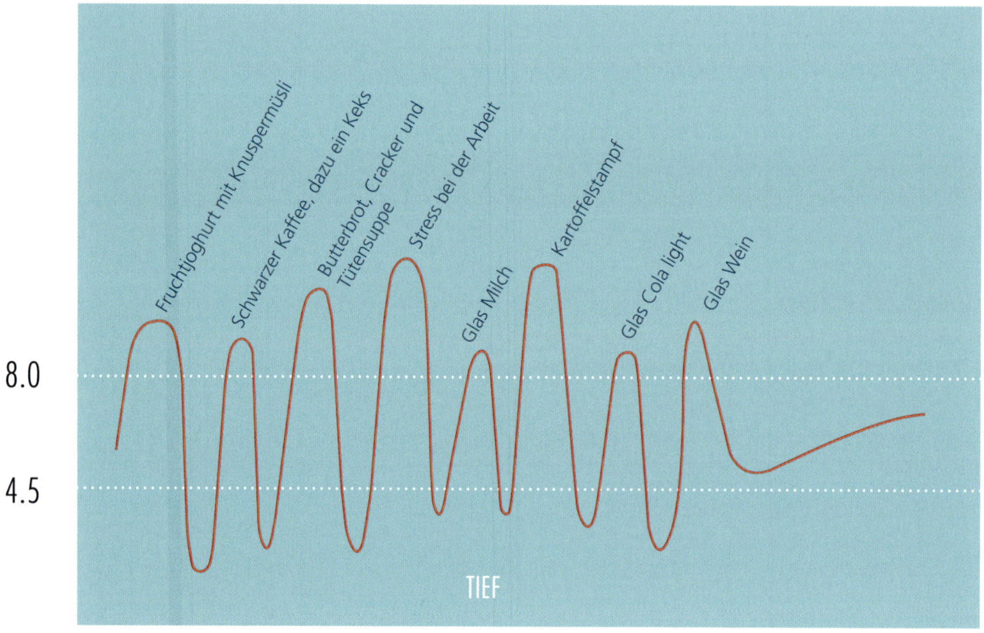

EIN SCHWANKENDER BLUTGLUCOSESPIEGEL

OFT ZU HOCH = OFT ZU NIEDRIG

Wenn Ihr Körper zu oft zu viel Insulin ausschütten muss, werden die Zellen irgendwann »taub« für Insulin und nehmen weniger Glucose auf. Sie verschleißen regelrecht, da sie sich ständig öffnen müssen, um Glucose aufzunehmen. Weil Ihr Körper den gefährlich hohen Blutzuckerspiegel unbedingt senken will, produziert Ihre Bauchspeicheldrüse noch mehr Insulin. Durch diese Extradosis kann es zu einem plötzlichen Abfall des Blutglucosespiegels kommen, weil Ihre Zellen die Glucose dann auf einmal doch aufnehmen. Ein Blutglucosetief fühlt sich alles andere als gut an: Sie sind schlapp, vielleicht zittrig oder schwindelig, können nicht mehr klar denken und bekommen heftige Kopfschmerzen. Außerdem kann es zu plötzlichen Panikattacken, Angstzuständen oder Stressmomenten kommen. Haben Sie häufig einen zu hohen Blutglucosespiegel, ist das Risiko groß, dass Sie regelmäßig in so einem Tief landen. Das sind die Momente, in denen Ihr Körper Sie auf Essenssuche schickt, weil er Sie durch Energiezufuhr schützen will.

»» EIN SCHWANKENDER BLUTGLUCOSESPIEGEL IST WAHNSINNIG ANSTRENGEND

Viele von uns kennen das: Auf die Mittagspause mit einigen Butterbroten, die den Blutglucosespiegel ansteigen lassen, folgt wieder ein Tief. Man fühlt sich vollkommen kraftlos. Eine Tasse Kaffee hilft vorübergehend, aber oft kommt es gegen vier Uhr nachmittags wieder zu einem Tief. Dann würden viele Frauen am liebsten in die Tischkante beißen, wäre sie denn aus Zucker. Mit anderen Worten: ein schwankender Blutglucosespiegel ist nicht nur ungesund, sondern auch wahnsinnig anstrengend.

HEISSHUNGERATTACKEN HABEN NICHTS MIT MANGELNDER WILLENSKRAFT ZU TUN

Kennen Sie das Phänomen, dass Sie nach einem süßen Frühstück den ganzen Tag essen könnten? Da sind Sie nicht die Einzige. Biologisch gesehen gibt es so etwas wie Willenskraft gar nicht: Heißhungerattacken haben nichts mit mangelnder Willenskraft zu tun. Ist Ihr Blutglucosespiegel zu niedrig, schickt Ihr Körper Sie auf Nahrungssuche. Dann ist Ihr Überlebensmechanismus aktiv.

INSULINRESISTENZ ALS VORLÄUFER VON DIABETES

Dauert die »Taubheitsphase« der Zellen zu lang, steigt das Risiko, dass irgendwann immer zu viel Insulin im Blut ist – selbst bei normalem Blutzuckerspiegel. Das nennt man Insulinresistenz: ein Vorläufer von Diabetes. Es ist dann so gut wie unmöglich abzunehmen, egal was Sie tun. Das kann eine sehr frustrierende Phase sein, aber zum Glück lässt sich dieser Prozess umkehren.

BEI EINER INSULINRESISTENZ, WODURCH STÄNDIG ZU VIEL INSULIN IM BLUT ZIRKULIERT, IST ES SO GUT WIE UNMÖGLICH ABZUNEHMEN.

»» CHRONISCH HEISST »LANG ANHALTEND« – NICHT »FÜR IMMER«!

Das Wort »chronisch« bedeutet »lang anhaltend«, nicht »für immer«. Da wir bei vielen chronischen Krankheiten – darunter auch Typ-2-Diabetes – nicht die Ursachen angehen, sondern nur die Symptome bekämpfen, glauben wir zunehmend, dass chronische Krankheiten unumkehrbar seien. Aber das ist nicht so! Die meisten chronischen Krankheiten gehen auch wieder weg, wenn Sie die Ursachen bekämpfen. Geht bei Ihnen zu Hause der Feueralarm los, nehmen Sie auch nicht die Batterien aus dem Feuermelder, damit der Lärm aufhört, sondern suchen nach dem Brandherd und löschen ihn.

SYMPTOME FÜR EINE (ENTSTEHENDE) INSULINRESISTENZ SIND:

- **ein unbezwingbarer Hunger auf Süßigkeiten oder schnelle Kohlenhydrate (Brot)**
- **hartnäckiges Übergewicht, ohne zu viel zu essen**
- **Energieschwankungen**
- **ständige Essensgelüste**
- **Kopfschmerzen und schlechte Laune, wenn Sie eine Zeit lang nichts gegessen haben**
- **Erschöpfungszustände nach dem Essen**
- **ein wachsender Rettungsring um die Taille, der trotz Sport nicht verschwinden will**
- **eine unregelmäßige Menstruation**

TYP-2-DIABETES KOMMT NICHT NUR VON ZU VIELEN SÜSSIGKEITEN

Auf Dauer ist Ihre Bauchspeicheldrüse vor lauter Insulinausschütten dermaßen erschöpft, dass sie das Handtuch wirft. Die Folge ist Diabetes – etwas, das früher nur ältere Menschen hatten, mit dem aber heute immer mehr junge Leute, ja sogar Kinder zu kämpfen haben. Die Hauptursache besteht darin, dass zu oft zu viel Insulin ausgeschüttet wird, und wie Sie jetzt wissen, liegt das nicht nur an übermäßigem Süßigkeitenkonsum.

DIABETES DURCH CHEMISCHE STOFFE?

Es verdichten sich wissenschaftliche Hinweise, dass ein Zusammenhang zwischen der unfreiwilligen Aufnahme von chemischen Stoffen und der Entstehung von Diabetes besteht. Eine Studie aus dem Jahr 2006 hat untersucht, ob die Menge an POPs im Körper erwachsener Amerikaner etwas mit Diabetes zu tun hat. POPs (persistente organische Schadstoffe) sind Giftstoffe, die nicht abgebaut werden können. In diesem Fall werden sie in den Fettzellen gespeichert. Das Ergebnis war alarmierend: Je höher die Konzentration dieser Stoffe im Körper, desto größer das Diabetes-Risiko (2.6). Diejenigen, die vielen POPs ausgesetzt waren, hatten fast 40 Mal häufiger Diabetes. Seitdem sind viele Folgestudien gemacht worden, die den Zusammenhang zwischen bestimmten POPs und Diabetes eindeutig nachweisen konnten (2.7). Sind Sie insulinresistent oder haben Sie Diabetes? Möchten Sie das wieder loswerden? Dann sollten Sie chemische Stoffe aus der Umwelt möglichst meiden und diese durch weniger schädliche Stoffe ersetzen.

ZU VIEL INSULIN FÜHRT ZU **HORMONCHAOS**

Viel Insulin im Blut bedeutet automatisch Hormonchaos, weil dadurch viele andere Hormone ihre Arbeit nicht richtig machen können. Alles in Ihrem Körper wird gestört, wenn zu oft zu viel Insulin im Blut ist.

Haben Sie schon mal erlebt, dass Sie schlecht schlafen, nachdem Sie spätabends Süßes oder eine Portion Pasta gegessen haben? Insulin stört die Produktion des Schlafhormons Melatonin. Dadurch können Sie schlecht einschlafen. Außerdem stört es die Ausschüttung des Hormons DHEA und unseres Wachstumshormons – beides Hormone, die wir unbedingt brauchen, wenn wir bis ins hohe Alter vital bleiben wollen. Aber noch problematischer ist, dass Insulin zu chronischen Entzündungen im Körper führt, die irgendwann alle möglichen chronischen Erkrankungen verursachen können.

SCHLUSSFOLGERUNG: HALTEN SIE DEN BLUTGLUCOSESPIEGEL SO STABIL WIE MÖGLICH

Ein stabiler Blutglucosespiegel ist für Ihre Vitalität und Gesundheit von größter Wichtigkeit. Indem Sie sich anders ernähren, für weniger Stress und mehr Bewegung sorgen, können Sie Ihren Blutglucosespiegel stabilisieren. Das könnte aussehen wie folgt:

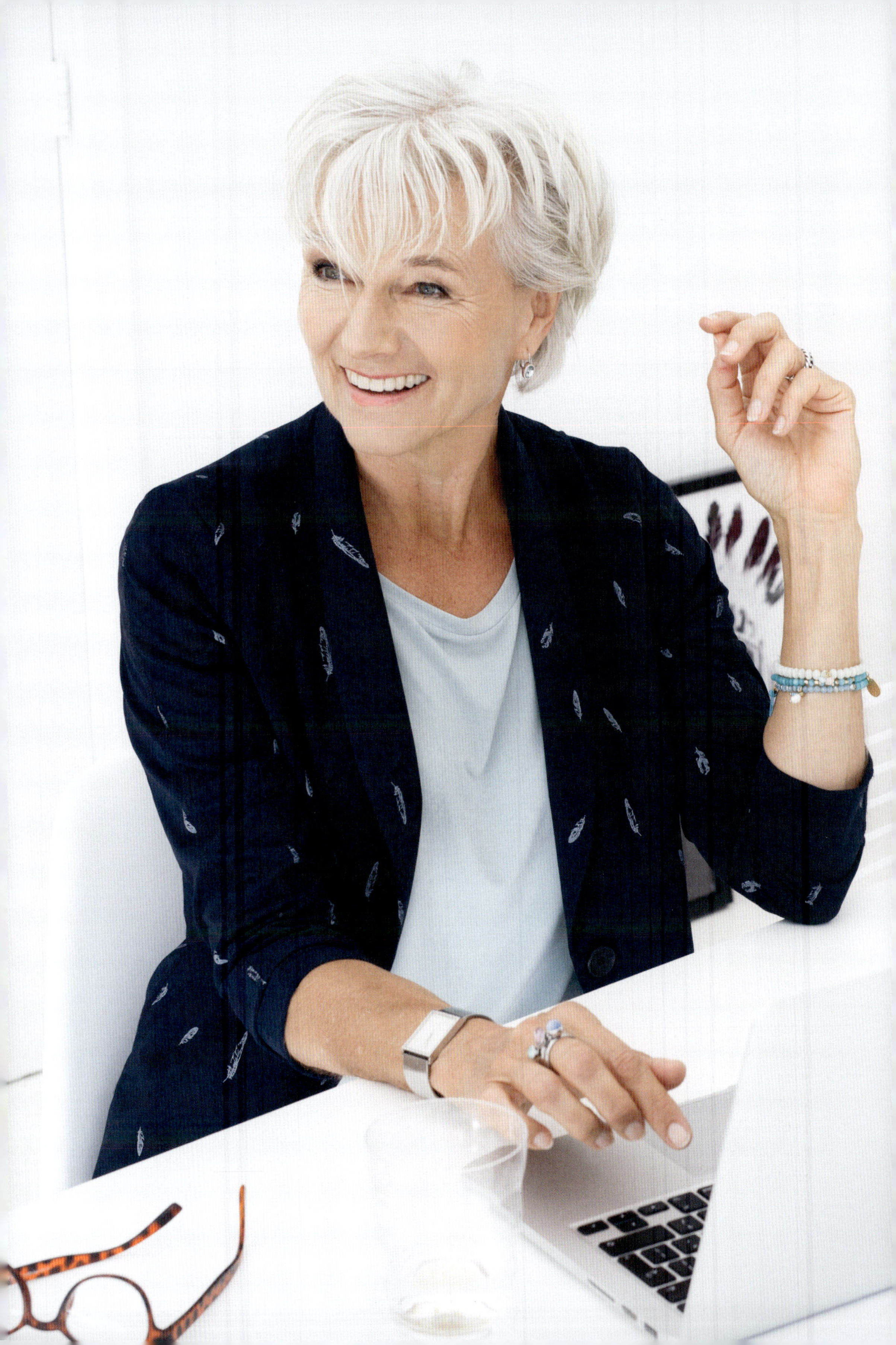

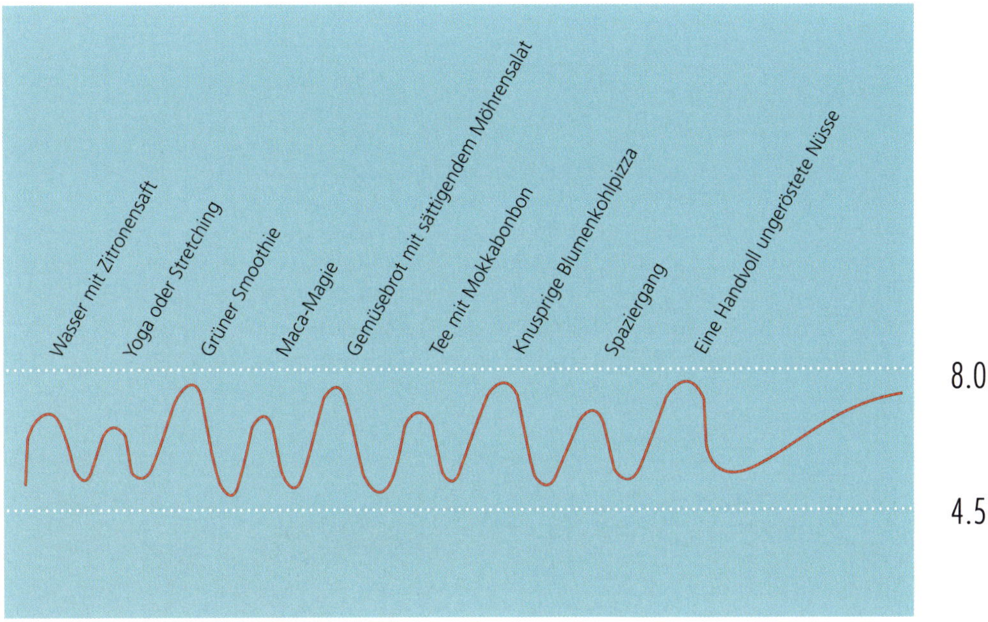

EIN STABILER BLUTGLUCOSESPIEGEL

Dieses Kurvendiagramm zeigt, wie man den Blutglucosespiegel stabil hält. Es gibt natürlich noch viele andere Möglichkeiten, die Sie den Orientierungspunkten meines Ernährungskompasses entnehmen können.

»» MESSEN SIE IHREN GLUCOSESPIEGEL

Sind Sie neugierig, wie Ihr Glucosespiegel sich im Lauf des Tages verhält? Das können Sie mithilfe eines Blutzuckermessgeräts, das Sie online bestellen können, ganz einfach selbst feststellen. Messen Sie den Blutzucker zu verschiedenen Tageszeiten. Beginnen Sie morgens vor dem Frühstück und messen Sie dann vor den Mahlzeiten und bis zu ein, zwei Stunden danach. Ihr Blutglucosespiegel gibt Ihnen Aufschluss über Ihre Gesundheit. Liegt der Wert gleichbleibend zwischen 4,5 und 8 Milligramm pro Deziliter: Herzlichen Glückwunsch! Haben Sie größere Schwankungen, sollten Sie die Tipps zum Hormon Insulin beherzigen.

WIE UND WO IM KÖRPER WIRD TATSÄCHLICH **ENERGIE PRODUZIERT?**

Ich kann mir vorstellen, dass es Momente gibt, in denen Sie rasch Energie benötigen. Bei einer wichtigen Besprechung oder einem ganzen Tag mit den Enkeln ist die Versuchung groß, zu Kaffee, einem Energieriegel oder Süßem zu greifen. Trotzdem ist die Erhöhung des Butglucosespiegels nicht der richtige Weg, den Körper mit gesunder Energie zu versorgen. Denn nicht nur Ihr Geist braucht Energie, sondern auch Ihr Körper, der sich ja für Sie abrackert. Aber wo im Körper wird eigentlich Energie hergestellt?

HUNDERTE VON ZELLKRAFTWERKEN

Energie wird in »Zellkraftwerken«, sogenannten Mitochondrien, produziert. Jede einzelne Zelle Ihrer Milliarden von Körperzellen enthält mehr oder weniger von diesen Zellkraftwerken. Muskelzellen haben viele davon, Gehirn- und Augenzellen auch, aber Bauchfettzellen kaum. In jeder einzelnen Muskelzelle von Spitzensportlern befinden sich manchmal ganze tausend Stück! Mit wachsender Anzahl dieser Zellkraftwerke steigt auch das Energieniveau. Kein Wunder also, dass muskulöse Spitzensportler oft viel Energie haben, Menschen mit viel Übergewicht dagegen deutlich weniger. Letztere besitzen viele Zellen ohne Zellkraftwerke.

»» WÜNSCHEN SIE SICH MEHR ENERGIE? DANN SORGEN SIE FÜR MEHR MUSKELN!

Muskeltraining und Muskelaufbau sind eine gute Methode, mehr Energie zu bekommen. Ich spreche hier aus eigener Erfahrung: Schon drei Monate, nachdem ich mit Krafttraining begonnen hatte, fühlte ich mich deutlich energiegeladener. Das motiviert enorm, ehrlich!

Was Ihre Mitochondrien brauchen, um Sie ständig mit Energie zu versorgen, ist gut verdauliche, verwertbare Nahrung. Alles, was Sie zu sich nehmen, wird im Darm verdaut und in Verwertbares und Unverwertbares gespalten. Die unverwertbaren Nahrungsbestandteile scheidet der Körper aus, die verwertbaren werden dagegen über das Blut in die Leber transportiert und von dort aus in Trillionen von Zellkraftwerken.
Die verwertbaren Teile der von Ihnen verzehrten Nahrung sind also die eigentlichen Energiespender. Damit muss Ihr Körper sämtliche Funktionen ausüben können: alte Zellen entsorgen, neue gesunde Zellen produzieren, Puls, Blutkreislauf, Atmung, Verdauung, Blutdruck stabil halten, für einen ausgeglichenen Hormonhaushalt sorgen, aber auch dafür, dass Sie sich während der Besprechung konzentrieren können und gut gelaunt bleiben, obwohl Ihre Enkel gerade das Wohnzimmer auf den Kopf stellen.
Der Energieschub nach einem Stück Kuchen oder Pizza, nach einer Tasse starkem Kaffee oder

GESUNDE NAHRUNGSMITTEL MIT VIEL VITAMINEN, MINERALSTOFFEN, SPURENELEMENTEN UND ANDEREN UNSICHTBAREN SOWIE NOCH UNBEKANNTEN STOFFEN SIND IHRE WAHREN ENERGIESPENDER!

einer Tüte Gummibärchen ist nicht von langer Dauer. Was Ihr Körper wirklich für ein dauerhaft hohes Energieniveau braucht, sind Nährstoffe, die nur in naturbelassenen Lebensmitteln stecken.

SO VERBANNEN SIE GLUCOSE AUS DEM BLUT – GANZ OHNE INSULIN

Haben Sie zu viel Süßes gegessen oder Stress gehabt? Dann sorgen Sie für Bewegung! Laufen Sie eine Treppe rauf und wieder runter, drehen Sie eine Runde mit dem Fahrrad, putzen Sie ein großes Fenster oder springen Sie Seil. Aktivieren Sie Ihre Muskeln. Dadurch verbrauchen Sie die zusätzliche Glucose und verringern das Zuckerhoch. Außerdem kann die Glucose während der Bewegung sofort und ohne das Zutun von Insulin in die Muskelzellen gelangen – sogar noch bis zu zwei Stunden danach. Bewegung ist Ihr wichtigster Verbündeter im Kampf gegen Insulinresistenz.

Auch die Orientierungspunkte meines Ernährungskompasses werden dafür sorgen, dass Ihr Blutzucker stabil bleibt, ohne dass Sie gleich alle Süßigkeiten oder Ihre tägliche Tasse Kaffee vom Speiseplan streichen müssen.

TIPPS BEI ZU VIEL INSULIN ODER INSULINRESISTENZ

››› **ESSEN SIE 500 GRAMM GEMÜSE AM TAG.** Wenn Sie Zuckertiefs vermeiden wollen, können Sie Ihrem Körper gar keinen größeren Gefallen tun. Beginnen Sie ausreichend buntes Gemüse zu essen – am besten in allen Farben des Regenbogens. Fermentiertes Gemüse ist auch super, weil es dabei hilft, die Darmflora aufzubauen, die unter zu viel Süßem zu leiden hatte. Wenn Sie Gemüse mit Salz vermengen und in einem geschlossenen Behälter aufbewahren, wird ein Gärungsprozess in Gang gesetzt, durch den Bakterien entstehen, die sehr gesund für den Darm sind. Denken Sie nur an Sauerkraut.

››› **ESSEN SIE HANFSAMEN, QUINOA UND BIO-EIER.** Heißhunger auf Süßes rücken Sie am besten mit gesundem, pflanzlichen Eiweiß zu Leibe – der Grundbaustein für Dopamin und Serotonin. Ihr Körper stellt diese Neurotransmitter, die für gute Stimmung sorgen, dann wieder selbst her – ganz ohne Zucker.

››› **Verwenden SIE FISCHÖL, KRILLÖL ODER ALGENÖL.** Diese Omega-3-Fettsäuren machen Ihre Zellen empfindlicher für Insulin.

››› **VERRINGERN SIE DIE ZUFUHR VON SÜSSEM UND SCHNELLEN KOHLENHYDRATEN UND WÜRZEN SIE SO OFT WIE MÖGLICH MIT ZIMT.** So schwer es auch ist – versuchen Sie, sich nicht mehr von Süßem verführen zu lassen. Reduzieren Sie es Schritt für Schritt. Würzen Sie mit Zimt, so oft es geht, denn dieser hilft, den Blutglucosespiegel stabil zu halten. Ersetzen Sie Zucker nicht durch Süßstoff, wie er in vielen Lightprodukten enthalten ist, denn damit kommen Sie vom Regen in die Traufe. Mehr dazu finden Sie in Kapitel 9.

››› **TRINKEN UND ESSEN SIE SO SELTEN WIE MÖGLICH LEBENSMITTEL AUS DOSEN ODER KARTONVERPACKUNGEN.** Es können viele Schadstoffe in Ihrer Ernährung stecken. Beginnen Sie damit, kaum noch Lebensmittel aus der Dose oder aus innen mit Plastik beschichteten Kartonverpackungen zu sich zu nehmen. Auf diese Weise meiden Sie den hormonstörenden Stoff BPA (Bisphenol A). Glas ist ein wunderbares Verpackungsmaterial.

››› **BEWEGEN SIE SICH, MÖGLICHST SCHON MORGENS VOR DEM FRÜHSTÜCK.** Wenn Ihnen etwas hilft, den Stoffwechsel auf Trab und den Blutglucosespiegel ins Gleichgewicht zu bringen, dann Sport auf nüchternen Magen, also noch vor dem Frühstück. Ihr Stoffwechsel wird noch Stunden danach aktiv sein, was Ihnen auch beim Abnehmen zugutekommt. Zwei Minuten joggen, um etwas ins Schwitzen zu geraten, gefolgt von drei Minuten langsamem Laufen ist schon ein prima Anfang!

ZUR ERINNERUNG

››› Es gibt viele Gründe für einen erhöhten Blutglucosespiegel, aber nur das Hormon Insulin kann ihn wieder senken und muss daher häufig zum Einsatz kommen.

››› Wird es zu oft gebraucht, kann das zu Insulinresistenz und auf Dauer zu Typ-2-Diabetes führen.

››› Mit Insulin im Blut kann Ihr Körper kein Fett verbrennen. Deshalb wird Insulin auch Fettspeicherhormon genannt.

››› Ein stabiler Blutglucosespiegel ist wichtig für ein gesundes Hormongleichgewicht. Durch Ihre Ernährung können Sie großen Einfluss darauf nehmen.

››› Bewegung ist Ihr wichtigster Verbündeter, wenn es darum geht, den Blutzuckerspiegel stabil zu halten und einer Insulinresistenz vorzubeugen.

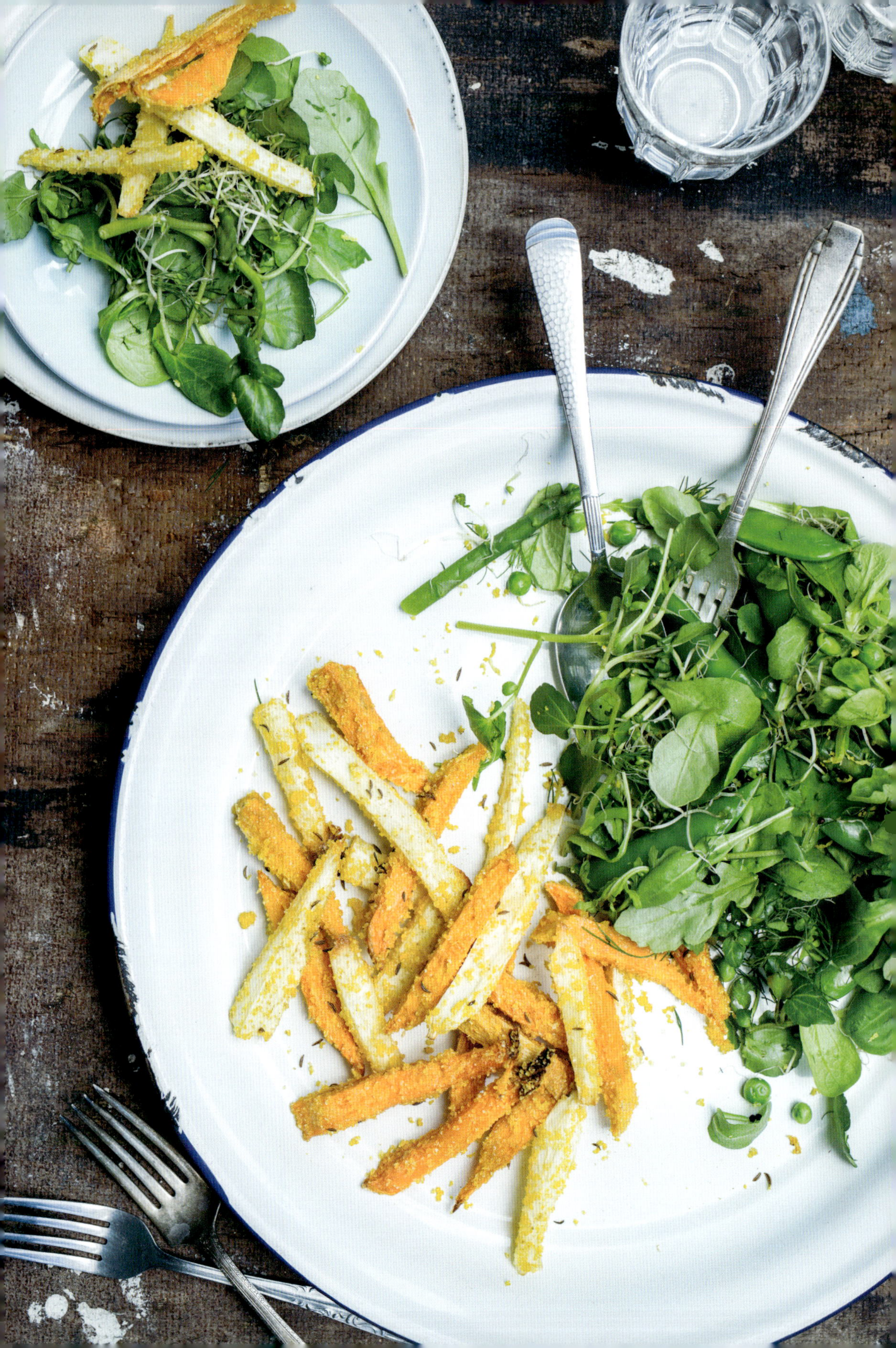

REZEPT

KNUSPRIGE SÜSSKARTOFFEL- UND PASTINAKENPOMMES

Sie müssen nicht ganz auf Süßes verzichten, wenn Sie auf Ihren Blutzuckerspiegel achten. Süßkartoffeln sind richtig süß, führen aber nicht zu einem übertriebenen Blutzuckerhoch. Außerdem enthalten sie viele Nährstoffe für eine gesunde Darmflora. Sie können sie mit ganz unterschiedlichem Gemüse kombinieren.

Mit dieser einfachen Methode können Sie viele Gemüsesorten backen: Denken Sie nur an Kürbis, Knollensellerie, Rote Bete, Blumenkohl, Zwiebeln, Radieschen, Topinambur und Möhren. Es ist wirklich kinderleicht! Wenn Sie erst mal herausgefunden haben, wie praktisch es ist, verschiedene Gemüsesorten im Ofen zuzubereiten, wird das einiges andern! Servieren Sie zu verschiedenen Ofengemüsen noch einen großen, grünen Salat mit Hülsenfrüchten und einem leckeren Dressing, haben Sie eine vollständige Mahlzeit.

»» EXPERIMENTIEREN SIE MIT VERSCHIEDENEN GEWÜRZEN. SOLL ES SCHÖN KNUSPRIG WERDEN, STREUE ICH MAISMEHL (POLENTA) ÜBERS GEMÜSE.

SIE BRAUCHEN

- 1 große Süßkartoffel
- 1 große Pastinake
- 1 EL Kokosöl
- 1 TL Zimt
- 2 TL Kreuzkümmel (Kumin)
- 1 TL Kreuzkümmelpulver
- 1 EL Maismehl (nach Wunsch)
- etwas frisch gemahlenes keltisches Meersalz

SO WIRD'S GEMACHT

Heizen Sie den Ofen auf 180 °C vor. Legen Sie ein Backblech mit Backpapier aus und lassen Sie es auf dem Herd stehen. Schälen Sie die Süßkartoffel und die Pastinake und schneiden Sie sie in Stäbchen. Geben Sie diese in eine große Schüssel und vermengen Sie sie mit den übrigen Zutaten. Alles auf dem Backblech verteilen, in den Ofen schieben und in etwa 20 Minuten fertig backen.

3. CORTISOL: EIN HORMON, DAS SCHON MAL ÜBER DIE STRÄNGE SCHLÄGT

Kommen wir zum absoluten Alphamännchen der Hormone, zum Stresshormon Cortisol. Cortisol wird vor allem dann gebildet, wenn der Körper aktiv werden soll – hauptsächlich in der Nebennierenrinde, aber auch Darm und Gehirn können kleine Mengen Cortisol produzieren. Es macht morgens wach und bestimmt den Tag-und-Nacht-Rhythmus. Sie brauchen also täglich Cortisol, sonst funktioniert gar nichts.

Ist Gefahr im Verzug, setzt der Körper vermehrt Adrenalin und Cortisol frei. Das ist eine fantastische Kombination für Notsituationen. Cortisol hilft auch, wenn man eine Prüfung vor sich hat oder vor einem großen Publikum sprechen muss.

Eine ordentliche Dosis Cortisol am Tag ist wunderbar, aber zu viel davon, und das noch über einen längeren Zeitraum, belastet den Körper.

KEINE NOCH SO GESUNDE ERNÄHRUNG KOMMT GEGEN DAUERSTRESS AN.

GESUNDHEIT UND STRESS SCHLIESSEN SICH GEGENSEITIG AUS

Stress ist vermutlich der größte Störfaktor für den weiblichen Hormonhaushalt und damit für die Gesundheit. Als Frau lange Zeit gestresst zu sein und dabei gesund zu bleiben funktioniert auf Dauer nicht. Cortisol kann sich nämlich richtig verselbstständigen. Zu viel Cortisol zieht jede Menge andere Probleme nach sich. Man sagt, dass 95 Prozent aller Beschwerden und Krankheiten durch zu viel Stress verursacht oder verschlimmert werden. Die Liste mit Symptomen bei einem zu hohen Cortisolwert ist endlos. Wie Sie bereits wissen, ist Stress auch ein Störfaktor für den Glucosespiegel im Blut.

Es heißt, dass Mütter in Stresssituationen ein Auto hochstemmen könnten, wenn ihr Kind darunterliegt. So stark sind Stresshormone! Aber wir zahlen einen hohen Preis, wenn unser Körper sie über einen längeren Zeitraum im Übermaß produzieren muss. Dann wird das hormonelle Gleichgewicht extrem gestört.

DAUERHAFTER STRESS UND DIE SCHILDDRÜSE

Cortisol wird in der Nebennierenrinde gebildet. Wenn diese über einen längeren Zeitraum ständig Cortisol produzieren muss, ist sie irgendwann ausgelaugt. Um die Nebennieren zu schützen, kann die Schilddrüse dazu übergehen, den Stoffwechsel herunterzufahren, damit man es etwas langsamer angehen lässt. Werden die Symptome einer solchen Schilddrüsenunterfunktion medikamentös behandelt, bleiben die wahren Ursachen unberührt. Bei vielen Frauen schlagen diese Medikamente überhaupt nicht an. Gönnen Sie Ihren Nebennieren also lieber etwas Ruhe.

CORTISOL ENTZIEHT IHNEN DOPAMIN UND SEROTONIN

Bei dauerhaftem Stress kann es vorkommen, dass der Cortisolspiegel verrücktspielt. Dann fühlt man sich morgens aufgedreht (zu viel Cortisol) und mittags erschöpft (zu wenig Cortisol) oder umgekehrt. Ein bisschen Stress ist in Ordnung. Halten Sie ihn aber nicht im Zaum, macht er mit Ihnen, was er will.
Stress entzieht Ihnen nämlich auch Serotonin und Dopamin, zwei Neurotransmitter, die als »Glückshormone« bekannt sind.

EMPFINDEN SIE KEINE ECHTE FREUDE MEHR, UND ERSCHEINT IHNEN DAS LEBEN ZUNEHMEND TRIST, IST VORSICHT GEBOTEN: SIE LEIDEN WAHRSCHEINLICH SCHON LÄNGER UNTER STRESS.

STRESS HAT VIELE GESICHTER

Im Grunde wissen Sie selbst, ob Sie gestresst sind oder nicht, auch wenn das viel zu viele Frauen auf die leichte Schulter nehmen. Eine meiner Klientinnen hat mir mal erzählt, dass sie gar nicht wisse, was Stress sei. Als ich nachhakte, stellte sich heraus, dass sie ein halbes Jahr zuvor vom Pferd gefallen war und zwei Wochen im Krankenhaus gelegen hatte. Noch immer hatte sie jeden Tag Schmerzen. Ihre Tochter litt unter Magersucht, und der Mann drohte arbeitslos zu werden. Sie selbst arbeitete über 40 Wochenstunden. Aber Stress? Nein, Stress habe sie keinen … Frauen sind oft jahrelang einem hohen Stresspegel ausgesetzt und wissen gar nicht mehr, wie es sich anfühlt, entspannt zu sein.

Sind Sie zwischen 40 und 60 Jahre alt? Dann gehören Sie zur ersten Generation Frauen, die sowohl Vollzeit arbeiten als auch den Haushalt schmeißen – und das in einer Welt, in der es immer stressiger zugeht. Alles um uns herum verändert sich rasant. Es scheint keine Gewissheiten mehr zu geben, und viele Menschen empfinden diese Welt als bedrohlich. Das Gefühl der Unsicherheit erzeugt Stress.

STRESS LAUERT ÜBERALL

Wir haben uns mittlerweile so sehr an den vielen Stress gewöhnt, dass wir ihn nicht mal mehr bemerken. Stress entsteht nicht nur durch Arbeitsüberlastung oder finanzielle Sorgen. Stress lauert überall: schlechte Ernährung, ein gestörter Schlaf-Wach-Rhythmus aufgrund von Schichtarbeit, der Zahnarztbesuch, Schadstoffe, der tägliche Stau, Medikamente, zu viel Sport, zu wenig Sport, Ängste, Kummer, Partnerschaftsprobleme, ja sogar Verliebtheit – all das kann Stress auslösen. Bei dauerhaftem Stress wird mit der Zeit alles stressig, selbst die kleinsten Dinge.

Jeder Körper reagiert anders. Häufige Symptome bei Stress sind:

- Schlafprobleme
- Sich dauernd gehetzt fühlen
- Ständige Gereiztheit
- Konzentrationsschwierigkeiten
- Gewichtsprobleme
- Fressattacken
- Auslassen von Mahlzeiten
- Heißhunger auf Süßigkeiten, Kaffee, Alkohol oder Energydrinks

GESTRESSTE FRAUEN ESSEN OFT ZU VIEL

Studien haben ergeben, dass Frauen mehr als Männer dazu neigen, bei Stress zu viel zu essen und dann auch noch das Falsche (2.8). Das ist nur logisch. Man will etwas, das kurzfristig Energie liefert und einen belohnt – süchtig machende Nahrungsmittel wie Süßigkeiten, Fast Food und Kaffee. Leider sind das genau die Nahrungsmittel, die dem Körper nicht guttun.

DICK DURCH STRESS: DAS IST DER GRUND

Genau wie Zucker ist auch Cortisol ein schneller Energielieferant. Nur dass dieser in den Nebennieren produziert wird. Bei akutem Stress werden sogar die Glucose-Reservedepots in Muskeln und Leber angebrochen. Dadurch steigt der Glucosespiegel im Blut. Diese Glucose wird dann vom Insulin in die Zellen transportiert. Cortisol sorgt also dafür, dass dem Körper Energie zugeführt wird und man schnell aktiv werden kann – um zu joggen oder um sein Überleben zu kämpfen. Ist man aber körperlich nicht aktiv, wird diese durch Stress ausgelöste Glucose nicht verbraucht und in den Fettzellen gelagert. So wird man durch Stress dick.
Wie der Blutzuckerspiegel sollte auch der Cortisolspiegel nicht zu stark schwanken. Cortisol erhöht nicht nur den Blutzuckerspiegel, sondern auch den Blutdruck. Genau wie Zucker kann das chronische Entzündungen im Körper hervorrufen.
Normalerweise erreicht Cortisol eine Stunde nach dem Aufwachen seinen Höchststand und

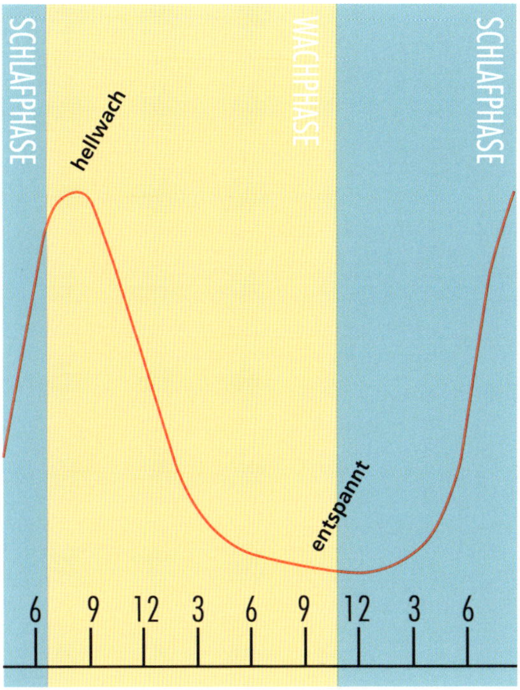

EIN GESUNDER CORTISOLSPIEGEL

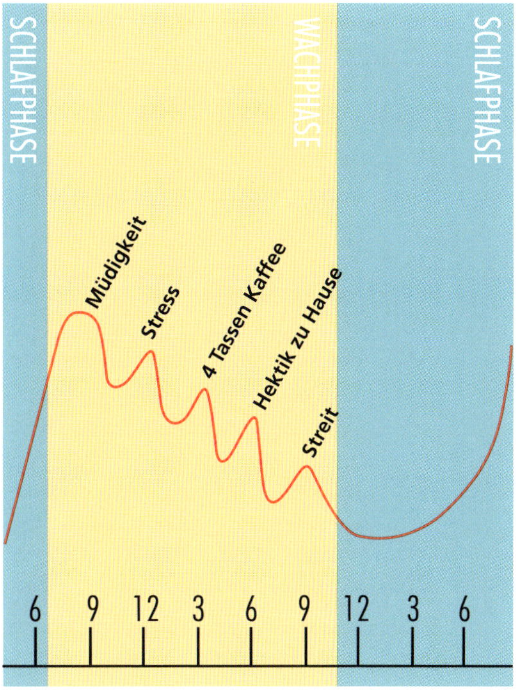

EIN UNGESUNDER CORTISOLSPIEGEL

nimmt im Laufe des Tages wieder ab. Aus Studien geht jedoch hervor, dass bei vielen Frauen Cortisol seinen Höchststand gegen fünf Uhr abends erreicht, wenn sie von der Arbeit nach Hause kommen, die Kinder und/oder der Partner Aufmerksamkeit beanspruchen und das Abendessen vorbereitet werden muss. Falls irgendwie möglich, plant man hier besser eine halbe Stunde Entspannung ein.

»» SO WIRD DIE TAILLE ZUM FETTMAGNETEN

Viel Süßes, industriell verarbeitete Nahrungsmittel und Fertiggerichte, Alkohol und/oder Kaffee in Verbindung mit Stress sind die beste Methode für Frauen über 40, sich einen Rettungsring zuzulegen. So wird die Taille zum Fettmagneten! Sorgen Sie also dafür, dass Insulin und Cortisol keine Überstunden einlegen müssen. Das gilt übrigens nicht für jede Frau: Es gibt auch Frauen, die bei zu viel Stress abnehmen. Jeder Körper hat seine eigene Überlebensstrategie.

DAS HORMON, DAS STRESS ABBAUT: **OXYTOCIN**

Weniger Stress ist also auf lange Sicht wichtig für Gesundheit und Vitalität. Aber das ist leichter gesagt als getan. Man kann sich schließlich nicht befehlen, bei Prüfungen oder Sorgen um die Kinder ungerührt zu bleiben. So einfach ist das nicht. Cortisolausschüttungen werden vom sogenannten Reptiliengehirn gesteuert, über das man keine wirkliche Kontrolle hat. Das ist der Teil des Gehirns, der bei Gefahr aktiviert wird, und das ist auch gut so: In akuten Notsituationen würde das »Menschengehirn« nämlich viel zu langsam reagieren.
Zum Glück gibt es ein Hormon, das Stress abbaut und das man sogar selbst stimulieren kann: Oxytocin. Oxytocin ist das Hormon, das beim Stillen, beim Sex und bei Streicheleinheiten produziert wird. Haben Sie viel Stress, sollten Sie möglichst viel kuscheln oder jemanden haben, der sich um Sie kümmert.

REDEN SIE ÜBER IHREN STRESS

Eine andere Möglichkeit ist Reden. Als Frau kann man den Stress beträchtlich senken, indem man ihn sich von der Seele redet. Studien haben gezeigt, dass Frauen dabei erheblich mehr Oxytocin produzieren als Männer (2.9). Kein Wunder also, dass das Bedürfnis zu reden bei Frauen viel ausgeprägter ist als bei Männern! Helfen Sie Ihren Hormonen! Treffen Sie sich mit Freundinnen, die Ihnen zuhören und so dazu beitragen, Stress abzubauen.
Auch ohne das zu wissen, rede ich mir den Stress schon seit Jahren von der Seele. Ich telefoniere dann immer mit einer Freundin, um meinem Herzen Luft zu machen. Danach bin ich deutlich entspannter. Jetzt weiß ich auch warum: Oxytocin!

ENTSPANNEN, ABER WIE?

Alles, was Spaß macht und Entspannung bringt, trägt dazu bei, Stress abzubauen: Meditieren, Wandern, Yoga, Schwimmen, Gartenarbeit, Töpfern, eine Massage, Ausmalbücher für Erwachsene … egal, was. Suchen Sie sich etwas, das Ihnen beim Entspannen hilft und Freude bereitet. Das kann gar nicht oft genug sein. Sie brauchen Ihr Autobenzin ja auch nicht bis zum letzten Tropfen auf, sondern gehen lange vorher

(Lesen Sie weiter auf Seite 91)

»» NEHMEN SIE SICH EINE VIERTELSTUNDE PRO WOCHE ZEIT, IN DER SIE SICH SORGEN MACHEN DÜRFEN

Von einem Stresscoach bekam ich einen wertvollen Tipp, den ich immer noch befolge. Ich hatte mir damals Sorgen um meine finanzielle Situation gemacht, weil ich meine Stelle aufgeben und mich selbstständig machen wollte. Immer hörte ich meine innere Stimme »Ja, aber...« sagen. Mein Coach riet mir deshalb, mir eine Viertelstunde pro Woche für diese innere Stimme freizuhalten und sie ansonsten zu ignorieren. Freitags zwischen Viertel vor fünf und fünf widmete ich dieser Stimme meine volle Aufmerksamkeit und hörte mir brav alle Bedenken an, zu anderen Zeiten, sagte ich ihr, »Nein, du bist erst am Freitag wieder dran« und ignorierte sie bis dahin. Es ist eine Frage des Trainings, aber so habe ich gelernt, mich nicht mehr von Sorgen erdrücken zu lassen.

STRESS UND ZUCKER HABEN DIE GLEICHEN AUSWIRKUNGEN AUF IHREN KÖRPER.

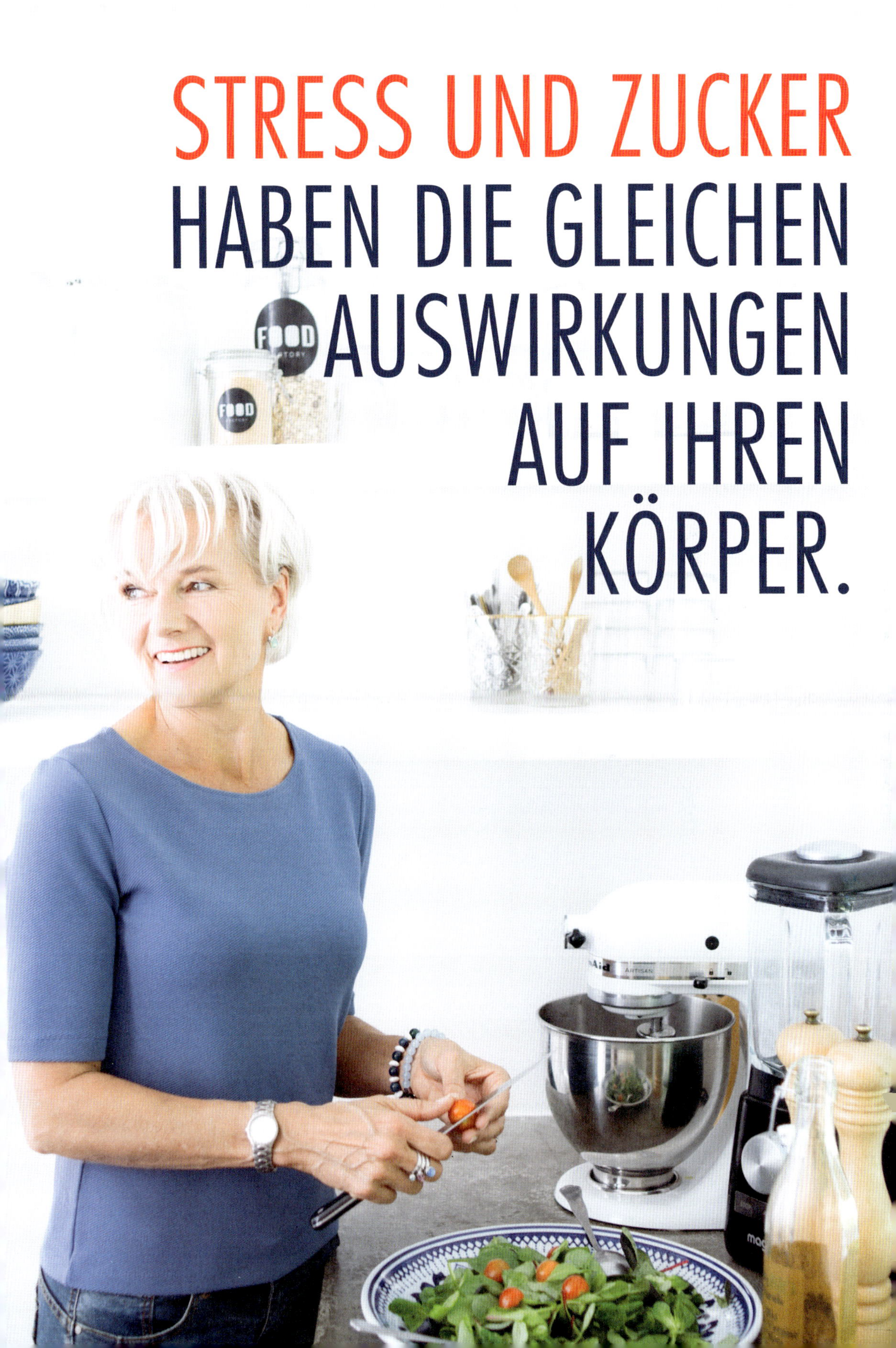

TIPPS BEI EINEM SCHWANKENDEN CORTISOLSPIEGEL

»» **HALTEN SIE DEN BLUTZUCKERSPIEGEL STABIL.**
Cortisol sorgt für einen erhöhten Blutzuckerspiegel. Manchmal lässt sich nichts dagegen tun. Aber mit der richtigen Ernährung kann man ihn wenigstens stabil halten.

»» **ESSEN SIE MEHR VITAMIN C.** Unterstützen Sie Ihre Nebennieren mit Vitamin C. Essen Sie frisches Obst und Gemüse. Sie können die Zufuhr mit Superfoods wie Camu-Camu und Acerolakirschen erhöhen. Beides ist in Pulverform erhältlich und gut für Smoothies geeignet.

»» **STEIGERN SIE DIE ZUFUHR VON OMEGA-3- FETTSÄUREN.** Studien haben ergeben, dass Omega-3- Fettsäuren dazu beitragen, hohe Cortisolwerte zu senken. Sie sind in Leinsamen und Walnüssen, aber auch in Fischöl, Krillöl und Algenöl enthalten. Siehe Kapitel 7.

»» **HALTEN SIE SICH BEI KAFFEE, SCHOKOLADE, ENERGYDRINKS UND ALKOHOL ZURÜCK.** Sie alle erhöhen den Cortisolspiegel. Ersetzen Sie sie, so oft es geht, durch grünen oder weißen Tee, Kräutertees, Pflanzenmilch oder heißes Ingwerwasser.

»» **RHODIOLA ROSEA (ROSENWURZ) IST EINE HEILPFLANZE, DIE DEN CORTISOLSPIEGEL SENKEN KANN.** Auch Baldrian oder Salbei (*Salvia officinalis*) helfen bei der Entspannung.

»» **SORGEN SIE FÜR AUSREICHEND OXYTOCIN.** Schenken Sie sich jede Menge Zärtlichkeit, Sex und gute Gespräche.

»» **ATMEN SIE RICHTIG.** Die Atmung ist ein ausgezeichnetes Hilfsmittel, um das gestresste Nervensystem zu beeinflussen. Wenn Sie kürzer einatmen als ausatmen, beruhigt das die Nerven. Atmen Sie zwei Takte ruhig in den Bauch, dann zwei Takte aus und halten Sie schließlich für zwei Takte den Atem an. Wiederholen Sie das ein paar Minuten. Legen Sie dabei die Hände auf den Bauch und spüren Sie, wie er sich hebt und senkt. Das geht sogar während der Arbeitszeit!

»» **NEHMEN SIE ABENDS EIN MAGNESIUMBAD.** Stress verbraucht eine Menge Magnesium. Nehmen Sie ein mit Magnesium angereichertes Ergänzungsmittel oder regelmäßig ein Bad mit Magnesiumflocken (Epsomsalz). Fügen Sie ein beruhigendes Aroma wie Lavendelöl hinzu. Magnesium hilft beim Entspannen. Legen Sie sich gleich danach ins Bett. Sie werden schlafen wie ein Murmeltier.

tanken. Sorgen Sie dafür, dass auch Sie rechtzeitig auftanken. Nehmen Sie sich einen Stresscoach, wenn es Ihnen nicht allein gelingt, entsprechende Schritte einzuleiten. Stress entsteht vor allem im Kopf. Wenn Sie lernen, Ihre Gedanken bloße Gedanken sein zu lassen und sich nicht so über sie aufzuregen, haben Sie schon viel gewonnen.

ERSCHÖPFTE NEBENNIEREN: WENN NICHTS MEHR GEHT

Wenn man dauerhaft Stress ausgesetzt ist, ist man unter Umständen irgendwann völlig ausgelaugt. Durch jahrelange Überlastung können die Nebennieren früher oder später ihren Dienst aufgeben. Sind die Nebennieren erschöpft, produzieren sie nur noch wenig Cortisol. Das nennt man dann Burn-out. Man fühlt sich körperlich, geistig und emotional buchstäblich ausgebrannt. Ich spreche hier aus Erfahrung. Man fühlt sich, als hätte der erschöpfte Körper die Kontrolle übernommen und zum Generalstreik aufgerufen. Mit Willenskraft erreicht man jetzt gar nichts mehr. Die hat sich ohnehin meist schon verabschiedet.

WECHSELJAHRBESCHWERDEN DURCH ERSCHÖPFTE NEBENNIEREN?

Viele Frauen kommen mit ziemlich erschöpften Nebennieren in die Wechseljahre. Das könnte eine Erklärung für die zunehmenden Wechseljahrbeschwerden sein. Leider übersehen die meisten Ärzte die Symptome erschöpfter Nebennieren. Achten Sie also selbst darauf, dass Sie nicht übermäßig gestresst sind.
Die Nebennieren sind nicht nur wichtig fürs Hormongleichgewicht, sondern bestimmen auch, wie viel Freude Sie empfinden können. Wie kann Ihr Cortisolspiegel bestimmt werden? Es gibt viele Alternativmediziner und Therapeuten, die einen Cortisol-Speicheltest durchführen. Adressen entsprechender Berufsverbände finden Sie am Ende dieses Buches.

Erschöpfte Nebennieren sind meist die Folge, wenn man sich jahrelang um andere gekümmert hat, aber zu wenig um sich selbst. Um das zu ändern, muss auf körperlichem, geistigem und emotionalem Gebiet dringend was passieren.

Was die Ernährung betrifft, ist der Ernährungskompass meiner Erfahrung nach der schnellste Weg zur Besserung. Er sorgt dafür, dass Ihr Körper die Nährstoffe bekommt, die er dringend braucht, und verringert die Stressfaktoren und hormonstörenden Stoffe aus der Nahrung. Das ist schon mal ein guter Anfang. Wenden Sie sich ruhig an einen Coach, Stressberater oder Orthomolekular-Mediziner, wenn Sie meinen, das könnte Ihnen helfen. Sie müssen nicht alles allein bewältigen, wirklich nicht!

TIPPS BEI EINEM NIEDRIGEN CORTISOLSPIEGEL

››› **ERHÖHEN SIE DIE VITAMIN-C-ZUFUHR.** Unterstützen Sie Ihre Nebennieren mit Vitamin C. Essen Sie frisches Obst und Gemüse oder auch Superfoods wie Camu-Camu und Acerola. Sie sind in Pulverform erhältlich und lassen sich leicht in Smoothies einrühren. Greifen Sie häufiger zu roten und violetten Früchten.

››› **TRINKEN SIE SÜSSHOLZTEE UND ESSEN SIE GRAPEFRUITS.** Studien haben ergeben, dass beides den Cortisolspiegel erhöhen kann (2.11). Aber achten Sie auf Ihren Blutdruck, Süßholz ist dafür bekannt, ihn zu erhöhen.

››› **ASHWAGANDHA UND MACA.** Die Heilpflanze Ashwagandha ist in der ayurvedischen Medizin weitverbreitet. Sie unterstützt die Nebennieren. Maca sorgt für einen ausgeglichenen Hormonhaushalt.

››› **ESSEN SIE SECHS MAL AM TAG.** Zu wenig Cortisol führt zu Fressattacken. Essen Sie deshalb lieber sechs Mal am Tag zu festgelegten Zeiten eine kleine Mahlzeit als drei Mal am Tag viel. Konzentrieren Sie sich dabei vor allem auf gesunde Fette, Sprossen, pflanzliche Proteine und Ballaststoffe; davon können Sie mehr zu sich nehmen, als Sie denken. Lassen Sie die Finger von Süßigkeiten und schnellen Kohlenhydraten; diese verschlimmern die Beschwerden nur.

››› **SETZEN SIE AUF GUTE MULTIVITAMINE UND SPURENELEMENTE.** Stress hat Ihren Körper ausgelaugt, dadurch hat er einen Mangel an Vitaminen und Mineralstoffen. Nehmen Sie ein hochdosiertes Multivitaminpräparat, das vor allem die wichtigen B-Vitamine enthält.

››› **NEHMEN SIE SICH NICHT ZU VIEL VOR.** Gönnen Sie sich Ruhe und Entspannung, und gehen Sie behutsam mit sich um. Ihr Körper braucht das.

ZUR ERINNERUNG

››› Neben einem schwankenden Blutzuckerspiegel ist Stress der größte Störfaktor des weiblichen Hormonhaushalts und somit auch der Gesundheit.

››› Stress hat viele Gesichter. Der Körper kann sogar gestresst sein, ohne dass es Ihnen auffällt oder Sie sich gestresst fühlen.

››› Oxytocin kann dabei helfen, den Stress zu senken; Sex, Zärtlichkeit und gute Gespräche sorgen für niedrigere Cortisolwerte.

››› Bringen Sie als Ausgleich für den Stress Ruhe und Entspannung in Ihr Leben. Vielleicht suchen Sie sich professionelle Hilfe, wenn Ihnen das schwerfällt. Egal, wie gesund Sie sich ernähren – nur eine Änderung des Speiseplans reicht nicht aus, um Stress zu bekämpfen.

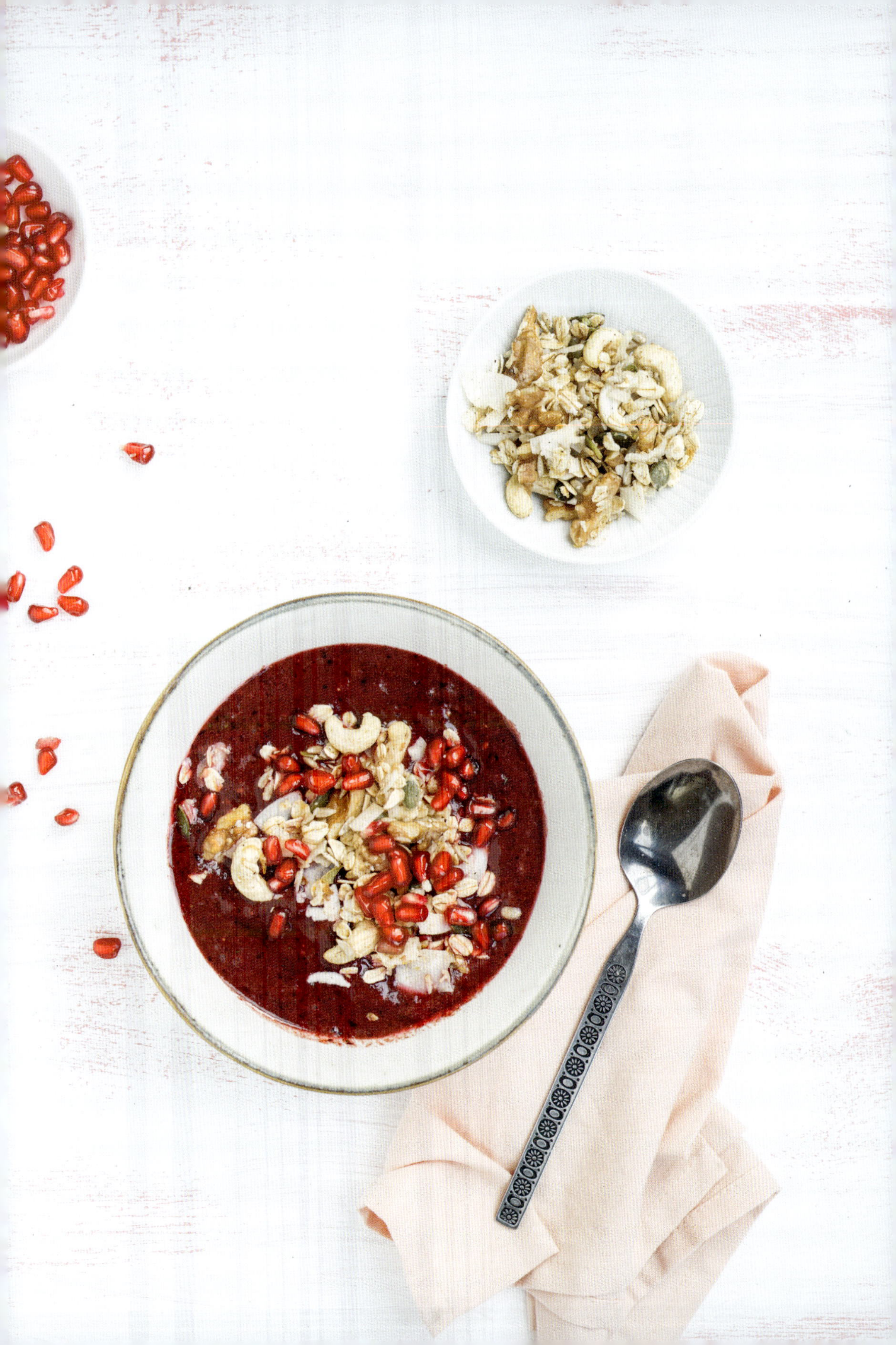

OBSTKALTSCHALE MIT EINER EXTRAPORTION VITAMIN C

REZEPT

Rote und violette Früchte wie Heidelbeeren, Himbeeren, Erdbeeren, Brombeeren und Granatapfelkerne stecken voller Antioxidantien und anderer krebsvorbeugender Stoffe. Außerdem sind sie starke Aromatasehemmer, die dabei helfen, Testosteron und Östrogen im Gleichgewicht zu halten. Um Ihre Nebennieren besonders zu unterstützen, fügen Sie dieser Kaltschale eine Extraportion Vitamin C in Form von Acai-Pulver, Acerola-Pulver oder Camu-Camu hinzu. Das sind Superfoods mit einer hohen Dosis an Vitamin C. Während meines Burn-outs habe ich diese Kaltschale oft gegessen.

Auf einfache Art und Weise können Sie Ihre Smoothies mit pflanzlichen Proteinen anreichern, indem Sie einfach einen Löffel Nussmus oder Samenpaste hinzugeben. Mir schmecken Mandelmus, Cashewnussmus und Tahini besonders gut. Sie machen den Smoothie herrlich cremig. Lassen Sie sie nicht weg: Sie brauchen diese Fette, um die Verdauung zu verlangsamen und die Vitamine und Mineralstoffe besser aufzunehmen. Außerdem sorgen sie für ein längeres Sättigungsgefühl.

SIE BRAUCHEN

- 1 Tasse gemischte rote/violette Sommerfrüchte, tiefgekühlt
- ½ Tasse Kokoswasser
- 1 Tasse Spinat oder anderes grünes Blattgemüse
- 1 gehäuften Teelöffel Mandelmus
- ¼ Teelöffel Ceylon-Zimt
- 1 gehäuften Teelöffel Acai-Pulver, Acerola-Pulver oder Camu-Camu (optional)

SO WIRD'S GEMACHT

Früchte antauen lassen, in den Standmixer geben und mit den anderen Zutaten zu einer cremigen Masse vermischen. In einer Schale anrichten und mit etwas Power-Granola bestreuen. Langsam mit dem Löffel essen.

4. SCHILDDRÜSEN-HORMONE: TRÜGERISCHE WERTE

Hormone passen sich schnell und im Sekundentakt an die herrschenden Bedingungen an, um Sie am Leben zu erhalten. Vor allem die Schilddrüse ist besonders empfänglich für Prozesse innerhalb und außerhalb Ihres Körpers. Frauen haben eine etwas größere Schilddrüse als Männer, weshalb sie empfindlicher auf ihre Umgebung reagieren. Das ist in unserer Gesellschaft leider nicht unbedingt von Vorteil. Manche Frauen leiden an einer Schilddrüsenüberfunktion, noch häufiger tritt aber eine Unterfunktion auf. Das Schilddrüsenhormon stimuliert den Stoffwechsel, indem es die Mitochondrien, die unzähligen kleinen Energiefabriken in all Ihren Körperzellen, unterstützt. Es ist also extrem wichtig, gut auf die Energiewerte und eine gesunde Schilddrüse zu achten.

SYMPTOME EINER SCHILDDRÜSENUNTERFUNKTION

Die Beschwerden bei einer gestörten Schilddrüsenhormonproduktion können sehr unterschiedlich sein, weil die Schilddrüse den Körper so stark beeinflusst. Die Beschwerden schwanken zwischen extremer Müdigkeit, trockener Haut, Haarausfall (auch die Augenbrauen), brüchigen Nägeln, Verstopfung, Muskelkrämpfen, Gelenkschmerzen, kalten Händen und Füßen, Herzrhythmusstörungen, Gewichtszunahme ohne ersichtlichen Grund, hartnäckigem Übergewicht, Konzentrationsschwierigkeiten, Gedächtnisstörungen, Fibromyalgie, depressiven Schüben und Schlafstörungen. Und das sind noch längst nicht alle Symptome!

Diese Beschwerden können allerdings auch auftreten, wenn die Schilddrüse vollkommen in Ordnung ist, aber etwas anderes aus dem Gleichgewicht geraten ist.

BEI GUT FUNKTIONIERENDEN SCHILDDRÜSENHORMONEN SIND FRAUEN VOLLER ENERGIE, KÖNNEN KLAR DENKEN UND FÜHLEN SICH HELLWACH. DIE SCHILDDRÜSENHORMONE SIND SO ETWAS WIE IHR KÖRPERLICHER, GEISTIGER UND EMOTIONALER AKKU.

»» MENOPAUSE ODER SCHILDDRÜSENPAUSE?

24 Prozent der amerikanischen Frauen über 42 Jahre nehmen Schilddrüsenmedikamente ein und 11 Prozent Antidepressiva. Die amerikanische Gesundheitsberaterin und Autorin Mary Shomon, die sich wie keine zweite in die Schilddrüsenthematik vertieft hat, nennt die Menopause deshalb »Thyropause« (Schilddrüsenpause). Das ist eine Phase, in der Energiewerte, Stimmungen und Gewicht drastisch schwanken können. Die gesunkenen Östrogen- und Progesteronspiegel können in Kombination mit zu hohen Cortisolwerten negative Auswirkungen auf die Schilddrüsenhormone haben.

SCHILDDRÜSENWERTE? NICHT IMMER AUSSAGEKRÄFTIG

Die Funktion des Schilddrüsenhormons ist ziemlich komplex und oft nicht leicht zu verstehen. Es kann nämlich an verschiedenen Stellen zu Störungen kommen.

Zunächst gibt die Hirnanhangdrüse, die Hypophyse, der Schilddrüse das Signal, Hormone zu bilden. Dieses sogenannte TSH-Signal führt dazu, dass das Schilddrüsenhormon Thyroxin (auch T4 genannt) freigesetzt wird. In Kombination mit unter anderem Progesteron entsteht dadurch in der Leber, aber auch in anderen Körperzellen, das aktive Schilddrüsenhormon T3. Das reguliert den Stoffwechsel, also die Verbrennung der Nährstoffe, die Zellerneuerung und das Ausscheiden von Abfallstoffen. Für eine gute Schilddrüsenfunktion braucht man also auch genügend Progesteron, da sonst bei den oben genannten Prozessen einiges schiefgehen kann.

DIE GROSSE VERWIRRUNG

Ein Viertel aller Frauen über 40 leidet unter den Symptomen einer Schilddrüsenunterfunktion – das sind 20 Mal mehr als Männer! Viele Frauen haben Probleme mit der Schilddrüse, ohne es zu wissen. Fehldiagnosen sind an der Tagesordnung, weil oft nicht darauf geachtet wird, ob die Beschwerden an der Schilddrüse oder an einer gestörten Umwandlung von T4 in das aktive T3-Hormon liegen. Der Arzt untersucht meist nur die Funktionsfähigkeit der Schilddrüse, sollte aber neben den TSH- und T4-Werten auch die Werte des aktiven T3 unter die Lupe zu nehmen. Eine Schilddrüsenunterfunktion kann auch wie bei Hashimoto-Thyreoiditis die Folge einer Autoimmunerkrankung sein. Deshalb sollten immer auch die sich in diesem Fall bildenden Antikörper (Anti-TPO) untersucht werden. Erkundigen Sie sich beim behandelnden Arzt danach; viele Ärzte sind nicht immer vertraut mit den neuesten medizinischen Erkenntnissen.

Ohne die Messung der TSH-, T4- und T3-Werte sowie den Antikörper-Test können Sie und Ihr Arzt nicht wissen, was genau mit Ihnen los ist. Behandeln Sie nicht nur die Symptome, sondern gehen Sie der Ursache stets auf den Grund. Und behalten Sie im Kopf, dass eine Schilddrüsenunterfunktion nicht immer (schon) im Blut feststellbar ist.

STRESS KANN SYMPTOME EINER SCHILDDRÜSENUNTERFUNKTION HERVORRUFEN

Das Stresshormon Cortisol verbraucht viel Progesteron. Bei starkem Stress wird Progesteron, das dazu beiträgt, T4 in T3 umzuwandeln, knapp. Die Schilddrüse kann noch so gut funktionieren, aber wenn zu wenig T4 in T3 umgewandelt wird, kommt es zu Unterfunktionsbeschwerden. Deshalb sollte man in diesem Fall nicht von einer Schilddrüsenunterfunktion sprechen, sondern von *Symptomen* einer Schilddrüsenunterfunktion.

EINE TRÄGE SCHILDDRÜSE ALS SCHUTZMECHANISMUS?

Sind die Nebennieren erschöpft, fährt die Schilddrüse ihre Aktivitäten herunter. Das verlangsamt wiederum den Stoffwechsel. Der Körper schützt sich so gegen weitere Überlastungen, die Schilddrüse zieht sozusagen die Notbremse. Eine träge Schilddrüse kann also durchaus ein intelligenter Schutzmechanismus Ihres Körpers sein!

Bei 50 Prozent aller Schilddrüsenprobleme ist eine überlastete Nebenniere der Grund. Aber anstatt es eine Zeit lang ruhiger angehen zu lassen, schluckt man Pillen und hält damit die Schilddrüse in Gang, obwohl die eigentliche Ursache meist eine ganz andere ist. Man macht weiter wie bisher und bekommt irgendwann die Rechnung in Form von weiteren Gesundheitsproblemen präsentiert.

Auch bei chronischen Entzündungen wird die Schilddrüse oft träge, außerdem besteht ein Zusammenhang mit Insulinresistenz und Östrogendominanz. Doch was ist Ursache und was ist Folge?

MAN KANN SYMPTOME EINER SCHILDDRÜSENUNTERFUNKTION HABEN, OBWOHL MIT DER SCHILDDRÜSE ALLES IN ORDNUNG IST.

»» DIE PILLE UND DIE SCHILDDRÜSE

Leider kann auch die Antibabypille einen negativen Einfluss auf die Schilddrüse haben. Durch die Pille kann es zu einem Mangel an Nährstoffen wie Magnesium, Selen, Zink oder den wichtigen B-Vitaminen kommen, die die Schilddrüse dringend braucht. Außerdem belastet die Pille die Leber, weil sie die nicht körpereigenen Hormone abbauen muss. Wenn Sie Schilddrüsenbeschwerden haben, sollten Sie alternative Verhütungsmethoden wählen.

HORMONSTÖRENDE STOFFE BRINGEN DIE SCHILDDRÜSENHORMONE DURCHEINANDER

Hormonstörende Stoffe beeinträchtigen nicht nur die Wirkung von Östrogenen, sondern bringen auch die Schilddrüsenhormone durcheinander. Wir kennen etwa 150 chemische Stoffe, die die Funktion der Schilddrüse stören können, darunter PCBs (Polychlorierte Biphenyle), Dioxine und Bisphenol A (BPA) (2.12), die sich sowohl auf die Schilddrüse als auch auf die T3-Werte auswirken. Ganz besonders gilt das für BPA. Meiden Sie also Nahrungsmittel, die in Plastikfolien oder plastikbeschichteten Dosen und Kartons verpackt sind. Angesichts der steigenden Anzahl an Schilddrüsenbeschwerden ist es für Frauen ratsam, diese Stoffe zu meiden. Auch Schwermetalle wie Quecksilber (in fettem Fisch), Fluorid (Zahnpasta), Chlor und Brom können Schilddrüsenbeschwerden auslösen.

»» BROT UND JOD

Immer wieder wird behauptet, man solle Brot essen, weil es viel jodiertes Salz enthält. Das soll Jodmangel und den damit verbundenen Schilddrüsenproblemen vorbeugen. Ich bin da anderer Meinung. In vielen Ländern wurde diese gesetzliche Jodprophylaxe wieder aufgehoben, so auch 2007 in Deutschland. Seitdem verarbeiten die Bäcker gewöhnliches Kochsalz, das gerade einmal 50 mg Jod pro Kilo enthält. Weil es sich dabei um raffiniertes Salz handelt, werden ihm auch alle anderen natürlichen Mineralstoffe entzogen. Brot aus dem Supermarkt enthält also wenig wertvolle Nährstoffe, dafür aber Gluten und oftmals Zusätze wie Zucker, Geschmacksverstärker und Konservierungsstoffe. Brot ist eine Mogelpackung, was Jod angeht. Wenn Sie gerne Brot essen, lesen Sie sich bitte aufmerksam das Kapitel 11 durch.

TIPPS BEI SYMPTOMEN EINER SCHILDDRÜSENUNTERFUNKTION

››› **ERNÄHREN SIE SICH JODHALTIG.** Eine gesunde Schilddrüse braucht unter anderem Jod. Jod wird vielen Lebensmitteln beigemengt, findet sich aber auch in Bio-Eiern, Weißfisch, Seetang, Queller und Algen. (Vorsicht, dieser Rat gilt nicht bei Autoimmunerkrankungen der Schilddrüse; manchmal kann Jod auch das Gegenteil bewirken.)

››› **ESSEN SIE TÄGLICH EIN PAAR UNGERÖSTETE PARANÜSSE.** Sie enthalten Selen, das der Körper für die Umwandlung von T4 zu T3 benötigt. Kaufen Sie sie möglichst frisch und lagern Sie sie im Kühlschrank.

››› **MEIDEN SIE GLUTEN.** Zöliakie, eine Glutenunverträglichkeit, verdreifacht die Wahrscheinlichkeit, dass Symptome einer Schilddrüsenunterfunktion auftreten. Gluten kann die Darmwand beschädigen, wodurch der Körper nicht alle Nährstoffe, die er für die Schilddrüsenfunktion braucht, aufnehmen kann. Eine italienische Studie hat ergeben, dass glutenfreie Kost den Symptomen einer Schilddrüsenunterfunktion entgegenwirkt (2.13). (Selbst in Italien bekommt man heutzutage glutenfreie Pasta!)

››› **ESSEN SIE KOHLENHYDRATE.** Viele Frauen verzichten aus Gewichtsgründen auf Kohlenhydrate. Damit aber T4 in T3 umgewandelt werden kann, braucht der Körper Kohlenhydrate. Also streichen Sie sie nicht vollständig vom Speiseplan.

››› **BENUTZEN SIE EINE ZAHNPASTA OHNE FLUORIDE.** Es gibt Hunderte Studien, die einen Zusammenhang zwischen Fluoriden und Schilddrüsenbeschwerden nachgewiesen haben (2.14).

››› **VORSICHT VOR NICHT FERMENTIERTEN SOJAPRODUKTEN!** Soja enthält Goitrogene, Stoffe, die die Schilddrüsenfunktion beeinträchtigen können, indem sie die Zellaufnahme von Jod behindern.

››› **BAUEN SIE STRESS AB.** Achten Sie darauf, dass Cortisol Ihrem Körper nicht zu viel Progesteron raubt. Sorgen Sie für ausreichend Entspannung.

ZUR ERINNERUNG

››› Ein Viertel aller Frauen über 40 haben es mit Symptomen einer Schilddrüsenunterfunktion zu tun.

››› Wir reden immer von einer Schilddrüsenunterfunktion, aber oft geht es um eine beeinträchtigte Hormonproduktion, was sich an den Schilddrüsenhormonwerten ablesen lässt.

››› Diese Werte sollten unbedingt gemessen werden, damit man weiß, woran man ist.

››› Hormonstörende Stoffe können die Schilddrüse durcheinanderbringen. Meiden Sie deshalb Nahrungsmittel, die in Plastikfolie oder in Dosen oder Kartons mit Plastikbeschichtung verpackt sind.

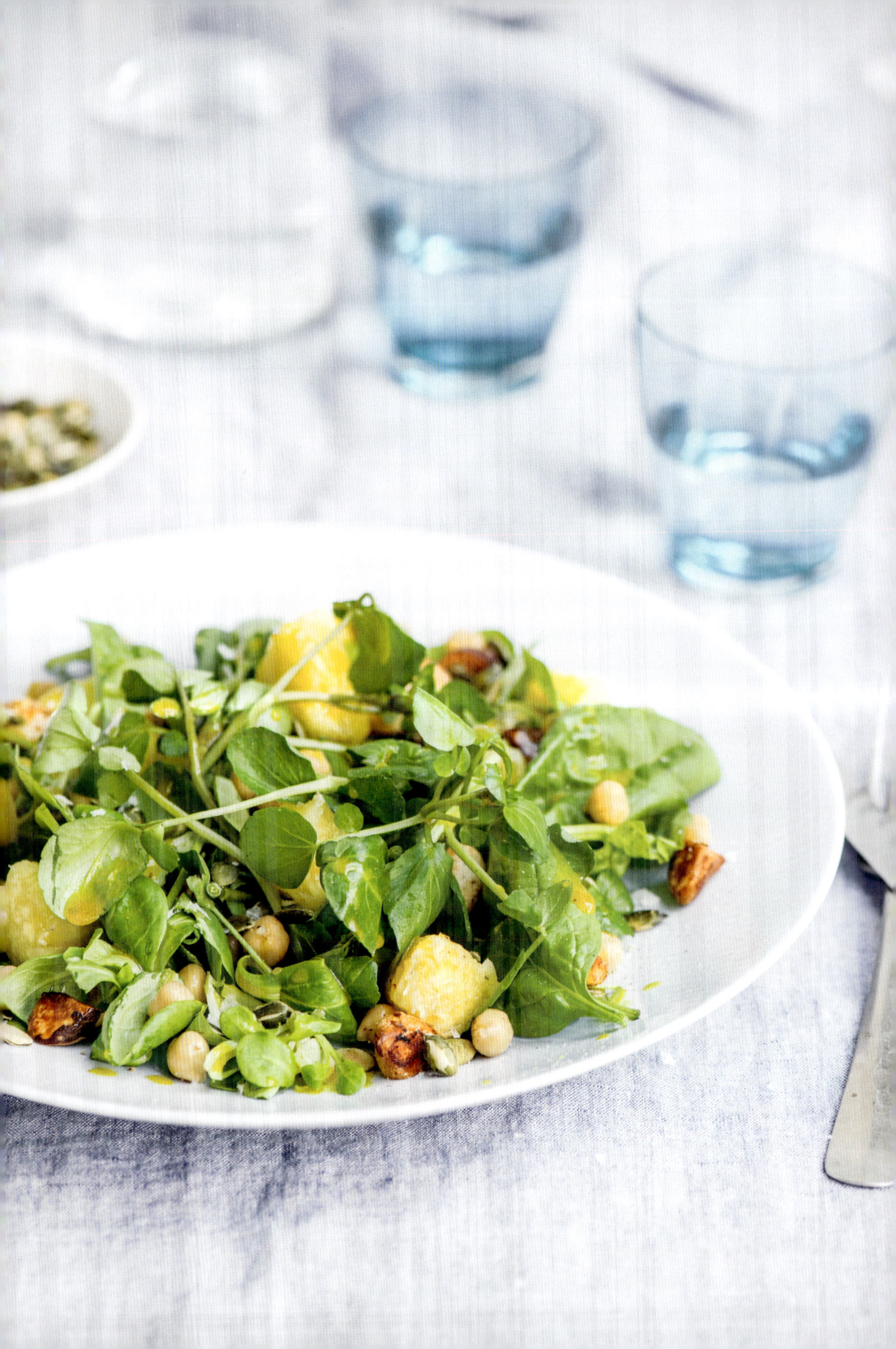

REZEPT

SALAT MIT TAMARI-PARANÜSSEN – ALLES ANDERE ALS KANINCHENFUTTER

Diesen Salat bringe ich gern zu Grillpartys mit. Warten Sie nicht zu lang, sich selbst davon aufzugeben, denn die Schüssel ist schnell leer!

Für die Schilddrüse habe ich Paranüsse in das Rezept mit aufgenommen. Hanfsamen enthalten vollständige Proteine. Sie sind vor allem für jene gedacht, die bei Grillabenden lieber Obst und Gemüse als Fleisch oder Fisch essen (so wie ich). Tamari ist eine glutenfreie Sojasoße.

SIE BRAUCHEN

- 400 g gemischtes junges grünes Blattgemüse (z. B. Feldsalat, Brunnenkresse, Spinat)
- 1 Tasse gegarte Kichererbsen
- ½ Tasse Kürbiskerne
- ½ Tasse grob gehackte Paranüsse
- 200 g Ananasstücke
- ½ Tasse geschälte Hanfsamen
- einen Schuss Tamari
- eine Prise keltisches Meersalz aus der Mühle
- Pfeffer aus der Mühle

DRESSING

- 50 ml Olivenöl
- 1 TL Currypulver
- 1 TL gemahlenen Kurkuma
- Saft von einer halben Zitrone
- 1 TL frisch geraspelten Ingwer
- 1 TL Presshonig

SO WIRD'S GEMACHT

Paranüsse in einer Pfanne goldbraun rösten. Die Pfanne vom Feuer nehmen und die Nüsse mit einem Schuss Tamari ablöschen. Alles in einer großen Schüssel abkühlen lassen.

Nun die Kürbiskerne in einer Pfanne kurz anrösten, bis sie leicht aufplatzen, und zu den Paranüssen in die Schüssel geben. Die anderen Zutaten hinzufügen und alles miteinander vermengen.

Die Zutaten für das Dressing in ein Marmeladenglas geben, Deckel zuschrauben, kräftig schütteln und probieren, ob es schön süßsauer schmeckt. Zum Schluss das Dressing über den Salat geben.

5. LEPTIN UND GHRELIN: FUNKTIONIERT IHR SÄTTIGUNGSGEFÜHL NOCH?

Leptin und Ghrelin sind zwei Hormone, die, wie Östrogen und Progesteron, Gegenspieler sind: Auch sie müssen im Gleichgewicht sein. In einem gesunden Frauenkörper werden sie genau dann aktiviert, wenn man sie braucht. Ghrelin ist das Hormon, das Hungergefühle hervorruft; es weckt den Appetit. Dieses Hormon wird hauptsächlich in der Magenschleimhaut gebildet. Das Gegenstück, Leptin, wird auch Sättigungshormon genannt. Es vermittelt das Gefühl, genug gegessen zu haben.

HABEN SIE GENUG LEPTIN?

Leptin ist das Hormon, das am Esstisch signalisiert: »Danke, ich bin satt.« Es wird hauptsächlich in den Fettzellen produziert. Wenn man dieses Signal aber nur selten bekommt (außer natürlich, man hat sich wirklich den Bauch vollgestopft), kann das ein Zeichen dafür sein, dass man an einem Leptinmangel leidet.
Auch eine Schilddrüsenunterfunktion kann mit einem gestörten Ghrelin-Leptin-Gleichgewicht zusammenhängen. Das also bitte stets im Hinterkopf behalten.

Übergewichtige Menschen sollten sich also eigentlich schneller satt fühlen, weil sie mehr Fettzellen besitzen. Je mehr Fettzellen, desto mehr Leptin. Das klingt logisch, denn warum sollte man viel essen, wenn man schon genügend Fett gespeichert hat? Und genau so hat es die Natur auch vorgesehen. Doch leider ist diese normale, gesundheitsfördernde Funktion von Leptin und Ghrelin heutzutage oft gestört.

LEPTINRESISTENZ: WENN DIE ZELLEN FÜR SÄTTIGUNGSSIGNALE TAUB SIND

Um es ganz klar zu sagen: Die meisten Frauen haben mit einem Leptinmangel oder besser gesagt mit einer Leptinresistenz zu kämpfen. Produziert der Körper auf Dauer zu viel Leptin, wenn Sie zum Beispiel – warum auch immer – Übergewicht haben, werden die Zellen irgendwann wie bei einer Insulinresistenz taub für die Signale dieses Hormons.

Bei einem BMI von 25 und mehr bekommt man wegen des Übergewichts keine Sättigungssignale mehr. Ein ungesunder Teufelskreis entsteht: Ohne zu spüren, dass man genug gegessen hat, isst man einfach mehr als nötig. Mit der Folge, dass sich immer mehr Pfunde an den Hüften ablagern und die Sättigungssignale noch weniger werden.

Fast alle Frauen mit Übergewicht haben eine Leptinresistenz. Sie quält der Gedanken, dass sie nicht genügend Willenskraft haben, um rechtzeitig mit dem Essen aufzuhören. Dabei ist es gar keine Frage des Willens. Ich betone es noch einmal: Es liegt an den Hormonen! Leptinresistenz kann eine mögliche Ursache für hartnäckiges Übergewicht sein.

FRAUEN SIND ÖFTER LEPTINRESISTENT ALS MÄNNER

Frauen leiden, weil sie nun einmal mehr Fettzellen besitzen, öfter an einer Leptinresistenz als Männer. Übrigens können auch schlanke Frauen eine Leptinresistenz haben. Die Fettzellen befinden sich dann nicht so sehr außen am Körper, sondern eher innen zwischen den Organen. So oder so gibt es dann mehr Fettzellen als Muskelmasse. Sport ist also keine schlechte Idee.

Zu wenig Leptin im Körper ist nicht nur eine der Hauptursachen dafür, dass man sich überisst, sondern spielt auch eine große Rolle bei (Auto-) Immunerkrankungen und allerlei versteckten Entzündungen – die Ursache für eine breite Palette chronischer Erkrankungen.

Aber woher kommt dieses Leptin-Desaster eigentlich?

FRUCTOSE ODER FRUCHTZUCKER: KLINGT HARMLOS, IST ES ABER NICHT

Wenn zu viele Triglyceride im Körper zirkulieren, kann das Leptin nicht richtig arbeiten. Triglyceride sind Blutfette, die man zwar braucht, aber nur in Maßen. Fast Food, industriell verarbeitete Lebensmittel, schnelle Kohlenhydrate und alle Zuckerarten, besonders Fructose, erhöhen die Triglycerid-Werte im Blut. Wenn das passiert, blockieren die Triglyceride die Sättigungssignale von Leptin ans Gehirn. Der einzige Weg, wieder ein Sättigungsgefühl zu bekommen, besteht darin, die Menge der Triglyceride im Blut zu reduzieren. Und zwar indem man Süßigkeiten, schnelle Kohlenhydrate, industriell verarbeitete Lebensmittel, vor allem aber Fructose vom Speiseplan streicht.

OBST WIRD IMMER SÜSSER

Fructose ist eine Zuckerart, die in süßen und getrockneten Früchten, aber auch in Naturprodukten wie Honig und Agavendicksaft vorkommt. Zwar sind diese Fructose-Sorten meist nicht das größte Problem, trotzdem sollte man auch hier vorsichtig sein.
Viele Frauen, die gesünder leben möchten, ersetzen Süßigkeiten durch süße Früchte und Dörrobst. Ein Schritt in die richtige Richtung! Aber wussten Sie schon, dass Obst in den letzten Jahren immer süßer geworden ist? Dass Kiwis ursprünglich saure Früchte waren?
Auch Äpfel und Orangen waren früher lange nicht so süß wie heute. Obst wird durch neue Züchtungen geschmacklich immer süßer.
Vor 50 Jahren hat man daher viel weniger Fructose zu sich genommen. Zwei Stück Obst täglich und die dazugehörigen Ballaststoffe sind gesund. Aber wer fünf Orangen auspresst und trinkt, ist auf dem besten Weg zu einer Fructose-/Glucose-Überdosis.

UM 1900 ASS MAN PRO TAG 15 GRAMM FRUCTOSE. HEUTE SIND ES ETWA 65 GRAMM.

Leidet man unter Übergewicht, Diabetes oder hat Probleme mit dem Glucosespiegel, sollte man süßes Obst so lange meiden, bis der Körper wieder im Gleichgewicht ist. Essen Sie stattdessen saure Früchte wie Beerenobst, saure Äpfel, Granatäpfel, Grapefruits und Zitronen.

»» DIABETIKERPRODUKTE: ACHTUNG FRUCTOSE!

Absurderweise werden Lebensmittel für Diabetiker mit Fructose gesüßt, weil der Blutzuckerspiegel dadurch langsamer ansteigt als bei Glucose. Aber das macht diese Produkte noch lange nicht gesund. Machen Sie bitte einen Bogen darum, ob Sie nun Diabetikerin sind oder nicht!

FRUCTOSE IST EIN ANGRIFF AUF DIE GESUNDE LEBER

Das größte Problem ist aber nicht das Obst in Ihrer Obstschale, sondern dass Fructose zusammen mit Glucose in fast allen industriell verarbeiteten Nahrungsmitteln vorkommt (in etwa 80 Prozent!). Sogar in herzhaften Lebensmitteln wie Tomatenketchup und Erdnussbutter. Diese Fructose stammt aus keiner Frucht, sondern wird aus Mais gewonnen. Sie ist preisgünstig, extrem süß und leicht zu verarbeiten.
Fructose kann allerdings im Gegensatz zu Glucose nicht von Insulin reguliert und in den Muskel- und Fettzellen gespeichert werden. Sie geht direkt in die Leber, wo sie in Fettsäuren umgewandelt wird, etwa in Triglycerid, das zum Teil ins Blut gelangt. Bei einem Überangebot wird Fructose in der Leber in Fett umgewandelt.

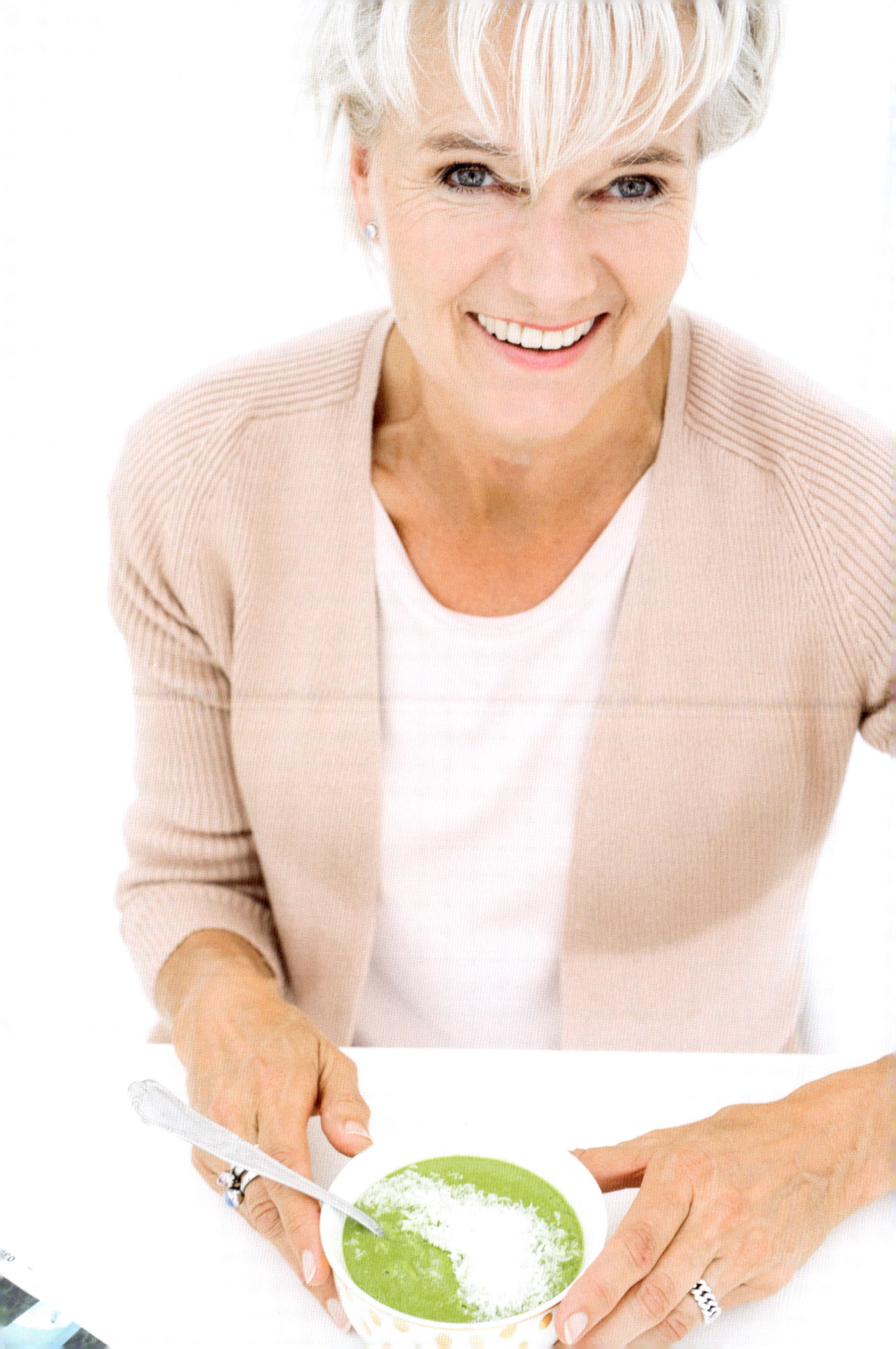

Das kann schon in jungen Jahren zu einer Fettleber führen. Die Beschwerden bemerkt man nicht sofort, aber eine Fettleber kann ihre Funktion nicht mehr erfüllen. Langfristig kann es zu Leberentzündungen und anderen Lebererkrankungen kommen.

SCHNELLER ALT MIT **FRUCTOSE**

Fructose ist auch der schnellste Weg, um vorzeitig zu altern – eine Fettleber ist nur eine der Folgen.

»» **Durch Fructose wird das Sättigungsgefühl gehemmt, sodass man sich ständig überisst. Überflüssige Pfunde und dementsprechender Frust sind vorprogrammiert.**

»» **Sind Sie süchtig nach Süßigkeiten? Wahrscheinlich handelt es sich um eine Fructosesucht.**

»» **Haben Sie Probleme mit Ihrem Blutglucosespiegel? Dem kann ein Fructoseproblem zugrunde liegen.**

»» **Wenn Sie Cholesterinprobleme haben, deutet das möglicherweise auf ein Fructoseproblem hin.**

»» **Fructose ist zu einem großen Teil die Ursache für Bauchfett, Adipositas und Diabetes.**

»» **Fructose erhöht die Harnsäurewerte: Gicht, Nierensteine und Arthritis können auftreten.**

»» **Durch die Fructoseüberdosis klagen immer mehr Menschen über unerklärliche Bauchschmerzen. Es kann sich hierbei um eine Fructoseintoleranz handeln, die mit einer Lactoseintoleranz vergleichbar ist: Das Enzym, das die Fructose-Aufnahme im Dünndarm bewirkt, funktioniert dann nicht richtig. Dadurch gelangt ein Teil der Fructose in den Dickdarm, wo sie von Bakterien fermentiert wird. Das führt wiederum zu Blähungen, Völlegefühl und Bauchschmerzen.**

GFS, EIN WOLF IM SCHAFSPELZ

Glucose-Fructose-Sirup (GFS) ist ein Zuckerkonzentrat, das größtenteils aus Fructose besteht. Er wird aus Mais gewonnen und ist sehr preiswert. GFS (in den USA auch als HFCS deklariert) wird massenhaft als Ersatz für normalen Zucker in den Produkten der Nahrungsmittelindustrie verarbeitet.
GFS wird in Deutschland als Maissirup, Fructosesirup, Fructose-Glucose-Sirup, Fruchtzucker oder natürlicher Zucker deklariert.

FRUCTOSEINTOLERANZ KANN DEPRESSIONEN VERURSACHEN

In ihrem Buch *Darm mit Charme* schreibt Giulia Enders, es sei mittlerweile medizinisch bewiesen, dass eine nicht bemerkte Fructoseintoleranz Depressionen auslösen kann. Die Aminosäure Tryptophan bildet im Darm häufig einen Komplex mit Fructose. Kann man aber einen großen Teil dieser Fructose nicht aufnehmen, scheidet man beides unverbraucht aus. Tryptophan wird aber benötigt, um das Glückshormon Serotonin herzustellen.

LEPTINRESISTENZ UND DIE SCHILDDRÜSE

Zu viele industriell verarbeitete Nahrungsmittel (Zucker, schnelle Kohlenhydrate und Fructose) erhöhen die Leptinwerte im Körper. Dadurch wird dem Gehirn signalisiert, dass es die Schilddrüse herunterfahren und den Stoffwechsel verlangsamen soll. Bei einer Leptinresistenz geschieht das andauernd, denn es befindet sich ständig zu viel Leptin im Körper. Eine Leptinresistenz kann sich also negativ auf eine ansonsten perfekt funktionierende Schilddrüse auswirken. Brauchen Sie noch weitere Gründe, um die Finger von Fructose zu lassen?

SCHLAF UNTERSTÜTZT DAS LEPTINGLEICHGEWICHT

Jede Stunde, die man zu wenig schläft, führt zu fünf Prozent mehr Ghrelin und zu fünf Prozent weniger Leptin. Schlafmangel macht also hungrig. Eine wichtige Methode, um für einen ausgeglichenen Leptinhaushalt zu sorgen, besteht daher darin, auf einen regelmäßigen Tag-und-Nachtrhythmus und auf ausreichend Schlaf zu achten. Damit meine ich sieben bis neun (!) Stunden gesunden tiefen Schlaf. Frauen brauchen mehr Schlaf als Männer. Gehen Sie zu festen Zeiten ins Bett und stehen Sie zu festen Zeiten auf; halten Sie sich möglichst auch am Wochenende an dieses Muster. Meiden Sie eine Stunde vor dem Schlafengehen das künstliche Licht von Computern, Fernsehern, LED-Leuchten und Smartphones. Das Schlafzimmer sollte dunkel und kühl sein.
Lassen Sie wenige Stunden vor dem Schlafengehen die Finger von Süßigkeiten, Kohlenhydraten oder Fast Food, weil sie die Produktion des Schlafhormons Melatonin stören.

TIPPS BEI LEPTINMANGEL ODER LEPTINRESISTENZ

››› Nichts ist so schön wie das zufriedene Gefühl nach einer gesunden Mahlzeit. Und die Feststellung, dass man NICHT ZU VIEL GEGESSEN HAT. Es besteht ein Zusammenhang zwischen Leptinresistenz und Insulinresistenz. Beherzigen Sie bitte auch die Tipps zum Thema erhöhter Insulinspiegel.

››› REICHERN SIE IHR FRÜHSTÜCK MIT PROTEINEN UND GESUNDEN FETTEN AN. Essen Sie morgens nichts Süßes (auch kein Obst). Frühstücken Sie stattdessen Proteine (zum Beispiel Eier), herzhafte Pfannkuchen oder grüne Smoothies. Avocados sind spitze!

››› NEHMEN SIE GENÜGEND OMEGA-3-FETTSÄUREN ZU SICH. Omega-3 ist Ihr bester Freund, um einer Leptinresistenz entgegenzuwirken. Essen Sie fetten Fisch, Walnüsse und Leinsamen. Und probieren Sie doch mal, Ihre Nahrung mit Krillöl oder Algenöl zu ergänzen.

››› ESSEN SIE GENUG ZU DEN MAHLZEITEN UND VERZICHTEN SIE AUF DIE KLEINEN SNACKS ZWISCHENDURCH. Bei einer Leptinresistenz hat man zwischen den Mahlzeiten häufig Appetit. Versuchen Sie sich die kleinen Snacks abzugewöhnen. Essen Sie dafür lieber etwas mehr zu den eigentlichen Mahlzeiten (vor allem Proteine und gesunde Fette). Haben sich Ihre Leptinwerte erholt, werden die Hungerattacken abnehmen.

››› VERZICHTEN SIE AUF SÜSSE GETRÄNKE, besonders auf Erfrischungsgetränke, Fruchtsäfte, Energydrinks und Alkohol. Viele Getränke werden mit GFS gesüßt. Lassen Sie die Finger davon. Alkohol enthält Zucker und belastet Ihre Leber enorm.

››› SIE MÜSSEN NICHT GLEICH SPORT TREIBEN, ABER BEWEGEN SIE SICH. Studien haben ergeben, dass Frauen mit Übergewicht nach dem Sport mehr Appetit haben als Männer. Haben Sie Übergewicht? Dann achten Sie zunächst darauf, nicht so viel zu sitzen und bewegen Sie sich. Gehen Sie an der frischen Luft spazieren oder fahren Sie Rad. Länger als 60 Minuten am Stück sollten Sie generell nicht sitzen. Stehen Sie nach einer Stunde auf und bewegen Sie sich ein paar Minuten.

››› SORGEN SIE FÜR AUSREICHEND UND GESUNDEN SCHLAF. Machen Sie den Fernseher oder Computer rechtzeitig aus. Nehmen Sie ein ausgiebiges, heißes Bad mit Magnesiumflocken (Epsomsalz) und beruhigenden Ölen (z. B. Lavendel). Lesen Sie ein gutes Buch und gehen Sie frühzeitig ins Bett.

ZUR ERINNERUNG

››› Leptin ist das Hormon, das rechtzeitig ein Sättigungsgefühl auslöst.

››› Leptin kann seine volle Wirkung erst entfalten, wenn wenig Triglyceride im Blut vorhanden sind. Industriell verarbeitete Nahrungsmittel, schnelle Kohlenhydrate, alle Zuckerarten, vor allem aber Fructose, erhöhen den Triglyceridspiegel.

››› Fructose steckt in 80 Prozent aller Produkte der Nahrungsmittelindustrie. Sie verbirgt sich hinter so unschuldig klingenden Bezeichnungen wie Fruchtzucker und Maissirup.

››› Zu viel Fructose führt zu einer Fettleber und zahlreichen anderen Gesundheitsproblemen, darunter Übergewicht und Adipositas.

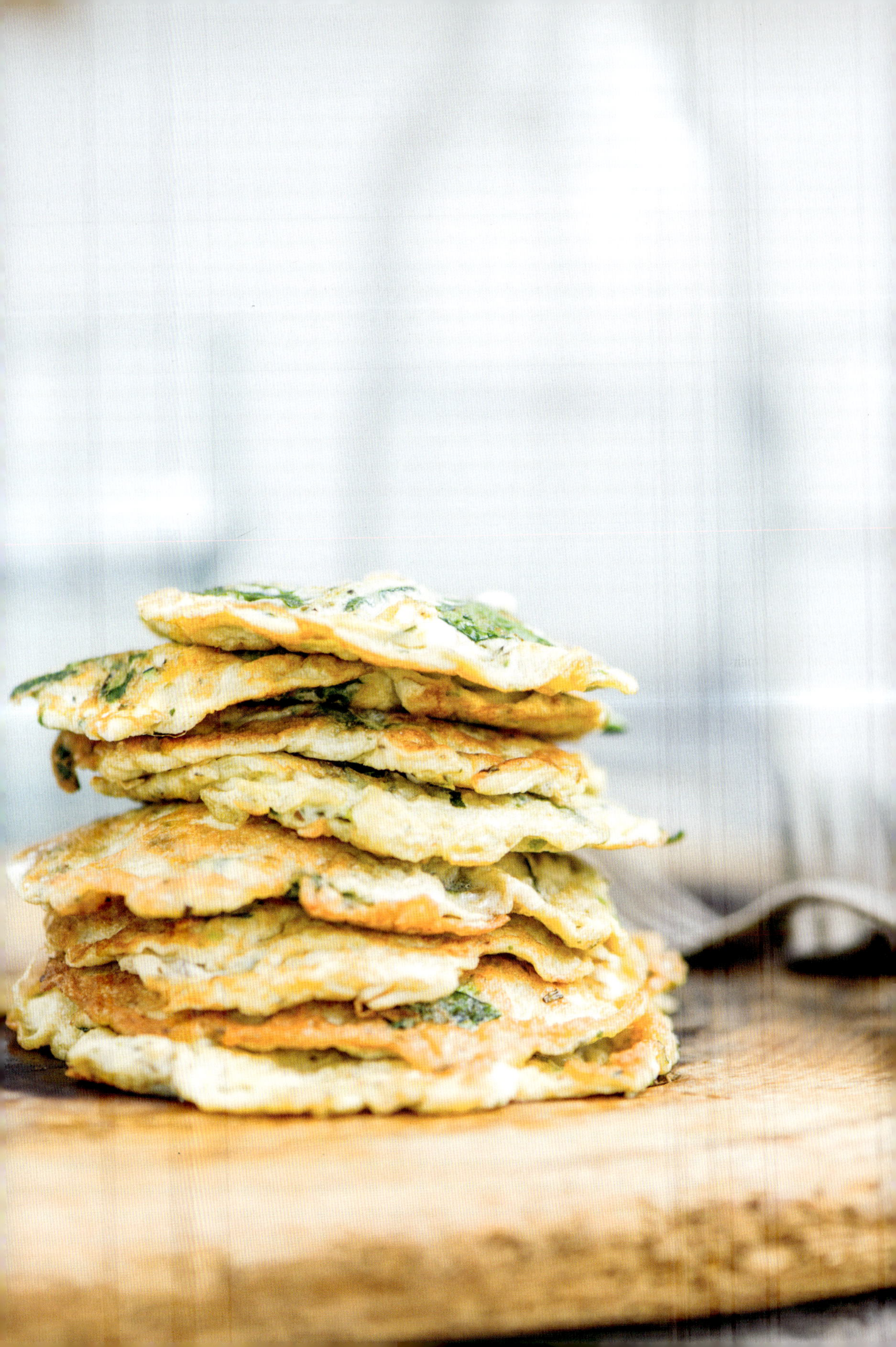

REZEPT

GRÜNE GEMÜSEOMELETTEN

Wenn Sie auf Ihren Blutzuckerspiegel achten wollen und nichts Süßes essen möchten, eignen sich diese Gemüseomeletten sehr gut zum Frühstück oder als Mittagessen.

Ein Ei enthält Vitamin A, E, D, K und B12. Isst man wenig Fleisch, Fisch und Milchprodukte, sind Eier eine wichtige Quelle für B12, das ausschließlich in tierischen Produkten vorkommt. Außerdem enthalten Eier vier Mineralstoffe, die für die Gesundheit der Frau sehr wichtig sind, nämlich Eisen, Zink, Selen und Folsäure. Kaufen Sie nur Bio-Eier, denn sie haben einen höheren Nährwert.
Man kann die Omeletten mit verschiedenen Gemüsen zubereiten. Seien Sie kreativ. Es sollten aber Gemüsesorten sein, die, wie in feine Ringe geschnittener Lauch, Erbsen oder Kirschtomaten, schnell gar werden.
Das hier ist mein Lieblingsrezept. Man kann den Feta weglassen, aber er ist so lecker!

SIE BRAUCHEN (FÜR CA. 6 STÜCK)

- 1 Tasse geraspelte Zucchini
- 1 Tasse klein geschnittenen Spinat
- 15 Basilikumblätter, in Streifen geschnitten
- 75 g Feta, in kleinen Würfeln
- 3 Eier
- 1 EL Kräuter der Provence
- frisch gemahlenen Pfeffer und keltisches Meersalz

SO WIRD'S GEMACHT

Gemüse und Feta mit den Kräutern in eine große Schüssel geben. Die Eier in einer anderen Schüssel verquirlen. Alles miteinander vermengen. Bratpfanne erhitzen und einen ordentlichen Schuss Olivenöl hineingeben. Dann die Gemüse-Eimasse als drei kleine Omeletten in die Pfanne geben und mit einem Kochspatel andrücken. Einige Minuten anbraten, dann wenden, bis die gesamte Eimasse gestockt ist. Im Ofen warm halten, falls die Omeletten nicht sofort serviert werden.

6. GESUNDHEITS-ZENTRUM DARM

Für einen ausgeglichenen Hormonhaushalt braucht man zwei wichtige Organe: den Darm und die Leber.

Gesundheit beginnt im Darm. Wenn der Darm nicht ordentlich funktioniert, wirkt sich das auf den gesamten Körper und damit auf den Hormonhaushalt aus. Die Darmflora besteht aus Milliarden guter und schlechter Bakterien, die zusammengenommen bestimmt zwei Kilo wiegen. Man braucht sie alle, aber die guten Bakterien sollten stets in der Überzahl sein: Das senkt das Risiko für Übergewicht und viele unerfreuliche Krankheiten. Die guten Darmbakterien vermehrt man, indem man sie ernährt und zwar mit den Lebensmitteln, die man zu sich nimmt.

Ein gesunder Darm produziert ungefähr 20 verschiedene Hormone, die nicht nur das körperliche Wohlbefinden beeinflussen, sondern auch das seelische. Wie man sich fühlt und verhält, wird größtenteils durch Darmbakterien bestimmt.

TEURER BALLAST: UNTERVERSORGT TROTZ GESUNDER ERNÄHRUNG

Der Darm ist das Organ, in dem die Nährstoffe vom Körper aufgenommen werden. Alles, was man an Nahrung zu sich genommen hat, zerlegt der Darm in kleine Pakete aus verwendbaren Vitaminen, Mineralstoffen und tausend anderen Stoffen. Über die Blutbahn gelangen sie in die Leber. Dort wird geprüft, ob Giftstoffe darunter sind, bevor sie zu den Körperzellen weitertransportiert werden.

Wenn der Darm nicht richtig funktioniert, können diese Nährstoffpäckchen nicht richtig aufgenommen werden. Wie gesund man sich auch ernährt – ein Großteil der wertvollen Nährstoffe wird ungenutzt ausgeschieden.

Teurer Ballast, nenne ich das. Mit der Folge, dass die Zellen nicht die Nährstoffe erhalten, die sie dringend brauchen. Dadurch kommt es zu einer schleichenden Unterernährung, die Folgen für alle Hormone hat und zu einer Vielzahl unerkannter Beschwerden führt.

Die Gesundheit wird angegriffen.

DAS LEAKY-GUT-SYNDROM: KLEINE LECKS ZWISCHEN AUSSEN- UND INNENWELT

Die Darmwand entscheidet, was vom Körper aufgenommen werden darf und was schnurstracks zum Ausgang befördert wird. Der Dünndarm ist nämlich durchlässig, aber nur für sehr kleine Nährstoffpäckchen. Die Dünndarmwand ist mit Darmschleimhaut ausgekleidet, sie bildet die Pforte zum Blut und enthält allerlei Enzyme, die die Nährstoffteilchen derart zerkleinern, dass sie Durchgang finden. Nahrung ist nun mal körperfremd, egal ob es sich um eine aus Versehen verschluckte Verschlusskappe oder eine bewusst genossene Erdbeere handelt. Der Darm bestimmt, was vom Körper aufgenommen wird und was nicht.

DER DURCHLÄSSIGE DARM

Ernsthafte Probleme entstehen, wenn die Darmschleimhaut entzündet oder beschädigt ist. Wie bei einem Fahrradschlauch entstehen dann Löcher in der Darmwand – kleine Lecks zwischen Darm und Blut. Durch diese winzigen Löcher gelangen Bakterien, Giftstoffe, Parasiten und Nahrungsmoleküle in die Blutbahn, die dort nichts zu suchen haben. Das Immunsystem macht Überstunden, will diese Eindringlinge wieder loswerden und ist damit irgendwann völlig überlastet. Nebenbei spielt auch noch der Hormonhaushalt verrückt.
Man nennt dieses Phänomen Leaky-Gut-Syndrom. Oft steht es am Anfang weiterer, zum Teil schwerer Leiden. Das Schlimme daran ist, dass man nichts davon mitbekommt. Man hat keinerlei Schmerzen. Häufig übersehen Hausärzte die Symptome, zumal viele dieses Phänomen gar nicht kennen.

KÖRPERFREMDE STOFFE IM BLUT VERURSACHEN PROBLEME

Da körperfremde Stoffe über die Blutbahn überall verteilt werden, sind die Beschwerden bei einem Leaky-Gut-Syndrom sehr unterschiedlich. Zum Beispiel:

- Hautprobleme: Ekzeme, Nesselsucht, Schuppenflechte
- Sodbrennen
- Reizdarmsyndrom
- Anhaltende Müdigkeit
- Allergische Reaktionen
- Gelenkschmerzen
- Fibromyalgie
- Konzentrationsschwierigkeiten und Gedächtnisstörungen
- Depressionen und Stimmungsschwankungen
- Verschiedene Autoimmunkrankheiten, darunter Probleme mit der Schilddrüse

FAST EIN DRITTEL ALLER DEPRESSIVEN MENSCHEN LEIDET UNTER DEM LEAKY-GUT-SYNDROM.

Hautprobleme wie Ekzeme und Schuppenflechte sind oft auf das Leaky-Gut-Syndrom zurückzuführen, denn der Körper versucht natürlich, die schädlichen Stoffe loszuwerden, und die Haut ist eines seiner Entgiftungsorgane. Irgendwelche Cremes aufzutragen hat dann wenig Sinn, denn damit bekämpft man nicht die Wurzel des Übels.

DAS IMMUNSYSTEM BEFINDET SICH GRÖSSTENTEILS IM DARM

80 Prozent des Immunsystems befinden sich im Dickdarm. Beim Leaky-Gut-Syndrom wird das Immunsystem angegriffen. Das kann zu Autoimmunkrankheiten führen, die bei Frauen viel häufiger vorkommen als bei Männern. Deshalb ist es für uns Frauen besonders wichtig, auf unseren Darm zu achten.

»» FRAUEN UND AUTOIMMUNERKRANKUNGEN

Autoimmunerkrankungen gehören zu den Spitzenreitern, was die Todesursachen bei unter 65-jährigen Frauen anbelangt. In Amerika sind sie die zweithäufigste Ursache für chronische Krankheiten wie MS, Diabetes Typ 1, rheumatische Arthritis, Morbus Crohn, Morbus Basedow, Nebennierenrindeninsuffizienz, Schmetterlingsflechte usw. Die Epidemie der Autoimmunerkrankungen greift regelrecht um sich, warum, weiß man nicht. Ein Zusammenhang mit Darmerkrankungen ist mehr als wahrscheinlich.

HAUPTURSACHEN FÜR DAS LEAKY-GUT-SYNDROM

Eine Schädigung oder Entzündung der Darmschleimhaut muss einen Grund haben, denn so etwas entsteht nicht von selbst. Die Ursachen – Allergene – finden sich häufig in Nahrungsmitteln:

- **Gluten**
- **Zucker**
- **Kuhmilchprodukte**
- **Fructose-Zusätze in Nahrungsmitteln**
- **Lebensmittelzusatzstoffe wie Geschmacksverstärker, Geruchs-, Farb- und Geschmacksstoffe**
- **chemische Stoffe, die aus Verpackungsmaterial wie Dosen und Plastik in die Lebensmittel gelangen**
- **Antibiotika in Nahrungsmitteln (z. B. in nicht biologisch produziertem Fleisch, Fisch oder Milchprodukten)**
- **Pestizide in nicht biologisch angebautem Obst und Gemüse**
- **Alkohol**
- **Stress**
- **Medikamente wie Antibiotika und Entzündungshemmer**

Auch Schimmelinfektionen oder Parasiten im Darm können ein Leaky-Gut-Syndrom verursachen. Dazu gehört unter anderem der Hefepilz *Candida albicans*.

Es stecken so viele Reizstoffe in der alltäglichen Nahrung! Mit kleinen Mengen kommt der Darm spielend klar, aber jeden Tag aggressiven Angriffen ausgesetzt zu sein hält auch der stärkste Darm nicht aus.
Je älter man wird, desto weniger ist man gegen diese Allergene gewappnet. Es kann passieren, dass man jahrelang keinerlei Probleme mit Laktose, Fructose oder Gluten hatte und deswegen gar nicht auf die Idee kommt, Hautprobleme, eine Schilddrüsenunterfunktion, Arthritis, Morbus Crohn oder chronische Müdigkeit mit dem Darm in Verbindung zu bringen.

WIE »FLICKT« MAN DIESE »LECKS« IM DARM?

Zum Glück kann man selbst eine ganze Menge tun. Man kann damit anfangen, alle genannten darmschädigenden Stoffe vom Speiseplan zu verbannen. Wer vermutet, unter dem Leaky-Gut-Syndrom zu leiden, sollte diese Stoffe zwei Wochen lang meiden und gucken, was passiert. Darmwandzellen erneuern sich innerhalb von sieben Tagen, bei einem Leaky-Gut-Syndrom dauert dieser Prozess länger. Es gibt unterschiedliche Schweregrade – je nachdem wie viel Darmschleimhaut gereizt ist und wie lange schon.
Ein gutes Probiotikum als Nahrungsergänzungsmittel kann sehr hilfreich sein. Es versorgt den Darm mit gesunden Darmbakterien. Nimmt man sie allerdings über eine große Bandbreite von natürlichen, teils fermentierten Nahrungsmitteln auf, ist das deutlich besser und außerdem preisgünstiger.

»» FRAUEN, DIE SICH SELBST VON EINER AUTOIMMUNERKRANKUNG HEILEN

Weil jeder Mensch unterschiedliche Darmbakterien hat, verträgt der eine bestimmte Nahrungsmittel und der andere nicht. Während die eine Frau problemlos Erdbeeren isst, bekommt ihre Freundin Ausschlag und Juckreiz davon. Ändert man jedoch durch eine Nahrungsumstellung die Darmflora, wird man häufig seine langwierige Lebensmittelallergie los und kann sogar eine Autoimmunerkrankung besiegen.
Immer mehr Frauen finden sich nicht länger mit der Diagnose ab, dass ihre Autoimmunerkrankung unheilbar sei. Sie heilen sich durch eine Nahrungsumstellung oder bekommen so wenigstens die Symptome in den Griff. Manche von ihnen haben darüber geschrieben. Googeln Sie mal nach Dr. Terry Wahls (MS), Meghan Telpner (Morbus Crohn), Molly Vazquez *(Alopecia totalis)* und Amber Albarda (Hashimoto-Thyreoiditis).

DER DARM, IHR ZWEITES GEHIRN

Wussten Sie, dass 95 Prozent des Botenstoffs Serotonin, das sogenannte Glückshormon, im Darm produziert werden? Auch der Neurotransmitter Dopamin und das wichtige Schlafhormon Melatonin werden größtenteils im Darm gebildet. Das Nervensystem des Darms ist so groß und komplex wie das des Gehirns. Beide sind durch den wichtigsten Nerv, den Nervus vagus, verbunden. Das Gehirn und die Darmflora kommunizieren ununterbrochen miteinander.

»»» DEPRESSIVES GEHIRN ODER DEPRESSIVER DARM?

Antidepressiva werden an Mäusen getestet, die in einem wassergefüllten Behälter herumschwimmen müssen, ohne irgendwo »an Land« zu können. Eine aussichtslose Situation. Irgendwann geben sie auf und lassen sich treiben. Dass sie nach der Verabreichung von Antidepressiva länger schwimmen, sehen die Wissenschaftler als Zeichen, dass die Mäuse länger auf Rettung »hoffen«. Depressive Mäuse geben früher auf.

2011 untersuchte der Gehirnforscher John F. Cryan, ob sich das Verhalten von Mäusen mit einer Dosis gesunder Darmbakterien beeinflussen lässt. Und siehe da: Die Mäuse mit den »gepimpten« Därmen schwammen länger und hatten weniger Stresshormone im Blut als die Vergleichsgruppe. Die Darmbakterien wirkten also ähnlich wie ein Antidepressivum. Cryan zufolge verhielten sich die Mäuse, als hätten sie angsthemmende Medikamente geschluckt (2.15).

DER DARM BESTIMMT ZUM GROSSEN TEIL, WIE MAN SICH FÜHLT

Nicht zufällig wird der Darm auch das zweite Gehirn genannt: Er hat großen Einfluss auf Stimmungen und Emotionen. Kennen Sie das herrliche Gefühl eines völlig entleerten Darms? Ein aufgeräumter Kopf steht sicherlich in Beziehung zu einem aufgeräumten Darm!

Man ist immer davon ausgegangen, dass unsere Emotionen und Launen vom Kopf herkommen und mit dem Rest des Körpers nichts zu tun haben. Doch immer mehr Studien zeigen, dass sich im Darm viel mehr abspielt als im Kopf! Forschungen haben ergeben, dass Menschen mit Darmproblemen wie Reizdarmsyndrom oder *Colitis ulcerosa* öfter als der Durchschnitt an Depressionen und Panikattacken leiden, auch wenn sie dafür keinen triftigen Grund haben. Aber auch andersherum ist ein Zusammenhang feststellbar: Im Vergleich zu gesunden Menschen haben Parkinson-Patienten eine stark abweichende Darmflora.

Der Darm spielt außerdem eine wichtige Rolle beim Ausscheiden von Giftstoffen, was heutzutage immer wichtiger wird. Deren Aufnahme lässt sich nicht immer vermeiden, aber die Abwehrmechanismen können Sie sehr wohl steigern!

DIE DARMGESUNDHEIT BEEINFLUSST NICHT NUR DIE KÖRPERLICHE, SONDERN AUCH DIE PSYCHISCHE GESUNDHEIT.

Kurzum: Achten Sie gut auf Ihre Darmflora, denn es geht um Ihre Gesundheit und Vitalität. Die Ernährung hat großen Einfluss auf die Darmflora, die sich ausschließlich im Dickdarm befindet. Wir müssen also Nahrung zu uns nehmen, die den Dünndarm unverdaut passiert und in den Dickdarm gelangt, sonst haben unsere Darmbakterien nichts davon.
In meinem Ernährungskompass finden Sie die richtigen Tipps für sich und Ihre Darmflora.

ANTIBIOTIKA: CHAOS IM DARM

Antibiotika sind Medikamente gegen Infektionen. Infektionen, die dadurch entstanden sind, dass Bakterien in den Körper eingedrungen sind und dort Schaden anrichten. Man nennt das auch Entzündung. Sind die Abwehrkräfte gering, tut sich der Körper schwer, die Infektion selbst zu bekämpfen. Antibiotika kommen zwar in der Natur vor, zum Beispiel in Ingwer, Zimt, Knoblauch, Kurkuma und Kokosöl, aber das reicht nicht immer aus. In manchen Fällen, bei einer ernsten Lungenentzündung etwa, braucht man starke Antibiotika.
Doch leider unterscheiden die nicht zwischen guten und schlechten Bakterien, sondern töten alle ab. Schlechte Bakterien tun sich daraufhin leichter, die Oberhand zu gewinnen. Und das schwächt wiederum das Immunsystem, was zu neuen Beschwerden führen kann, wie zu einer Candida-Infektion, unter der Frauen häufig leiden.
Wenn Sie wirklich eine Antibiotika-Kur machen müssen, nehmen Sie als Gegenmaßnahme ein gutes Probiotikum ein.

TIPPS FÜR EINEN GESUNDEN DARM

››› **ESSEN SIE REICHLICH GEMÜSE, SPROSSEN, KRÄUTER UND HÜLSENFRÜCHTE.** Sie enthalten wasserlösliche Ballaststoffe, die die guten Darmbakterien benötigen. Getreide liefert außerdem wasserunlösliche Ballaststoffe.

››› **ESSEN SIE GESUNDE FETTE.** Die Darmbakterien brauchen neben Ballaststoffen gesunde Fette. Im 7. Kapitel erfahren Sie mehr darüber.

››› **TRINKEN SIE VIEL WASSER, AM BESTEN GEFILTERTES.** Wenn man Ballaststoffe isst, muss man viel trinken, sonst bekommt man erst recht Darmprobleme. Trinken Sie vorzugsweise gefiltertes Wasser.

››› **GREIFEN SIE ZU KEFIR ODER ANDEREN FERMENTIERTEN NAHRUNGSMITTELN.** So unterstützen Sie den Darm mit einer Extraportion gesunder Bakterien. Stellen Sie sie am besten selbst her. Alles, was industriell gefertigt ist, enthält kaum noch probiotische Bakterien.

››› **VERMEIDEN SIE ZUCKER UND STRESS.** Schlechte Darmbakterien ernähren sich von Zucker. Je mehr Zucker, desto besser gedeihen sie und wollen mehr davon. Verzichten Sie möglichst auf Süßigkeiten. In einer akuten Stresssituation können die Darmbakterien innerhalb von 24 Stunden völlig verrücktspielen. Vergessen Sie nicht, dass man den Darm nicht losgelöst von Stress betrachten kann.

››› **VERMEIDEN SIE TIERISCHE PROTEINE UND FETTE,** besonders die von nicht artgerecht gehaltenen Tieren. Denn durch sie nehmen Sie indirekt Antibiotika zu sich.

››› **SORGEN SIE FÜR AUSREICHEND BEWEGUNG.** Ein gesunder Darm liebt Bewegung. Stundenlanges Sitzen wirkt sich negativ auf die Darmflora aus. Jeden Tag 10.000 Schritte zu gehen ist besser, als am Wochenende zwei Stunden zu joggen.

ZUR ERINNERUNG

»» Ihre Gesundheit beginnt im Darm. Wenn Ihre Darmflora nicht in Ordnung ist, können allerlei gesundheitliche Probleme auftreten – körperlicher und psychischer Natur.

»» Bestimmte Stoffe, die Ihre Darmschleimhaut reizen, können ein Leaky-Gut-Syndrom verursachen. Das bleibt häufig unerkannt, führt aber dennoch zu Problemen. Meiden Sie diese Stoffe nach Möglichkeit.

»» Das Glückshormon Serotonin wird zu 95 Prozent im Darm produziert. Das beweist, dass zwischen Darm und Ihrer Stimmung ein direkter Zusammenhang besteht.

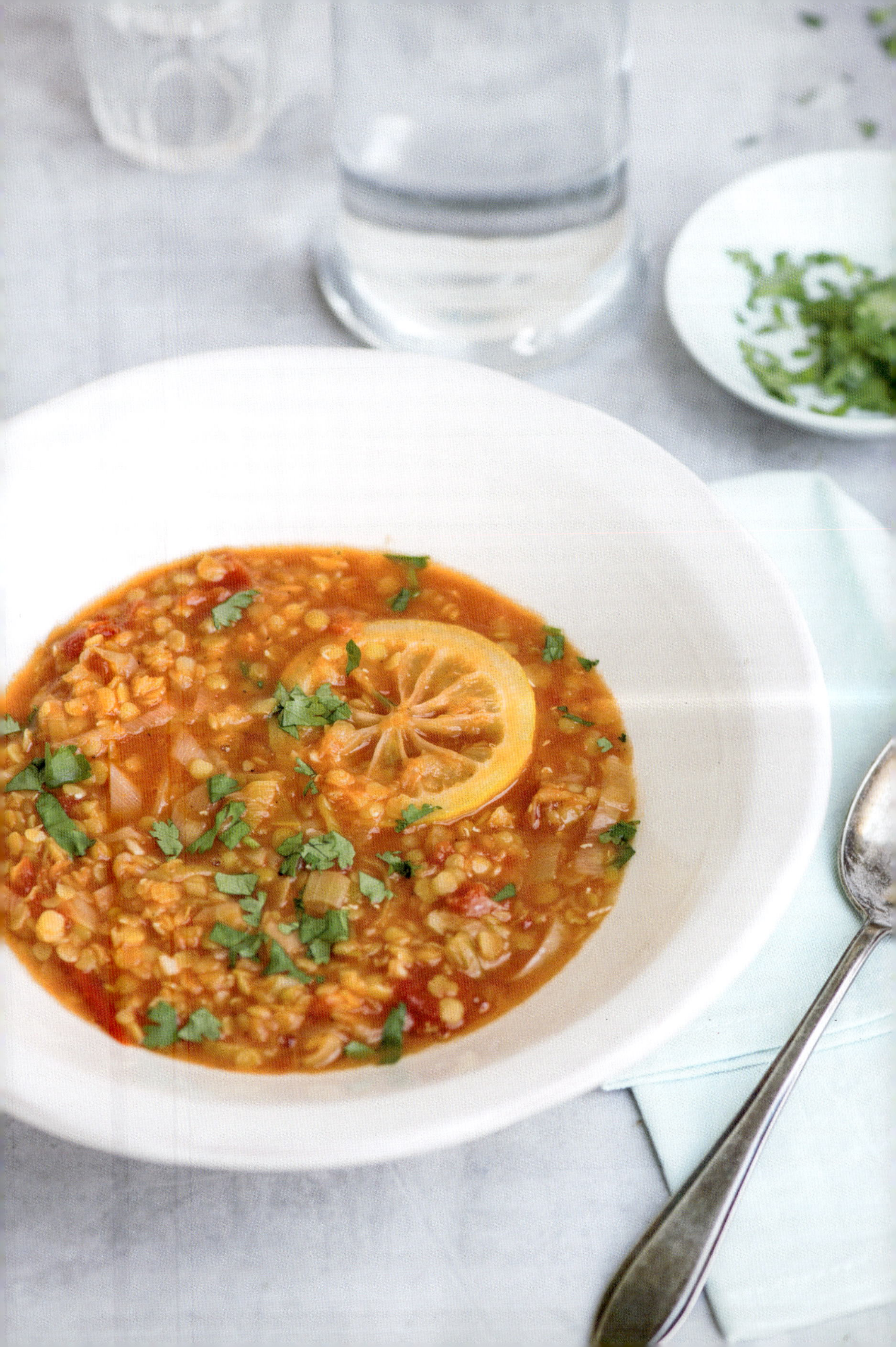

REZEPT

HERZHAFTER EINTOPF FÜR ÜBERRASCHUNGSGÄSTE

Wie alle Hülsenfrüchte enthalten Linsen reichlich Ballaststoffe. Deshalb sind sie sehr gesund für den Darm. Rote Linsen haben den Vorteil, dass man sie nicht vorher einweichen muss. Außerdem liefern sie viel Eisen – für Frauen immer ein Plus.

Dieser herzhafte Eintopf, den man wirklich in einer halben Stunde auf den Tisch gezaubert hat, ist eine meiner Lieblingssuppen. Die Zutaten habe ich praktisch immer im Haus, deshalb ist er ideal für unerwarteten Besuch. Ich mag zwar keine industriell verarbeiteten Nahrungsmittel und bin der Meinung, dass man frische Tomaten verwenden sollte, aber manchmal greife ich doch zu Dosentomaten, wenn es schnell gehen muss. Machen Sie es sich in der Küche nicht unnötig schwer.

SIE BRAUCHEN (FÜR 4 PERSONEN)

- 200 g rote Linsen
- 2 Stangen Lauch (ersatzweise 2 Zwiebeln)
- 4 Zehen Knoblauch, klein gehackt
- 1 Dose Pizzatomaten (380 Gramm)
- ca. 100 g Passata (passierte Tomaten) aus dem Glas
- 1 l Gemüsebrühe
- 1 EL frischen Ingwer, klein gehackt
- 1 EL gemahlenen Kreuzkümmel (Kumin)
- 1 Msp. Cayennepfeffer
- 1 EL Kokosöl
- 3 Zitronenscheiben
- 1 Bund frischer Koriander

SO WIRD'S GEMACHT

Das Kokosöl im Suppentopf erhitzen. Den in Ringe geschnittenen Lauch hinzufügen und langsam anschwitzen. Anschließend Knoblauch, Ingwer, Kumin und Cayennepfeffer untermengen. Die roten Linsen gut waschen und in den Topf geben.

Dann mit Brühe ablöschen, Passata, Pizzatomaten und Zitronenscheiben hinzufügen. Langsam aufkochen und bei geringer Hitze 20 Minuten köcheln lassen. Suppe auf Teller verteilen, sobald die Linsen weich sind, und vor dem Servieren mit klein gehacktem Koriander bestreuen.

7. DIE LEBER: IHR UNENTBEHRLICHER PUTZTRUPP

Die Leber freut sich über einen gesunden Darm. Denn wenn der nicht richtig funktioniert, belastet das die Leber und beeinträchtigt ihre über 400 Aufgaben im Körper. Die direkte – oder indirekte – Regulierung des Hormonhaushalts ist dabei eine der wichtigsten. Die Liste der Beschwerden, die durch eine überlastete Leber verursacht werden können, ist schier endlos.

DER ABBAU ZUGEFÜHRTER HORMONE UND ABFALLSTOFFE

Die Leber ist an vielen Entgiftungsprozessen im Körper beteiligt. Eine ihrer wichtigsten Aufgaben besteht darin, Abfall- sowie unbrauchbare und giftige Stoffe in unschädliche Stoffe umzuwandeln. Sind diese entsprechend abgebaut, werden sie über Darm und Nieren ausgeschieden. Die Entgiftung in der Leber vollzieht sich in drei Schritten: die Stoffe werden erst wasserlöslich, dann unschädlich gemacht und schließlich ausgeschieden.

DER ABBAU KÖRPEREIGENER ABFALLPRODUKTE

Nicht alle Abfall- und Giftstoffe lassen sich vermeiden, einige entstehen bei ganz normalen Prozessen im Organismus. Ein gesunder Körper hat damit in der Regel keine Schwierigkeiten. Körpereigene Abfallprodukte sind körpereigene Moleküle. Sie lassen sich viel leichter zerlegen als körperfremde Moleküle.

GIFTSTOFFE: WIE WIRD MAN SIE LOS?

Je mehr der Körper Umweltgiften ausgesetzt ist, desto schwerer hat es die Leber. Die Antioxidantien, die die Leber normalerweise produziert, um die Zellen vor freien Radikalen zu schützen, werden auch gebraucht, um diese giftigen Stoffe wieder loszuwerden. Wenn der Körper nicht in der Lage ist, hinreichend zu entgiften, oder wenn einfach zu viele Giftstoffe eindringen, führt das irgendwann zu chronischen Krankheiten und vorzeitiger Alterung.

Ein großer Teil dieser Giftstoffe gehört zu den erwähnten hormonstörenden Stoffen, die extra im Hinblick auf lange Haltbarkeit entwickelt wurden. Unser Körper hat es daher nicht leicht mit ihnen. Je mehr Zeit und Energie die Leber aufwenden muss, um diese hormonstörenden Stoffe unschädlich zu machen und auszuscheiden, desto weniger kann sie ihre eigentlichen Funktionen erfüllen.

SO MACHEN SIE IHRER LEBER DAS LEBEN LEICHT

Wie können Sie Ihre Leber unterstützen? Das geht in zwei Schritten: sie vorbeugend schützen und gut versorgen.

VORBEUGEN IST BESSER ALS AUFRÄUMEN

Wenn man wenig Krempel im Haus hat, muss man auch seltener aufräumen. Das Gleiche gilt für Ihren Körper. Machen Sie es Ihrer Leber nicht allzu schwer und versuchen Sie, hormonstörende Stoffe so gut es geht zu vermeiden. Natürlich kann man notwendige Medikamente nicht von heute auf morgen absetzen oder den Job aufgeben, bei dem man mit Giftstoffen in Kontakt kommt. Aber man kann seine Ernährung, seine Pflege-, Kosmetik- und Haushaltsartikel sofort auf »leberfreundliche« Produkte umstellen, die ohne schädliche Zusatzstoffe auskommen und im Idealfall zu 100 Prozent natürlich sind.

HEGEN UND PFLEGEN

Ich werde Ihnen nun etwas Kompliziertes, aber sehr Wichtiges erklären: den Entgiftungsprozess. Es ist deshalb wichtig, weil dadurch klar wird, welchen Stellenwert die Ernährung hat, wenn Sie Ihren Körper gesund halten oder wieder fit bekommen wollen. Der Entgiftungsprozess vollzieht sich in drei Schritten: Zuerst werden Giftstoffe wasserlöslich, dann unschädlich gemacht und schließlich ausgeschieden. Dieser Prozess sollte reibungslos verlaufen, birgt allerdings zahlreiche Tücken, wodurch die wasserlöslichen Stoffe erneut vom Körper aufgenommen oder in andere Stoffe zerlegt werden, die noch schädlicher sind. Der Entgiftungsprozess ist also eine ziemliche Präzisionsarbeit für die Leber.

WICHTIG: ERNÄHREN SIE SICH ABWECHSLUNGSREICH

Für die Entgiftung benötigt die Leber eine Vielzahl an Nährstoffen wie Vitamine, Mineralstoffe, Aminosäuren, Antioxidantien, Spurenelemente, Vitalstoffe und tausend andere. Damit produziert der Körper bestimmte Enzyme, die er für einen reibungslosen Entgiftungsprozess braucht. Für jeden Giftstoff gibt es eine einzigartige Kombination aus Enzymen, die ihn unschädlich macht und zerlegt. Herrscht Mangel an einem bestimmten Nährstoff, zum Beispiel an Jod, Zink oder Schwefel, kann das dazu führen, dass der entsprechende Giftstoff nicht abgebaut werden kann. Bisher weiß die Wissenschaft noch nicht genau, mit welchen Nährstoffen welcher Giftstoff abgebaut wird. Zum Glück weiß es Ihr Körper. Ihre Aufgabe ist es, ihn dabei zu unterstützen. Stellen Sie ihm das größtmögliche Nährstoffangebot zur Verfügung. Essen Sie abwechslungsreich!

XENOÖSTROGENE ABBAUEN: SO FUNKTIONIERT'S

Ich möchte etwas genauer auf den Abbau von Xenoöstrogenen eingehen, weil sie dem weiblichen Körper ernsthaft schaden können. Xenoöstrogene sorgen für hartnäckiges Übergewicht, chronische Krankheiten und können letztendlich zu Krebs führen. An ihrem Beispiel können Sie sehen, wie wichtig eine ausgewogene Ernährung aus unbehandelten, vorwiegend pflanzlichen Lebensmitteln ist.

IHR KÖRPER ENTGIFTET JEDE SEKUNDE. TAGEIN, TAGAUS. DETOXEN IST SEIN ALLTAGSPROGRAMM.

CHLOROPHYLL

Vor allem grünes Gemüse hilft, Xenoöstrogene unschädlich zu machen und sie abzubauen. Das Chlorophyll aus grünem Gemüse unterstützt die Leber dabei, Xenoöstrogene wasserlöslich zu machen – die erste Phase der Entgiftung. Algen wie Chlorella, Spirulina und marines Phytoplankton sind ebenfalls gute Chlorophyll-Lieferanten. Chlorella befördert außerdem den Abbau von Schwermetallen im Körper. Sind die Xenoöstrogene wasserlöslich geworden, entstehen drei Arten von Östrogenen. Zwei davon sind nach wie vor bedenklich, deshalb müssen sie unschädlich gemacht und ausgeschieden werden. Dafür benötigt die Leber einige weitere Stoffe.

DIM

Der Wirkstoff DIM (Diindolyl-Methan) hilft dabei, Schadstoffe unschädlich zu machen. DIM findet sich in der Familie der Kreuzblütengewächse: Brokkoli, Rosenkohl, Blumenkohl, Grünkohl, Weißkohl, Chinakohl, Rucola, Radieschen, Kohlrabi und Gartenkresse. Diese Gemüsesorten sollten kurz erhitzt werden, sonst wird das DIM nicht freigesetzt. Bereiten Sie sie im Wok zu oder dämpfen Sie sie, damit das DIM nicht mit dem Kochwasser weggeschüttet wird. Brokkolisprossen sind die besten DIM-Lieferanten.

CALCIUM D-GLUCARAT

Auch diesen Stoff benötigt die Leber, um Xenoöstrogene unschädlich zu machen und auszuscheiden. Er befindet sich in Kreuzblütengewächsen, Hülsenfrüchten, Kürbissen, Melonen, Spargel, Avocados, Haferflocken, Äpfeln und Aprikosen. Alfalfa-Sprossen sind hier die Spitzenreiter.

GLUTATHION

Glutathion ist das wichtigste Antioxidans im Körper, weil es an vielen Prozessen beteiligt ist. Glutathionmangel kann die Ursache für zahlreiche hormonelle Beschwerden sein. Es ist auch der wichtigste Stoff für die Entgiftung und den Abbau von Xenoöstrogenen und Schwermetallen. Die Vorstufe dieses Stoffes ist die Aminosäure Cystein. Glutathion und Cystein finden sich in schwefelhaltigen Lebensmitteln wie weich gekochten Eiern, Avocados, blanchiertem Spinat, gedämpftem Rosenkohl, Walnüssen, Haselnüssen, Mandeln, Feigen, gekochtem Hühnchen und Sonnenblumenkernen. Linsensprossen sind hier unschlagbar.

Um genug Glutathion produzieren zu können, braucht der Körper ausreichend Vitamin B3, B6, B9 und B12, außerdem Selen und Magnesium. Vitamin B3: u. a. in Hefeflocken, Koriander, Maca-Pulver und unverarbeiteter Reiskleie. Vitamin B6: in weichem Eigelb, unverarbeiteter Reiskleie und in vielen getrockneten grünen Kräutern wie Schnittlauch, Kerbel, Koriander,

Oregano, Thymian, Rosmarin und Petersilie sowie in Gewürzen wie Cayennepfeffer, Kurkuma, Curry und Paprikapulver.
Vitamin B9 (auch Folsäure): in vielen rohen grünen Blattgemüsen und Kräutern sowie in Agar-Agar, Hefeflocken, roter Beete, Sesam und sonnengetrockneten Tomaten.
Vitamin B12: in Fleisch und Innereien, Fisch und Milchprodukten. Wenn Ihnen Ihr hormonelles Gleichgewicht lieb ist, ist es jedoch nicht ratsam, zu viel davon zu verzehren (s. Kapitel 8 und 10). Ich bevorzuge Bio-Eier als B12-Quelle und nehme es zudem in Form eines Nahrungsergänzungsmittels zu mir.

Selen hilft vor allem dabei, Glutathion wiederzuverwerten, damit die Leber es nicht ständig selbst produzieren muss. Ungeröstete Paranüsse sind eine gute Selenquelle. Essen Sie sie möglichst frisch.
Der Körper braucht Magnesium, doch vielen Frauen mangelt es daran, weil Stress viel Magnesium verbraucht. Algen sind eine gute Magnesiumquelle, aber auch Rohkakao, Buchweizen, Koriandergrün, Mohn, Kürbiskerne und unverarbeitete Reiskleie.

IHR KÖRPER BRAUCHT **EINE RIESIGE BANDBREITE** AN NÄHRSTOFFEN

Konnte ich Ihnen einen Eindruck davon vermitteln, wie wichtig all diese überwiegend pflanzlichen Nahrungsmittel für die Gesundheit sind? Verstehen Sie jetzt, wie sehr es auf eine abwechslungsreiche Ernährung ankommt? Täglich ein Joghurt mit Müsli zum Frühstück oder immer nur Käsebrote zu Mittag ist vergebliche Liebesmüh! Ihr Körper braucht unendlich viele verschiedene Nährstoffe – und man kann ja nicht pausenlos essen. Variieren Sie daher Ihren Speiseplan, probieren Sie regelmäßig neue Rezepte mit verschiedensten Zutaten aus.

MIT EINER ABWECHSLUNGSREICHEN ERNÄHRUNG AUS GEMÜSE, KRÄUTERN, OBST, SAMEN UND NÜSSEN NEHMEN SIE ZEHNTAUSEND VERSCHIEDENE NÄHRSTOFFE ZU SICH. WISSENSCHAFTLER KENNEN DIE MEISTEN NÄHRSTOFFE NICHT MAL, ABER IHR KÖRPER DURCHAUS!

Seien Sie sich darüber im Klaren, dass Stress viele dieser Nährstoffe verbraucht, die anschließend in der Leber fehlen. Mit zu viel Stress machen Sie Ihrer Leber den Entgiftungsprozess nicht gerade leicht. Wenn es der Leber aber nicht gelingt, Giftstoffe abzubauen, lagert der Körper diese in den Fettzellen ab. Wenn man unter Übergewicht leidet, sollte man sich so wenig Giftstoffen wie möglich aussetzen.
Aber es gibt auch eine gute Nachricht: Die Leber besitzt selbstheilende Kräfte! Wenn Sie gut für sich sorgen, wird die Leber sich wieder regenerieren und all ihren Funktionen erneut nachkommen.

TIPPS FÜR EINE GESUNDE LEBER

››› Kaufen Sie möglichst UNVERARBEITETE LEBENSMITTEL OHNE CHEMISCHE ZUSATZSTOFFE, vorzugsweise aus biologischem Anbau. Alle Giftstoffe, die in Ihren Organismus gelangen, muss die Leber wieder abbauen.

››› Essen Sie ABWECHSLUNGSREICH, besonders grüne Gemüsesorten, teils roh, teils kurz gedünstet oder gedämpft. Sie helfen der Leber beim ersten Schritt des Entgiftungsprozesses. Trinken Sie selbst zubereitete grüne Smoothies.

››› Greifen Sie zu grünen Nahrungsergänzungsmitteln wie Chlorella, Spirulina, Phytoplankton und Weizengras. Das sind gute Chlorophyll-Lieferanten.

››› STELLEN SIE AUF ABWECHSLUNGSREICHE PFLANZLICHE KOST UM. Die Betonung liegt dabei auf dem Wörtchen abwechslungsreich, denn die Leber braucht eine Menge unterschiedlicher Nährstoffe. Grapefruit wirkt stark entgiftend. (Nehmen Sie Medikamente? Lesen Sie bitte in der Packungsbeilage nach, ob Sie Grapefruits essen dürfen.)

››› HALTEN SIE SICH BEI KAFFEE UND ALKOHOL ZURÜCK. Sie belasten die Leber zu sehr.

››› Steigen Sie auf ein NICHT-HORMONELLES VERHÜTUNGSMITTEL um. Die Pille besteht aus einer hohen Dosis synthetischer Hormone, die von der Leber unschädlich gemacht und abgebaut werden müssen.

ZUR ERINNERUNG

»» Die Leber spielt eine wesentliche Rolle beim Abbau der von außen zugeführten oder im Körper anfallenden Giftstoffe.

»» Das Erste, was Sie tun können, um Ihre Leber zu unterstützen, ist, möglichst wenig Giftstoffe zu sich zu nehmen oder so selten wie möglich mit ihnen in Berührung zu kommen.

»» Das Zweite ist eine abwechslungsreiche Ernährung. Essen Sie eine vielfältige vegetarische Kost. Ihr Körper erhält dadurch jede Menge Nährstoffe und kann so Giftstoffe abbauen.

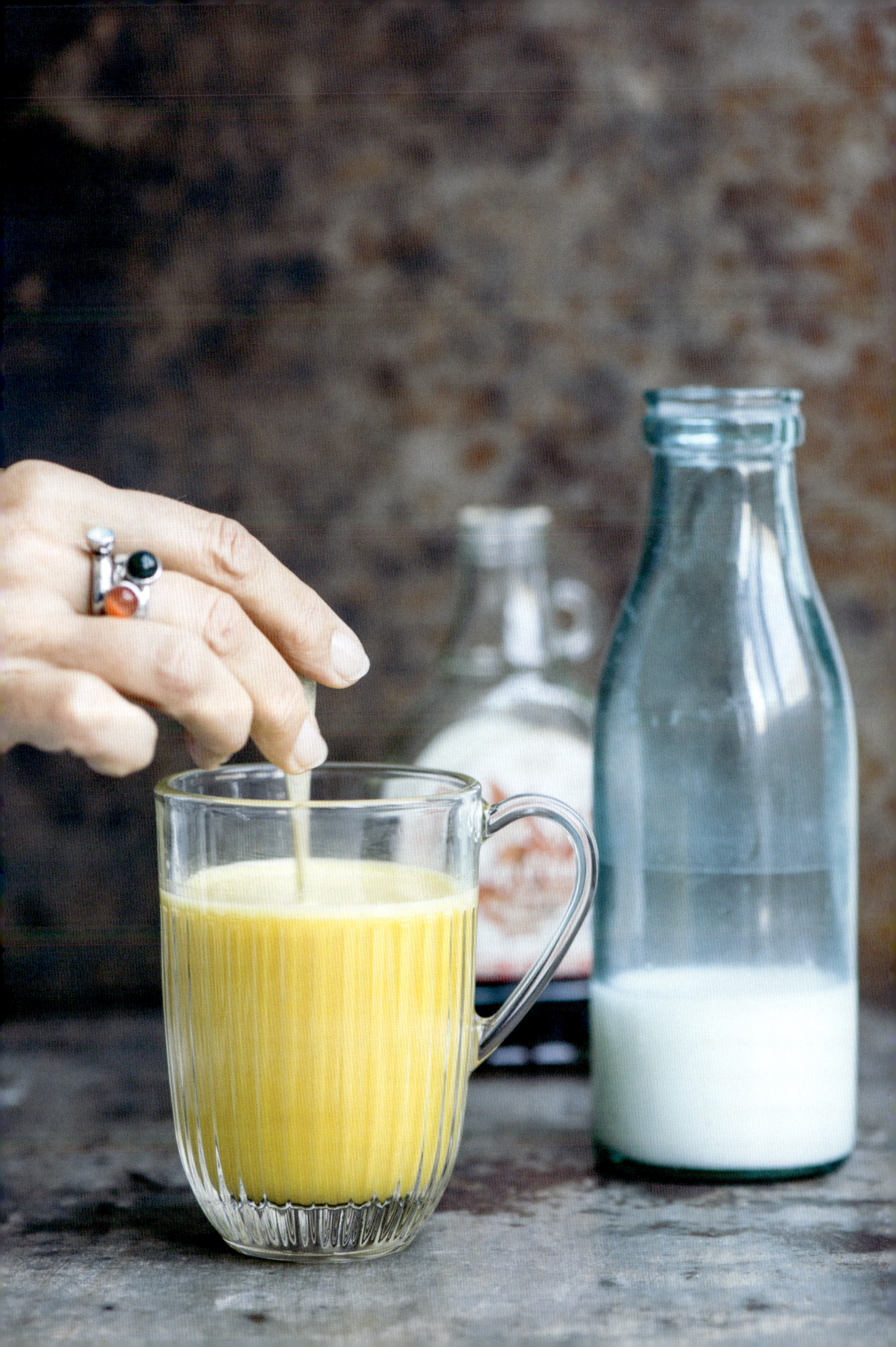

KURKUMAMILCH

REZEPT

Kurkuma oder Gelbwurz ist ein besonderes Gewürz, das in der Chinesischen Medizin schon seit Jahrhunderten als Heilmittel eingesetzt wird. Kurkuma enthält Curcumin, das entzündungshemmend und antibakteriell wirkt, ein starkes Antioxidans ist und außerdem giftig für Tumorzellen sein soll. Mit Kurkuma unterstützen Sie nicht nur den Darm, sondern auch die Leber. »Nahrung = Medizin« gilt besonders für Kurkuma. Eine Prise Pfeffer steigert seine Wirksamkeit noch. Außerdem stimuliert Kurkuma sogar die Fettverbrennung.

KURKUMA IST EINE ZUTAT VON CURRYPULVER. BEI EINEM CURRYGERICHT FÜGE ICH OFT NOCH EINE EXTRA PRISE KURKUMA HINZU. FÜHLE ICH MICH NICHT WOHL ODER KÜNDIGT SICH EINE ENTZÜNDUNG AN, MACHE ICH MIR EINE TASSE KURKUMAMILCH.

SIE BRAUCHEN

- 1 Tasse Pflanzenmilch (Cashewmilch ist sehr lecker)
- 1 TL Kurkuma (biologisch)
- 1 TL Ahornsirup
- eine Prise frisch gemahlenen Pfeffer

SO WIRD'S GEMACHT

Kurkuma, Ahornsirup und Pfeffer in eine Tasse geben und verrühren. Pflanzenmilch langsam in einem Topf erhitzen, aber nicht zum Kochen bringen. Einen Schuss der warmen Milch in die Tasse geben und alles glatt rühren. Dann die restliche Milch hinzufügen. Trinken Sie in kleinen Schlucken. Die Milch ist sehr nahrhaft! Sie schmecken sofort, wie wohl sie tut.

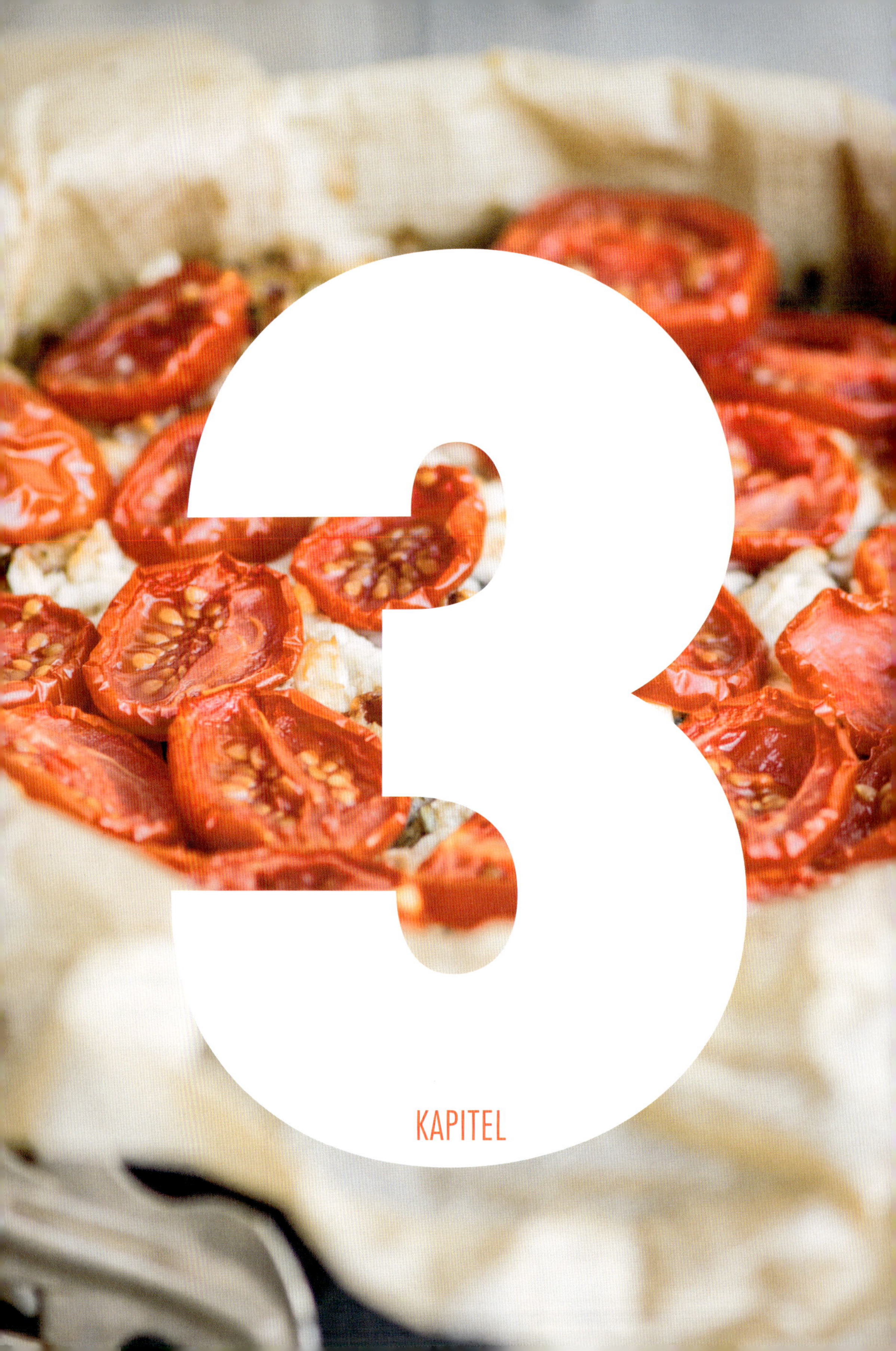
3
KAPITEL

SIND SIE UNTERVERSORGT?

Alles in Ihrem Körper hängt miteinander zusammen. Man kann ein Organ nicht getrennt vom restlichen Körper betrachten. Wenn der Darm nicht ordentlich arbeitet, sieht man es Ihrer Haut mit der Zeit an. Und wenn das Immunsystem angeschlagen ist, lässt die Gedächtnisleistung irgendwann nach. Darum ist es wichtig, den Körper samt seinen Organen gut zu versorgen. Nur so kann er den Hormonhaushalt optimal im Gleichgewicht halten.

EIN HORMONELLES PROBLEM KÖNNEN NICHT SIE LÖSEN, DAS KANN NUR IHR KÖRPER. HELFEN SIE IHM DABEI.

UNTERVERSORGT DURCH NÄHRSTOFFMANGEL

Was die Nährstoffe betrifft, sind in den Niederlanden viele Frauen (aber auch Kinder und Männer) unterversorgt. Mit dieser Feststellung stehe ich nicht alleine da. Die Niederländische Gesellschaft für Ernährung (Voedingscentrum) hat in ihrem Jahresbericht 2011 einen Mangel an sechs wichtigen Nährstoffen – Vitamin A, Vitamin D, Eisen, Selen, Folsäure und Zink – festgestellt, selbst wenn man sich nach der Lebensmittelpyramide ernährt. Ohne diese essenziellen Nährstoffe ist es aber unmöglich, die Hormone im Gleichgewicht zu halten und auf längere Sicht gesund und vital zu sein. Vitamin A, Vitamin D, Selen und Zink sind unverzichtbar für eine gesunde Schilddrüse.

Interessant ist auch, dass die Niederländische Gesellschaft für Ernährung behauptet, 95 Prozent der Niederländer würden sich nicht an der Lebensmittelpyramide orientieren. Ihnen dürften noch viel mehr Vitamine und Mineralstoffe fehlen. Nur 10 Prozent der erwachsenen Frauen bis 69 Jahre isst mehr als ein Stück Obst pro Tag und nur 5 Prozent verzehren die empfohlenen 250 Gramm Gemüse. Es ist gut möglich, dass Ihr Körper, genau wie meiner früher, in den vergangenen Jahren einen Nährstoffmangel entwickelt hat.

UNSERE HEKTISCHE WELT ERFORDERT ENERGIEHALTIGE NAHRUNG

Meiner Meinung nach sind die gängigen Ernährungsrichtlinien inzwischen veraltet. Ich bin davon überzeugt, dass Frauen um die 40 immer noch unter Nährstoffmangel leiden, selbst wenn sie sich an die Lebensmittelpyramide halten. Die Empfehlung, dass Frauen ab 40 unter anderem täglich 4 bis 5 Mal Getreideprodukte, das heißt Brot oder Kartoffeln und 2 bis 3 Portionen Milcherzeugnisse verzehren sollen, bedeutet, Gesundheitsproblemen Tür und Tor zu öffnen.

Bei unserem hektischen Leben mit all dem Stress braucht unser Körper eine bessere und abwechslungsreichere Ernährung!

UNTERVERSORGT IN EINEM DER REICHSTEN LÄNDER DER WELT

Bei uns in der westlichen Welt sind Unmengen von Lebensmitteln auf dem Markt. Trotzdem nehmen die chronisch Kranken immer mehr zu. Viele von uns sind zu dick und gleichzeitig mangelernährt, denn beides hängt eng miteinander zusammen.

UNTERVERSORGUNG MACHT **KRANK**

Dass Unterversorgung krank macht, ist seit Langem bekannt. Ein Blick in unsere Geschichte genügt. Aus der Vergangenheit lassen sich wichtige Lehren ziehen.

SKORBUT AUF SEE DURCH BEWEGUNGSMANGEL?

Skorbut war früher die häufigste Todesursache bei der Besatzung von Segelschiffen. 1747 entdeckte der britische Marinearzt James Lind, dass sich die erkrankten Männer innerhalb von sechs Tagen erholten, wenn sie täglich zwei Orangen und eine Zitrone aßen. Allerdings kannte keiner den Grund dafür. In der Medizin hatte man bis dahin geglaubt, dass Skorbut etwas mit dem Kreislauf zu tun hat und durch Bewegungsmangel verursacht wird.

Erst 1865 kam vom britischen *Board of Trade* die Weisung, täglich Zitronensaft auf den Speiseplan der Seeleute zu setzen. Dass es sich bei Skorbut um einen Nährstoffmangel – heute nennt man das Vitamin-C-Mangel – handelt, wurde erst 1933 entdeckt.

DEN MAGEN ZU FÜLLEN BEDEUTET NICHT, DASS MAN SICH GUT ERNÄHRT.

BERIBERI IN DEN REISFELDERN: EINE INFEKTION?

In Niederländisch-Indien starben Ende des 19. Jahrhunderts Tausende Menschen an einer unbekannten Krankheit, die man »Beriberi« nannte. Mediziner hielten es für eine Infektionskrankheit. Der niederländische Arzt Christiaan Eijkman entdeckte dann, dass Hühner daran erkrankten, wenn sie maschinell geschälten Reis als Futter bekamen. Die Hühner, denen man ungeschälten Reis verfüttert hatte, blieben gesund. Eijkman schloss daraus, dass weißer Reis einen Giftstoff beinhaltet und die Schale ein Gegengift in sich trägt. Er kam aber nicht auf die Idee, dass auch Menschen an diesem Nährstoffmangel erkranken können. Erst sein Assistent Gerrit Grijns zog später diesen Schluss. Doch auch er wusste nicht, welcher Nährstoff fehlte. Erst 1926 konnte man ihn isolieren und gab ihm den Namen Vitamin B1 oder auch Thiamin. Als Ende des 19. Jahrhunderts dazu übergegangen wurde, Reis maschinell zu verarbeiten und zu schälen, beraubte man ihn seines wesentlichsten Nährstoffs. Überall in Asien wurden viele arme Menschen chronisch krank. Schließlich war Reis ihr Hauptnahrungsmittel.

WIESO SOLL DIE RICHTIGE ERNÄHRUNG NICHT HEILEN KÖNNEN?

Ärzte und Wissenschaftler kamen selten auf die Idee, dass viele Menschen krank werden, weil ihnen bestimmte Nährstoffe fehlen. Bis heute bestreiten Mediziner, dass man allein durch Ernährung heilen kann, weil das nicht wissenschaftlich bewiesen sei.

DIE ERDE WAR SCHON IMMER RUND – ODER WURDE SIE ES ERST, ALS WISSENSCHAFTLER ES BEWEISEN KONNTEN?

Wenn ein Mangel an bestimmten Nährstoffen krank macht, kann man seine Gesundheit dann dadurch verbessern, dass man diese wieder auf den Speiseplan setzt? Was glauben Sie? Ernährung ist für jede unserer Zellen entscheidend. Sie kann uns krank machen oder heilen.

NAHRUNG = **ZELLINFORMATION**

Ein Tierarzt kann den Gesundheitszustand eines Tieres an dessen Fell ablesen. Es zeigt, ob ein Tier gesund ist oder nicht. Dasselbe gilt für den Menschen. Fühlt man sich länger nicht wohl, sieht man das an Haut, Haaren und Nägeln. Wenn der Körper unter einem Nährstoffmangel leidet, transportiert er diese heiß ersehnten Stoffe als Erstes zu den lebenswichtigen Organen, also zu Herz, Lunge und Leber. Sind dann noch Nährstoffe übrig, bekommen Haut, Haare und Nägel auch etwas davon ab. Es gehört zum Überlebensmechanismus des Körpers, dass er notfalls auch ohne schöne Haut und Haare auskommt. Aber nicht ohne ein gesundes Herz und eine gesunde Leber. Leider kann man von außen nicht rechtzeitig erkennen, ob Herz, Leber und Lunge ausreichend mit Nährstoffen versorgt werden. Ich sage gern: Nahrung = Zellinformation. Alles, was wir essen, gibt den Zellen bestimmte Botschaften: Produziere dieses Hormon, baue jene alten Zellen ab, wandle jenes Protein um, aktiviere die Immunzellen, bringe dieses Gen in Gang, und so weiter. Nahrung ist viel mehr als bloßer Brennstoff!

WELCHE INFORMATION BRAUCHT DER KÖRPER?

Menschen sind auch nur Säugetiere. Wenn wir das akzeptieren, fällt die Arroganz schon mal weg, die unsere Spezies sich oft gegenüber der Natur herausnimmt. Dann ist der Mensch einfach wieder ein Teil von ihr. Der genetische Unterschied zwischen Schimpansen und Menschen ist kleiner als der zwischen Schimpansen und Gorillas. Selbst eine winzige Blattlaus scheint genauso viele Gene wie der Mensch zu haben. Mit anderen Worten: So besonders sind wir gar nicht.

WIR ASSEN, WAS DIE NATUR HERGAB

Unsere Vorfahren konnten sich jahrhundertelang fortpflanzen, weil sie aßen, was die Natur ihnen lieferte. Überall auf der Welt bestimmte die Natur, was es zu essen gab. Das war meist eine Mischung aus Gemüse, Samen, Kernen, Früchten, Insekten, Eiern, Fisch, Schalentieren, Algen und Fleisch. Menschen sind Allesfresser. Wir können zum Glück so ziemlich alles essen, was die Natur uns bietet.

Eskimos ernähren sich bis zu 80 Prozent von Fisch und Fleisch, weil es bei ihnen kaum Pflanzen gibt. Die Massai, ein Nomadenvolk in Afrika, lassen ihre Kühe am Leben und ernähren sich (außer von Gemüse, Früchten, Insekten und Honig) größtenteils von Kuhmilch und dem von Kühen abgezapften Blut.

FRAUEN KANNTEN DIE NATUR

Weltweit haben schon immer Frauen bestimmt, was »auf den Tisch kommt« und das hat zu über sieben Milliarden Menschen auf der Welt geführt. Frauen wissen seit jeher, wie sie ihre Familien ernähren müssen und das ganz ohne Fachleute, Ernährungswissenschaftler, Diätberater oder Lebensmittelpyramiden.
Wie gesagt: Als Säugetiere sind Menschen ein Teil der Natur. Alles, was sie hergibt, können unsere Körperzellen erkennen, weil die Zellen dieser »natürlichen« Nahrung und unsere Körperzellen dieselbe Sprache sprechen: Und damit kann unser Körper was anfangen.

EIN HERZLICHER EMPFANG

Stellen Sie sich eine Ankunftshalle auf einem großen Flughafen vor. Sobald Menschen nach einer langen Trennung ihre Liebsten wiedersehen, erklingt freudiges Jubeln oder es erscheint ein breites Lächeln auf ihren Gesichtern, gefolgt von Umarmungen. Das Gleiche geschieht im Körper, wenn Nährstoffe mit Zellen in Berührung kommen: ein herzlicher Empfang. Das geriet erst dann aus dem Lot, als man anfing, sich in die Natur einzumischen und aus einem Apfel plötzlich ein Apfelkuchen wurde, der drei Wochen haltbar sein muss.

EIN UNTERVERSORGTER KÖRPER SCHREIT STÄNDIG NACH NAHRUNG

Ein Körper, der unterversorgt ist, schreit nach Nahrung. Das ist mit ein Grund für den häufig verspürten »unerklärlichen« Heißhunger von Frauen, die angeben, keinerlei emotionale Gründe zu haben, aber trotzdem von ihrem Körper zum Kühlschrank getrieben werden. Der Körper und sein Überlebensdrang schickt sie in die Küche. Er braucht Nährstoffe!

EIN ÜBERGEWICHTIGER KÖRPER IST MEIST UNTERVERSORGT.

Der Körper hofft auf einen gemischten Salat oder gedämpften Brokkoli. Aber solange man die Sprache des eigenen Körpers nicht versteht, bestreicht man aus alter Gewohnheit zwei Brote dick mit Erdnussbutter. Danach ist man aber immer noch nicht satt. Kennen Sie das? Wenn ich so eine Heißhungerattacke habe, stelle ich mir vor, dass meine Körperzellen sich langweilen und darauf warten, endlich etwas zu bekommen, das mich gesund hält. Dieses Bild hilft mir, erst mal was Gesundes zu essen, bevor ich dem Drang nach weniger Gesundem, etwa Süßigkeiten, nachgebe. Aber meist habe ich dann gar kein Verlangen mehr danach. Oder nur ein kleines bisschen.

»»» HABEN SIE HEISSHUNGER AUF SCHOKOLADE ODER BRAUCHT IHR KÖRPER EINFACH NUR MAGNESIUM?

Verschiedene Studien zeigen, dass es vielen Frauen an bestimmten Nährstoffen mangelt, besonders wenn sie stark unter Stress stehen. Stress zehrt einen großen Teil der Nährstoffe auf. Magnesium ist so ein Mineralstoff, der bei vielen Frauen fehlt, und Schokolade enthält Magnesium. Das könnte ein Grund dafür sein, warum so viele Frauen Schokolade lieben: Ihr Körper sehnt sich nach Magnesium.

EIN UNTERVERSORGTER KÖRPER HAT KEINE LUST AUF BEWEGUNG

Das Letzte, was ein unterversorgter Körper will, ist, durch unnötige Bewegung Energie zu vergeuden. Ein unterversorgter Körper ist müde und lässt alles Überflüssige weg, um die wichtigen Prozesse im Körper aufrechtzuerhalten. Auf Sport hat er jetzt bestimmt keine Lust.

Kein Wunder also, dass es Ihnen nicht gelingt, sich mehr zu bewegen oder Sport zu treiben, wenn Sie unterversorgt sind. Denn in diesem Fall arbeiten Sie gegen ihn, gegen seine Natur. Die Lösung besteht darin, den Körper so zu ernähren, dass er geradezu nach Bewegung schreit. Dann wird er sich nicht mehr wehren, denn ein gesunder Körper wünscht sich Bewegung – und wie!

Würden Sie sich nach acht Stunden Schlaf am liebsten noch mal umdrehen? Sehnen Sie sich um vier Uhr nachmittags nach einem Winterschlaf von einem halben Jahr? Sind Sie regelmäßig zu müde, um die schönen Dinge zu tun, die Sie sich vorgenommen haben? Antriebslosigkeit ist das häufigste Klagelied, das ich von Frauen höre. All das sind Signale, mit denen der Körper auf eine Fehlernährung hinweist.

Die einfachste Methode, neue Energie zu bekommen, ist, sie mit der Nahrung aufzunehmen. Lassen Sie die Nahrung die Arbeit für Sie erledigen! Für genügend Energie und ein hormonelles Gleichgewicht brauchen Sie Vitamine, Mineralstoffe, Enzyme und Spurenelemente in großen Mengen. Diese Nährstoffe stecken ausschließlich in naturbelassenen Lebensmitteln. Steigen Sie auf Nahrung um, die reich an Nährstoffen und Lebenskraft ist, und Sie werden rasch merken, wie wirkungsvoll sie sind.

UNVERARBEITETE LEBENSMITTEL ENTHALTEN LEBENSKRAFT

Unverarbeitete naturbelassene Nahrung mit all ihren Vitaminen, Mineralstoffen, Spurenelementen und anderen unsichtbaren, teils noch unbekannten Stoffen sind IHRE Energielieferanten! Diese Ernährung punktet aber noch mit etwas anderem: mit »Lebenslicht«, Lebenskraft oder schlichtweg Energie. Nahrung ist buchstäblich Energie, und diese können Sie aufnehmen, indem Sie das Richtige essen.

Tageslicht spendet Lebensenergie. Deshalb fühlt man sich in Frühling und Sommer oft energiegeladener und besser als in Herbst und Winter. In Frühling und Sommer ist man häufiger an der frischen Luft, und man bewegt sich mehr. Nicht

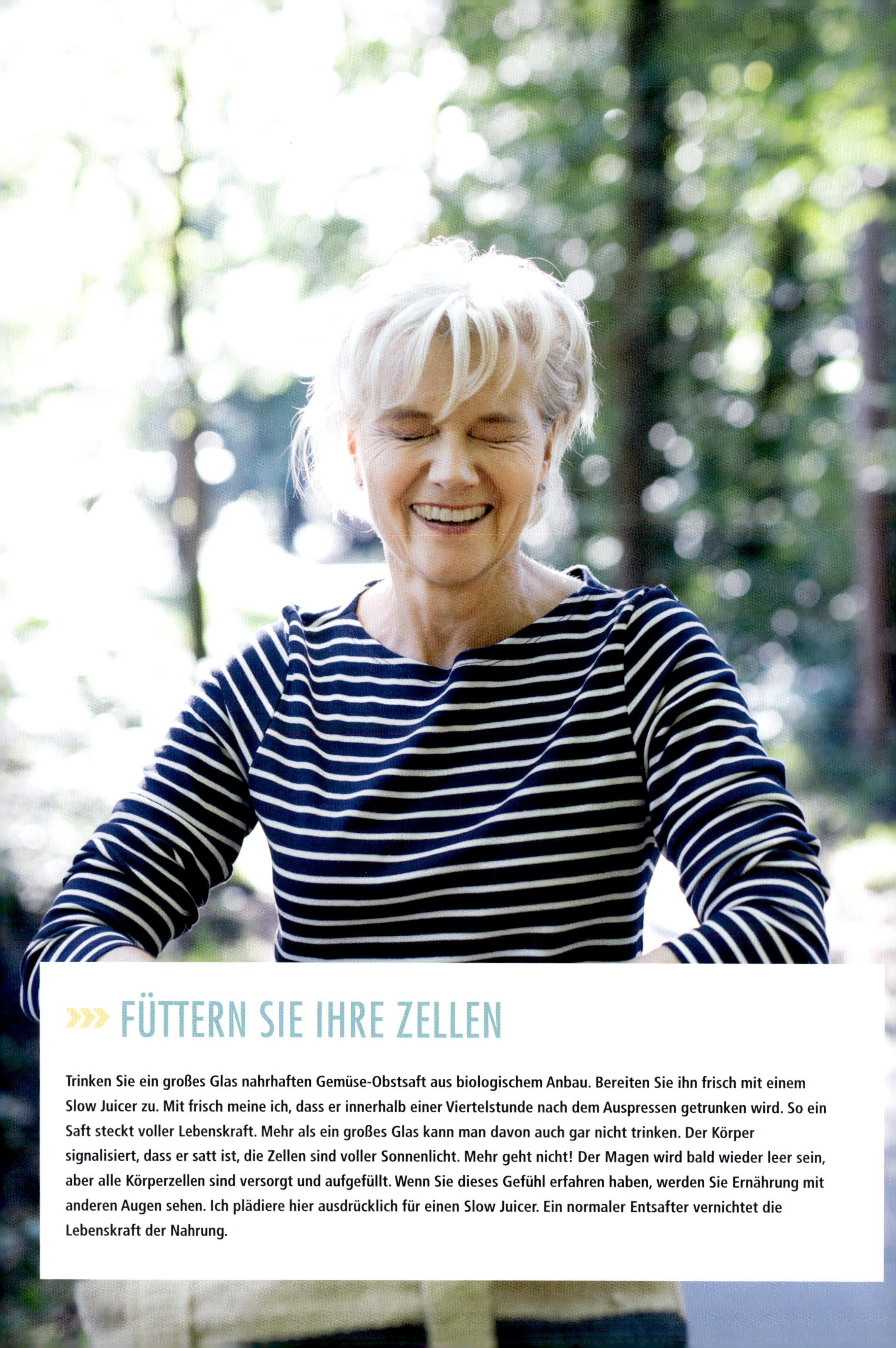

FÜTTERN SIE IHRE ZELLEN

Trinken Sie ein großes Glas nahrhaften Gemüse-Obstsaft aus biologischem Anbau. Bereiten Sie ihn frisch mit einem Slow Juicer zu. Mit frisch meine ich, dass er innerhalb einer Viertelstunde nach dem Auspressen getrunken wird. So ein Saft steckt voller Lebenskraft. Mehr als ein großes Glas kann man davon auch gar nicht trinken. Der Körper signalisiert, dass er satt ist, die Zellen sind voller Sonnenlicht. Mehr geht nicht! Der Magen wird bald wieder leer sein, aber alle Körperzellen sind versorgt und aufgefüllt. Wenn Sie dieses Gefühl erfahren haben, werden Sie Ernährung mit anderen Augen sehen. Ich plädiere hier ausdrücklich für einen Slow Juicer. Ein normaler Entsafter vernichtet die Lebenskraft der Nahrung.

umsonst werden depressive Leiden mit Lichttherapie behandelt. Doch woher bekommt man das ganze Jahr über so eine große Portion Lebenskraft, dass man jeden Tag freudig aus dem Bett springt und sich an sein Tagwerk macht, anstatt sechs Mal die Schlummertaste des Weckers zu drücken? Pflanzen setzen Sonnenlicht durch Fotosynthese in essbares Licht um. Betrachten Sie das Chlorophyll in den grünen Blättern als essbares Sonnenlicht. Sehnen Sie sich nach mehr Energie und Lebenskraft? Dann bringen Sie einfach mehr Grünes auf den Teller.

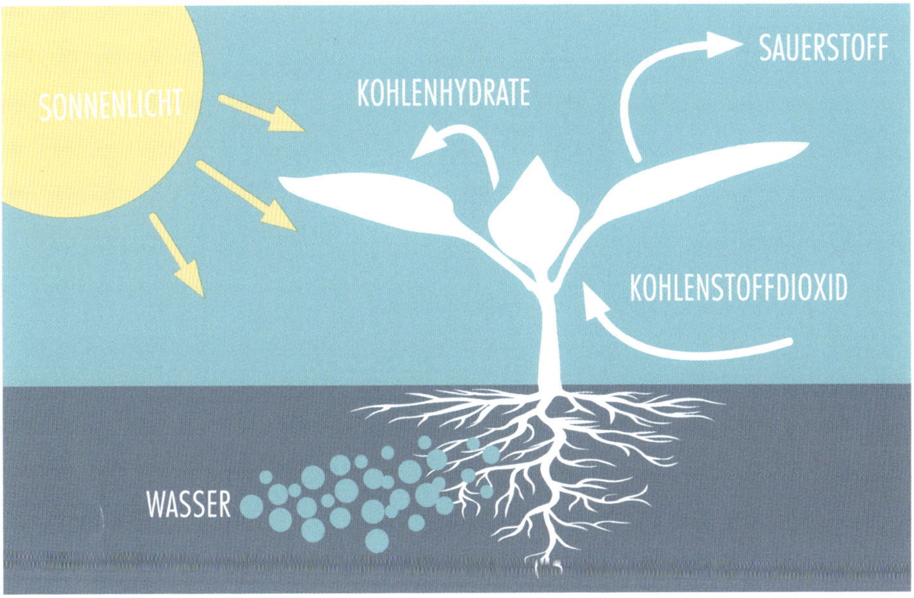

FOTOSYNTHESE

Samen, Kerne und Sprossen strotzen ebenfalls nur so von Lebenskraft. Wenn man eine ungeröstete Mandel oder einen Sonnenblumenkern in die Erde steckt, wird bald eine Pflanze daraus. Steckt man eine geröstete Mandel (wie lecker sie auch sein mag) in die Erde, passiert gar nichts. Das ist es, was ich mit Lebenskraft meine.

Die gesamte pflanzliche Nahrung, besonders Gemüse, Obst, Sprossen, Samen, Kerne und Nüsse, ist voller Lebenskraft. Je frischer, desto besser. Essen Sie jeden Tag einen Teil davon roh, also nicht erhitzt; auf diese Weise bleibt die Lebenskraft erhalten. Weichen Sie ungeröstete Nüsse, Samen und Kerne über Nacht ein. Durch das Wasser wird die Lebenskraft, die in ihnen steckt, geweckt. Und wenn Sie sie ein paar Tage lang einweichen, fangen sie schon an zu keimen.

Beim Erhitzen über 40 Grad geht ein Teil der Lebenskraft verloren. Nahrung, die viel Energie enthält, füllt nicht nur den Magen, sondern auch die Zellen. Sie werden den Unterschied merken, wenn morgens der Wecker klingelt …

SIE WOLLEN MEHR GESUNDHEIT UND ENERGIE?
GREIFEN SIE ZU NAHRUNG, IN DER VIEL ENERGIE STECKT.

INDUSTRIE-NAHRUNG ENTHÄLT KEINE LEBENSENERGIE

Industriell verarbeitete Nahrungsmittel enthalten keine Lebenskraft mehr. Sie füllen den Magen, nähren aber nicht die Zellen. Von den chemischen Zusatzstoffen einmal abgesehen, sind sie womöglich auch tiefgekühlt gewesen, aufgetaut, erhitzt, pasteurisiert, homogenisiert, anderweitig verarbeitet, gelagert, transportiert und vielleicht erneut erhitzt worden, bevor sie auf Ihrem Teller landen.

SIE KÖNNEN NICHT WISSEN, WAS GESUNDE ERNÄHRUNG BEI IHNEN AUSRICHTEN KANN, WENN SIE ES NICHT AUSPROBIEREN.

BIO-PRODUKTE LIEFERN MEHR LEBENSENERGIE

Unveredelte, möglichst wild gewachsene, natürliche Nahrung enthält große Mengen an Biophotonen. Deshalb gewinnt die biologisch-dynamische Landwirtschaft immer mehr an Bedeutung. Solche Produkte tragen das Demeter-Zertifikat. Man erhält sie in Naturkostläden.

Essen Sie biologische Produkte aus der Region und möglichst saisonal. Tiere, die auf der Weide stehen durften und natürliches Futter bekommen haben, sind wegen der Lebenskraft, die sie dadurch gesammelt haben, viel gesünder als Fleischprodukte aus Bio-Massenware. Das gilt auch für Hühner.

»» DIE MIKROWELLE WIRD ZUM KÜCHENSCHRANK

Die Mikrowelle ist schon seit Jahren in der Diskussion. Mikrowellen wirbeln die Nahrungsmoleküle durcheinander, damit im Zellkern Hitze entsteht. Es gibt Studien, die besagen, dass eine Mikrowelle die DNA unserer Nahrung antastet, wodurch unser Körper sie nicht mehr als Nahrung erkennt, sondern als Feind betrachtet und sie – sei es durch Ausscheidung oder Einlagerung im Fettgewebe – schnell wieder loswerden will. Die ursprüngliche Lebenskraft der Nahrung wird so vernichtet. Sogar krebserregende freie Radikale sollen entstehen. Gehen Sie daher auf Nummer sicher: Werfen Sie die Mikrowelle weg oder ziehen Sie den Stecker raus und nutzen Sie sie als Küchenschrank.

ESSEN SIE, WAS DIE NATUR BIETET

Wenn Sie sich abwechslungsreich mit dem ernähren, was uns die Natur schenkt, sind Sie schon auf einem guten, gesunden Weg. Ich kann mir vorstellen, dass Sie hierzu noch Fragen haben, und als ehemaliger Zuckerjunkie weiß ich, dass all das leichter gesagt ist als getan. Im 2. Teil dieses Buchs werde ich einen Großteil Ihrer Fragen beantworten.

ZUR ERINNERUNG

››› Jahrhundertelang sind Menschen aus Nährstoffmangel krank geworden und daran gestorben. Das ist heute nicht anders.

››› Nahrung = Zellinformation. Geben Sie Ihrem Körper die Information, die er zum Gesundbleiben braucht.

››› Zellen brauchen unverarbeitete, naturbelassene Nahrung, wie die Natur sie für uns vorgesehen hat.

››› Ein Körper, der an Nährstoffmangel leidet, schreit ständig nach Nahrung.

››› Sie können buchstäblich mehr Energie essen, wenn Sie sich für Lebensmittel entscheiden, die Lebenskraft enthalten.

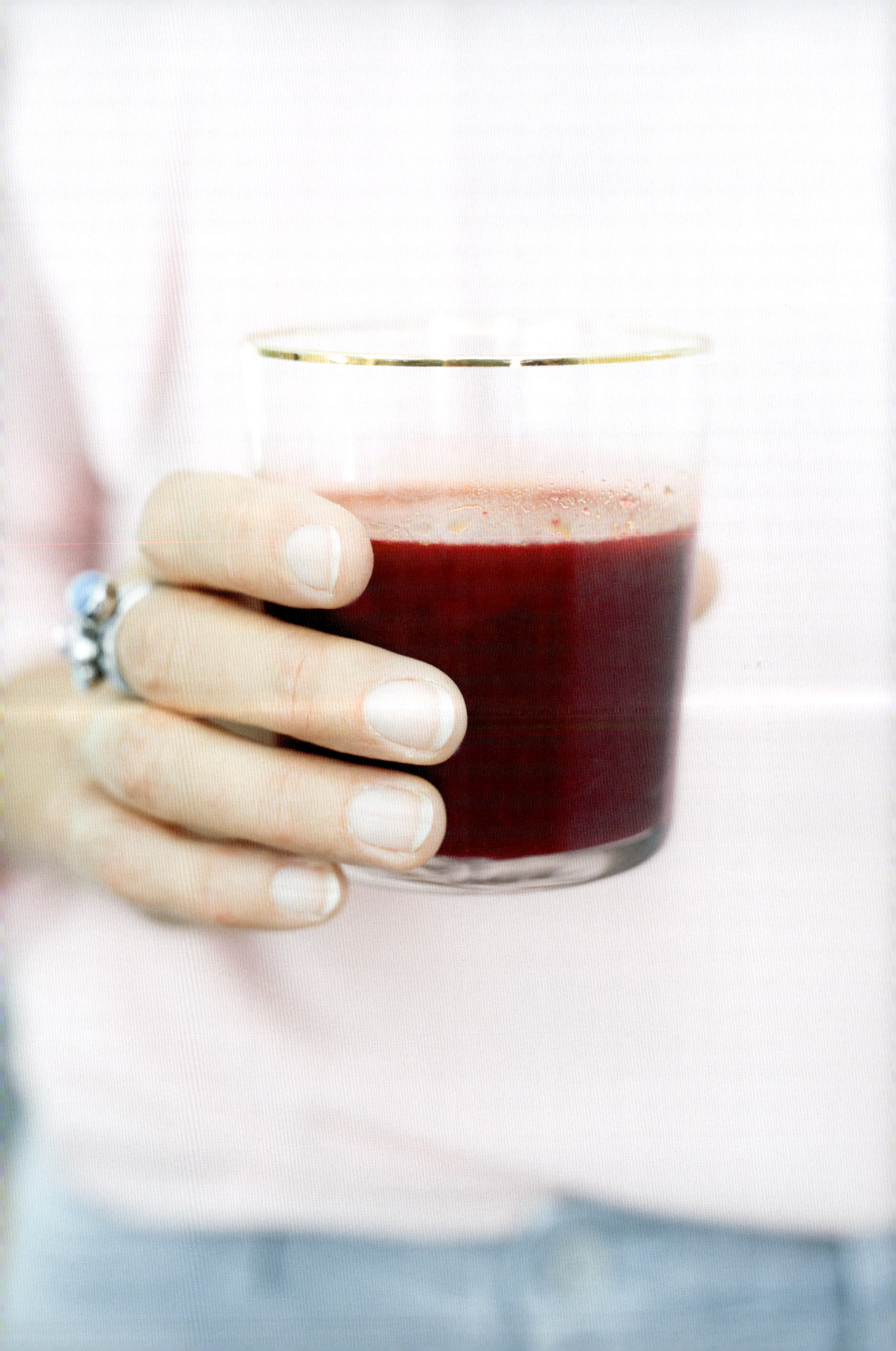

REZEPT

ANTI-BURN-OUT-POWERDRINK

Ich bin fest davon überzeugt, dass die Anschaffung eines Slow Juicers, mit dem ich mir frische Säfte zubereiten kann, der Wendepunkt bei meiner Burn-out-Behandlung gewesen ist. Anders kann man in nur wenigen Schlucken unmöglich so viele gesunde Nährstoffe zu sich nehmen! Wenn Sie noch keinen Entsafter haben, sparen Sie für einen Slow Juicer, denn bei ihm bleiben Nährwert und Lebenskraft erhalten.

Es gibt unzählige leckere Säfte. Ich musste mich hier für einen entscheiden. Dies ist mein Lieblingssaft, den ich immer dann trinke, wenn ich merke, dass ich extra viel Power brauche. Weil Rote Bete und Möhre schon an sich süß schmecken, benötigt man nur wenig Obst.

SIE BRAUCHEN (FÜR 2 GLÄSER)

- 1 Rote Bete
- 2 Stangensellerie
- 3 Möhren
- 1 Apfel
- 1 Stück Ingwer, ca. 1 cm

SO WIRD'S GEMACHT

Gemüse und Obst waschen und grob in kleine Stücke schneiden. Alle Zutaten in den Entsafter geben. Den Saft in ein großes Glas gießen und langsam und ganz bewusst trinken. Stellen Sie sich dabei vor, dass Milliarden Körperzellen genau das bekommen, was sie sich wünschen.
Aus den Pflanzenrückständen können Sie später wunderbare Gemüseburger herstellen.

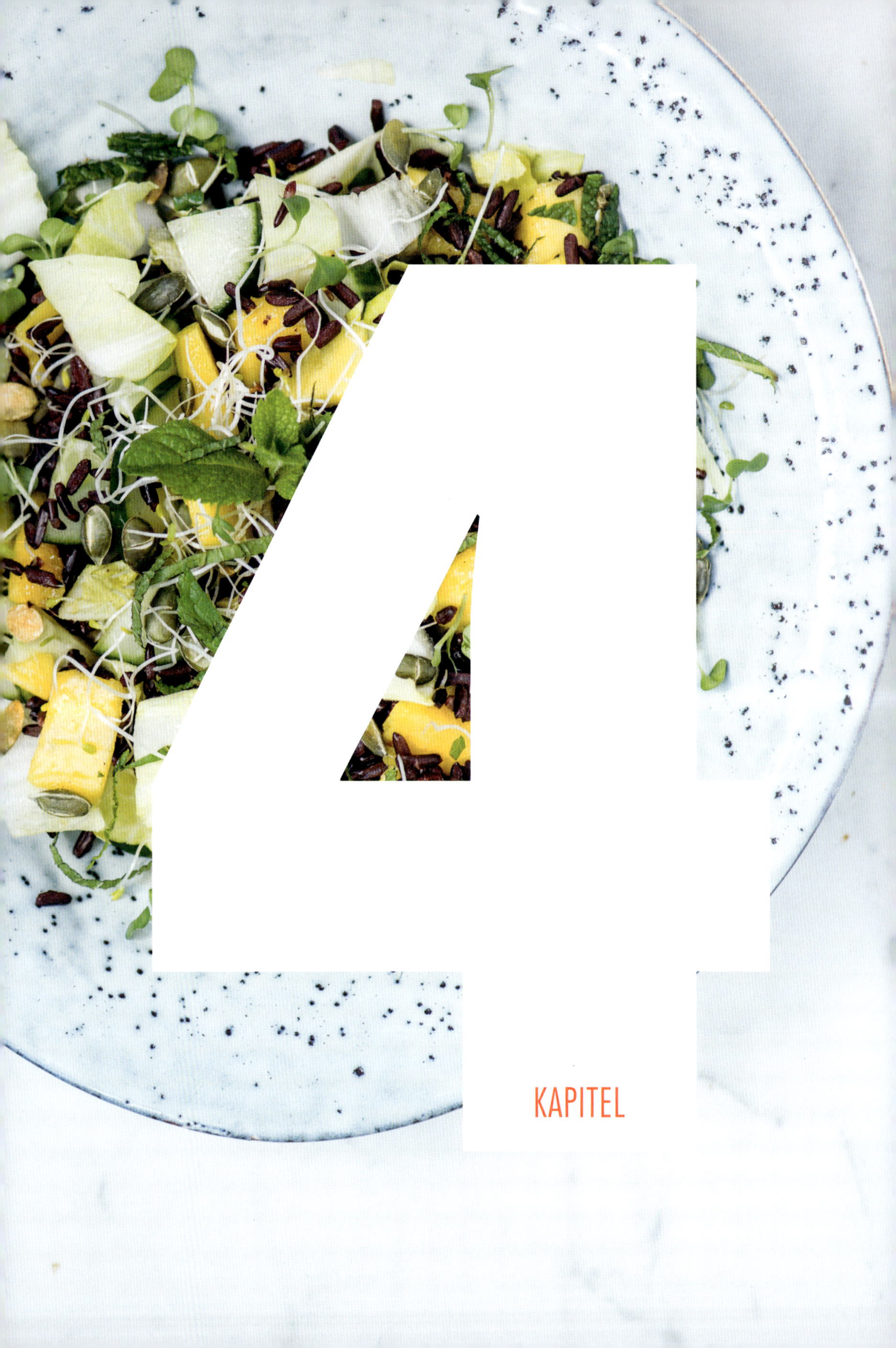

4 KAPITEL

GEWICHTSZUNAHME: NICHT JEDES PFUND GEHT DURCH DEN MUND

Man hat uns eingetrichtert, dass es beim Abnehmen um zwei Dinge geht: um weniger Essen und um mehr Bewegung. Beides ist nicht so einfach und noch dazu nicht wahr. Glauben Sie mir: Nicht jedes Pfund geht durch den Mund! Der weibliche Körper ist viel komplexer. Es kann verschiedene Gründe geben, weshalb er beschließt, Fett zu speichern – nicht um Sie zu ärgern, sondern um Sie zu schützen.

Erst wenn Sie einsehen, dass es beim Abnehmen nicht darum geht, weniger zu essen und mehr Sport zu treiben, sind Sie dazu in der Lage, gesünder und schlanker zu werden. Ihr Körper lässt Sie nicht im Stich, wenn Sie mit Gewichtsproblemen zu kämpfen haben. Wenn Sie begreifen, was im Körper vor sich geht, verfügen Sie über die notwendigen Informationen, um sich für den richtigen Weg zu entscheiden: Werden Sie zuerst gesünder und nehmen Sie anschließend ab. Ein gesundes Gewicht ist sozusagen die Belohnung für einen gesunden Körper.

ABNEHMEN, UM GESUND ZU WERDEN? ES IST UMGEKEHRT: GESUND WERDEN, UM ABZUNEHMEN.

SCHLUSS MIT DEM **KALORIENZÄHLEN**

Der größte Unsinn, den wir uns haben einreden lassen, ist, dass ein Zusammenhang zwischen einer bestimmten Kalorienaufnahme und unserem Gewicht besteht. Zum einen ist schon das Kalorienzählen allein unsinnig, weil eine Kalorie nicht mit der anderen vergleichbar ist. Zum anderen wird das Gewicht von viel mehr Faktoren bestimmt als von der reinen Kalorienanzahl.

»» WENIGER KALORIEN UND DOCH ADIPOSITAS?

Die britische Langzeitstudie *National Food Survey* hat festgestellt, dass in England in den letzten 10 Jahren 25 Prozent weniger Kalorien zugeführt worden sind als in den 70er-Jahren des vergangenen Jahrhunderts. Trotzdem hat sich Adipositas versechsfacht.

ALLE FRAUEN SIND GLEICH … ODER ETWA NICHT?

Frauen wird empfohlen, etwa 2000 Kalorien pro Tag zu sich zu nehmen. Der Einfachheit halber werden wir dabei alle (ob mit einer Körpergröße von 1,50 oder 1,95 Metern, ob sportlich oder nicht) über einen Kamm geschoren. Das kann nur schiefgehen. Um abzunehmen, soll man tunlichst unter diesen 2000 Kalorien bleiben. 1200 bis 1500 Kalorien pro Tag seien angemessen, heißt es. Aber glauben Sie wirklich, dass man abnimmt, wenn man eine Woche lang 1200 Kalorien in Form von Chips und Keksen zu sich nimmt? Und vom Gewicht einmal abgesehen – wie würden Sie sich bei einer solchen Diät fühlen? Wie würde Ihre Haut aussehen?

STEAK ODER SCHOKOLADE? DIE GLEICHE PUNKTZAHL

Innerhalb des Punktesystems der Weight Watchers (ein börsennotiertes Unternehmen mit weltweit 25 000 Angestellten!) war es bis vor Kurzem völlig egal, ob man ein Steak oder ein paar Schokoriegel verzehrt – zugegeben ein Extrembeispiel –, denn beides hat die gleiche Punktzahl. Heutzutage hat ein Steak etwas weniger Punkte, denn auch die Weight Watchers haben begriffen: die Kalorien des einen Nahrungsmittels haben nichts mit denen des anderen zu tun.

EIN EI BEWIRKT IM KÖRPER ETWAS ANDERES ALS EIN EIERKUCHEN

Ein gekochtes Ei und ein Eierkuchen haben ungefähr dieselben Kalorien, aber ihre Auswirkung auf den Körper ist sehr verschieden. Und genau darum geht es mir. Es macht einen himmelweiten Unterschied, wo man seine Kalorien herbekommt: Nahrung = Zellinformation. Ein weich gekochtes Ei erzählt den Zellen eine ganz andere Geschichte als ein Eierkuchen.

WIE KONNTEN WIR NUR GLAUBEN, DASS ES FÜR UNSER GEWICHT EGAL IST, WELCHE SORTE KALORIEN MAN ZU SICH NIMMT?

Entscheidend ist also, worin die Kalorie enthalten ist und ob dieses Nahrungsmittel gesundheitsförderlich ist oder nicht. Ein gesundes Gewicht ist die Folge eines gesunden Körpers, in dem Hormone und Organe tun, was sie sollen. Es gibt keine andere Möglichkeit, gesund abzunehmen.

Eine Diät ist ein Kampf gegen den Überlebensmechanismus des Körpers. Die Diätindustrie verdient damit Milliarden, obwohl ihre Produkte eine Fehlerquote von 98 Prozent aufweisen. Jede andere Industrie wäre bei einem derart schlechten Abschneiden ihrer Produkte oder Dienstleistungen längst pleite. 98 Prozent der Menschen, die es schaffen, mit einer Diät abzunehmen, haben ein Jahr später wieder das alte Gewicht oder sogar noch ein paar Pfunde mehr auf den Hüften. Was für eine Qual, und was für ein Frust! Es sind so viele bizarre Diäten im Umlauf: proteinreich, fettarm, kohlenhydratarm, kalorienreduziert, Blutgruppendiät, Regenbogendiät, Eskimo-Diät … alles, was man sich nur vorstellen kann. Die meisten Diäten sind schlichtweg ungesund und schlagen bei vielen Frauen auch deswegen nicht an, weil die hormonellen Ursachen des Übergewichts nicht berücksichtigt werden.

Eine Diät ist ein Krieg gegen den eigenen Körper, dabei sollten Körper und Hormone doch zusammenarbeiten! Denn es sind die Hormone und Organe, die entscheiden, was der Körper mit der Nahrung anstellt. Diäten bekämpfen den Überlebensmechanismus des Körpers, und diesen Kampf kann man nicht gewinnen.

WAS PASSIERT IM KÖRPER, WENN SIE AUF DIÄT SIND?

Bei Diäten geht es im Allgemeinen darum, weniger zu essen. Man zählt Kalorien, streicht oder verringert bestimmte Nahrungsmittel oder aber ersetzt sie teilweise durch Pulver, Pillen oder Shakes. Doch was passiert dabei im Körper?

Wenn der Körper weniger Nahrung bekommt, muss er seine Energie von woanders herholen. Die wichtigsten Körperfunktionen wie Herzschlag, Verdauung und Atmung müssen schließlich aufrechterhalten werden, und das kostet Energie. Und auch das Gehirn soll weiterhin auf vollen Touren laufen. Kann der Körper seinen Energiebedarf nicht mehr durch die Nahrung decken, wird der Glycogenvorrat zur Energiequelle. Glycogen ist ein in den Leber- und Muskelzellen gespeicherter Glucoseüberschuss. Der Körper braucht diesen Glycogenvorrat, um über zusätzliche Energie verfügen zu können. Spitzensportler brechen diesen Vorrat manchmal an – und Leute auf Diät auch.
Für jedes Gramm Glycogen hat der Körper vier Gramm Flüssigkeit gespeichert. Zapft man also den Glycogenvorrat an, verringert sich auch die Körperflüssigkeit. Die ersten Kilos, die man verliert, sind also kein Fett, sondern der Notvorrat an Glycogen und Flüssigkeit.

Die nächste Energiequelle, die der Körper anzapft, sind die Proteine in den Muskeln. Diese Proteine können schnell in Energie umgesetzt werden. Für den Körper sind Muskeln beim Überlebenskampf von sekundärer Bedeutung. Also »isst« der Körper ein wenig von den Muskeln auf. Viele Frauen jammern, dass sie nach zahllosen Crash-Diäten immer unförmiger werden. Das stimmt: Muskeln formen den Körper. Zwar verbrennt man bei Diäten Fett, sollte jedoch bedenken, dass Muskeln auch im Ruhezustand viel Energie verbrennen. Je mehr Muskeln man hat, desto einfacher ist es, das Gewicht zu halten oder abzunehmen. Ein Kilo Muskeln verbrennt am Tag gut 100 Kalorien, wenn ich diesen Begriff noch einmal bemühen darf. Deshalb sind Frauen im Nachteil, wenn es ums Abnehmen geht: Es ist für sie schwieriger, Muskeln aufzubauen. Männer haben mehr Muskeln, Frauen mehr Fett.

DIÄTEN TUN FRAUEN SELTEN GUT, WEIL SIE DIE HORMONELLEN URSACHEN FÜRS ÜBERGEWICHT NICHT BERÜCKSICHTIGEN UND DEN KÖRPER IN EIN HORMONCHAOS STÜRZEN.

Vielleicht denken Sie jetzt: »Also gut, die ersten Kilos machen ohnehin nicht viel aus, und ich muss unbedingt meine Muskeln behalten, also auf zum Krafttraining. Irgendwann wird mein Körper schon anfangen, Fett zu verbrennen. Ich muss nur meine Diät durchhalten, dann nehme ich ein für alle Mal ab.« Krafttraining ist sicherlich eine gute Idee, ob Sie nun abnehmen möchten oder nicht. Aber die Sache hat einen Haken, und daran scheitern viele.

Jahrhundertelang musste der Mensch in Zeiten großer Nahrungsknappheit überleben. Davon sind wir immer noch geprägt. Der Körper kommt viel besser mit einem Mangel zurecht als mit Überfluss! Sobald Sie eine Diät anfangen, geht der Körper immer effizienter mit der begrenzten Nahrungszufuhr um. Er versucht, Sie am Leben zu halten, koste es, was es wolle. Der Körper weiß genau, was zu tun ist. Er wird mit der Energie, die er bekommt, sehr sparsam und höchst effizient umgehen. Und auch die Schilddrüse wird langsamer arbeiten, um den Stoffwechsel zu hemmen. Der Körper schaltet also in den Überlebensmodus. Das bedeutet, dass man immer weniger abnimmt, obwohl man sehr wenig isst. Würde man noch weniger essen, würde man noch langsamer abnehmen, weil der Körper seine Effizienz daraufhin noch weiter steigern wird. Irgendwann wird es immer schwieriger, die Diät durchzuhalten, denn man fühlt sich zunehmend müde, abgespannt, gereizt, sogar depressiv. Der Körper, einschließlich des Gehirns, sehnt sich nach Nahrung, und da wir nun mal in einem Schlaraffenland leben, ist die Gefahr groß, dass wir bei einem Eierkuchen schwach werden. Oder bei zehn Eierkuchen … Weniger zu essen, wenn man nachhaltig abnehmen will, ist also nicht die Lösung. Aber was dann?

»» PASSEN SIE AUF MIT KOHLENHYDRATARMEN DIÄTEN

Kohlenhydratarme Diäten sind gerade sehr beliebt. Man darf reichlich Fett und Proteine zu sich nehmen, solange man nur keine Kohlenhydrate isst. Das lässt sich leicht eine Zeit lang durchhalten und man verliert dabei sogar an Gewicht. Doch ohne Kohlenhydrate (und die darin enthaltenen wertvollen Nährstoffe wie B-Vitamine) ist die Gefahr groß, dass die Schilddrüse irgendwann einen Gang runterschaltet. Die Schilddrüse braucht Kohlenhydrate. Eine Schilddrüsenunterfunktion verlangsamt den Stoffwechsel, und dann wird es immer schwieriger abzunehmen. Früher oder später wird sich jede einseitige Diät gegen Sie richten.

ZEHN GRÜNDE, WARUM SIE TROTZ DIÄT NICHT ABNEHMEN

Fettdepots anlegen ist eine Maßnahme des Körpers. Dafür kann es verschiedene Gründe geben. Besonders Frauen über 40 kennen das Phänomen: »dick ohne Naschen«. Man isst und bewegt sich genauso viel wie in all den Jahren davor und setzt trotzdem Speck an! Gibt es bei Übergewicht etwas Frustrierenderes, als schon vom bloßen Hingucken aus dem Leim zu gehen? Auch ich habe so eine leidige Phase hinter mir. Wenn Sie nicht aufpassen, verlieren Sie das Vertrauen in den eigenen Körper, dabei braucht er Sie dringend! Denn Übergewicht ist genau wie andere Beschwerden ein Zeichen dafür, dass im Körper irgendetwas nicht stimmt und der Hormonhaushalt durcheinandergeraten ist. Es gibt mindestens zehn Gründe, weshalb sich der weibliche Körper weigert abzunehmen, obwohl man weniger isst und sich mehr bewegt.

ZEHN GRÜNDE

- **Die Darmflora ist nicht gesund und arbeitet nicht, wie sie sollte. Schlechte Bakterien sind in der Überzahl. Eine bestimmte Bakterienzusammenstellung kann schuld an hartnäckigem Übergewicht sein. Besonders Zucker nährt diese »dick machende« Darmflora.**
- **Die Schilddrüse beginnt langsamer zu arbeiten, um die gestressten Nebennieren zu entlasten. Dadurch verlangsamt sich auch der Stoffwechsel, und man nimmt schneller zu.**
- **Die Nebennieren produzieren viel Cortisol, weil sie dauerhaftem Stress ausgesetzt sind. Stress stört das Hormongleichgewicht und führt dazu, dass Fett gespeichert und nicht verbrannt wird. Stress kann dick machen.**
- **Der Körper produziert ständig Insulin, weil die Zellen mittlerweile unempfindlich für Insulin sind. Doch mit Insulin im Blut ist die Fettverbrennung unmöglich.**
- **Die Leber tut sich mit dem Entgiften und Ausscheiden von hormonstörenden Stoffen wie Xenoöstrogenen schwer. Die Fettzellen klammern sich an diese Stoffe, weil sie dem Organismus sonst schaden könnten. Der Körper lagert sie in den Fettzellen ein. Je mehr Xenoöstrogene, desto mehr Fettzellen.**
- **Wenn man älter wird, nimmt die Muskelmasse ab. Dadurch verlangsamt sich der Stoffwechsel. Je weniger Muskeln man hat, desto langsamer ist der Stoffwechsel und desto schwerer wird es, Gewicht zu verlieren.**
- **Der Stoffwechsel ist wegen jahrelanger (Crash-)Diäten durcheinander und befindet sich dauerhaft im Überlebensmodus. Weil der Körper nicht ausreichend Nährstoffe bekommt, glaubt er, es herrsche Nahrungsmangel, und speichert zur Sicherheit alles, was er kriegen kann, in Fettdepots.**
- **Dem Körper fehlen für die Fettverbrennung zahlreiche wichtige Nährstoffe wie Magnesium, Zink oder B-Vitamine.**
- **Sie nehmen Medikamente, deren Nebenwirkung eine Gewichtszunahme ist. Deshalb fällt Ihnen das Abnehmen sehr schwer. Beachten Sie: Auch die Antibabypille ist ein Medikament.**
- **Der Stoffwechsel wird trotz Krafttraining und Muskelaufbau mit zunehmendem Alter einfach langsamer.**

Diese zehn Ursachen – in denen keine einzige Kalorie vorkommt – tragen dazu bei, dass man nicht abnimmt, sondern unter Umständen sogar noch dicker wird, obwohl man weniger isst. Aber es gibt noch weitere Ursachen wie zum Beispiel eine Virusinfektion, eine Entzündungsreaktion im Darm oder die Lyme-Krankheit.

Hartnäckiges Übergewicht ist ein Hilferuf des Körpers. Wenn Sie aber für einen ausgeglichenen Hormonhaushalt, für eine gesunde Darmflora, gesunde Nebennieren und eine gesunde Schilddrüse sorgen, wenn Sie Ihre Leber bei der Entgiftung unterstützen, sich darum kümmern, die Muskeln so lange wie möglich zu erhalten, und wenn Sie den Organismus nicht allzu sehr mit Giftstoffen oder Dauerstress belasten, helfen Sie dem Körper, wieder ins Gleichgewicht zu kommen und ein gesundes Gewicht zu erreichen. Das ist eine lange Liste, zugegeben, aber Sie brauchen keine einzige Kalorie zu zählen!

FRAUEN NEHMEN IN DER KÜCHE AB, NICHT IM FITNESSSTUDIO

Sollten Sie beschließen, fortan mehr Zeit in der Küche zu verbringen, stehen die Chancen gut, dass Sie abnehmen werden. Mit gesunder Ernährung kommen die Hormone und Organe wieder ins Gleichgewicht, und als Belohnung gibt es ein gesundes Gewicht sozusagen obendrein. Haben Sie Geduld, und seien Sie sich darüber im Klaren, dass ein gesundes Gewicht nicht bei jeder Frau Kleidergröße 38 bedeutet. Schließlich geht es darum, dass Sie einen Körper haben, der sich gut anfühlt und vor Energie strotzt.

Sport und Bewegung sind sehr gesund, aber leider nehmen Frauen dadurch viel weniger ab als Männer. Muskelzellen verbrauchen sogar im Ruhezustand mehr Energie als Fettzellen. Hat man viele Muskeln, ist der Stoffwechsel aktiver. Somit nimmt man leichter ab. Muskeln sind gute Partner im Kampf gegen Übergewicht. Aber wenn der Stoffwechsel langsam arbeitet, unterstützt Sport die Gewichtabnahme nur bedingt. Studien belegen zudem, dass Frauen von Sport hungrig werden. Weniger sitzen, regelmäßig spazieren gehen oder Rad fahren – all das aktiviert den Stoffwechsel. Vor dem Frühstück – also nüchtern – ist Bewegung hervorragend dazu geeignet, den Stoffwechsel anzukurbeln.

DAS GEHEIMNIS SCHLANKER FRAUEN IST KEINE DIÄT, SONDERN DASS SIE GENAU WISSEN, WAS SIE ESSEN MÜSSEN.

HORMONE BESTIMMEN, WAS DER KÖRPER MIT DER NAHRUNG ANSTELLT

Übergewicht ist ein Zeichen dafür, dass der Körper aus dem Gleichgewicht geraten ist, auch wenn es meist daran liegt, dass man über einen längeren Zeitraum zu viel und zu ungesund gegessen hat. Denn natürlich gibt es Frauen, die zu viel essen, manchmal sogar viel zu viel. Aber selbst das liegt an den Hormonen. Kein Sättigungsgefühl zu haben, aus Kummer und Frust zu essen und sich damit zu trösten, geht ebenfalls auf die Wirkung von Hormonen zurück. Ich habe noch keine Frau getroffen, die sich mit einem Stängel Staudensellerie trösten konnte … Da braucht man etwas anderes.

Hormone legen fest, was der Körper mit der Nahrung anstellt, ob Muskelmasse aufgebaut oder Fett gespeichert wird – und wenn ja, wo das passiert. Hormone bestimmen den Appetit und sind sogar für Süchte beim Essen verantwortlich. Nach der ersten Handvoll Erdnüsse oder den ersten beiden Keksen nicht mehr aufhören zu können – es liegt an den Hormonen, wenn man wie ein Zombie zulangt.

Gesünder und schlanker wird man, wenn man die richtigen Dinge isst. Sind Sie zu dick? Beenden Sie Ihre Diät und fangen Sie an, Lebensmittel zu essen, die dem Körper möglichst viele Nährstoffe zukommen lassen und die gleichzeitig möglichst wenige Schadstoffe enthalten.

ZUR ERINNERUNG

»» Kalorien zählen, um das Gewicht zu halten, ist ungesunder Unsinn.

»» Fast alle Diäten richten im weiblichen Körper ein Hormonchaos an und schaden mehr, als sie nutzen.

»» Hormone bestimmen, was der Körper mit der Nahrung anstellt.

»» Es gibt viele Gründe dafür, dass Sie nicht abnehmen, obwohl Sie weniger essen und sich mehr bewegen.

»» Hartnäckiges Übergewicht ist ein Hilferuf Ihres Körpers.

»» Schlanksein ist die Belohnung, die Sie für einen gesunden Körper erhalten. Ein gesunder Körper ist das Ergebnis einer gesunden Ernährung.

»» Ein gesunder Körper hat Lust auf Bewegung.

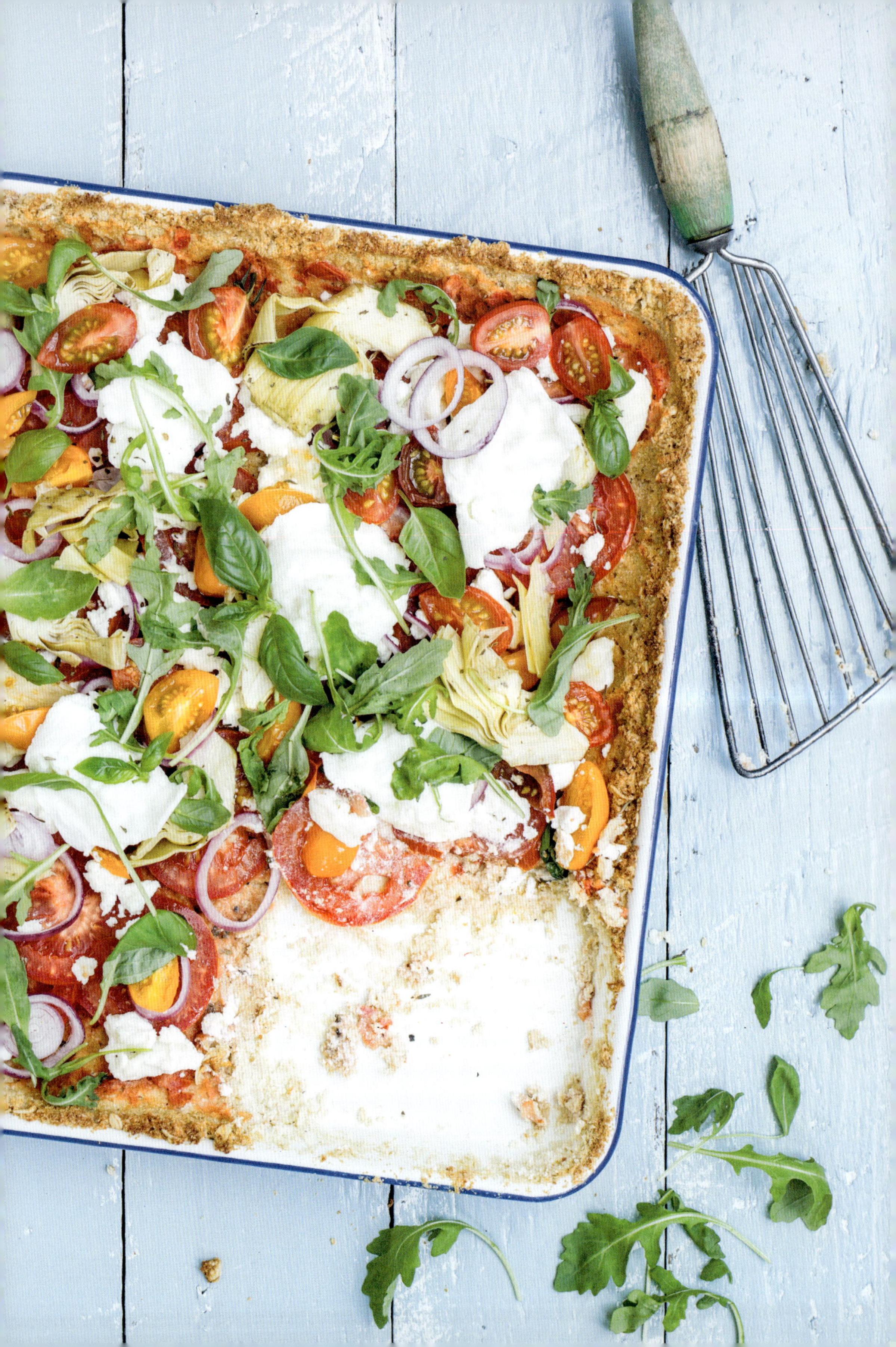

REZEPT

KNUSPRIGE BLUMENKOHL-PIZZA

Ich habe viele Rezepte »gemüsiger« gemacht, indem ich Stärkemehl durch Gemüse ersetzt habe. Dies ist meine Lieblingspizza mit einem Boden aus Blumenkohl. Nein, er schmeckt nicht nach Blumenkohl und ja, er ist wirklich knusprig. Die Pizza können Sie mit allem belegen, was Ihnen schmeckt und was gesund ist. Eine Pizza ohne Käse ist keine Pizza. Ich habe mich für Büffelmozzarella und Ziegenkäse entschieden. Die Artischockenherzen kommen einfach aus dem Glas.

SIE BRAUCHEN (FÜR CA. DREI PERSONEN)

FÜR DEN BODEN

- 1 mittelgroßen Blumenkohl (ca. 500 g)
- 100 g Mandelmehl
- 100 g feine Haferflocken
- 2 Eier
- 2 EL italienische Kräuter
- frisch gemahlenen Pfeffer und keltisches Meersalz
- Olivenöl

FÜR DEN BELAG

- 200 g Passata (Tomatenpüree aus der Flasche)
- 1 rote Zwiebel
- 6 Tomaten
- 1 Glas Artischockenherzen
- 1 Büffelmozzarella
- 1 Stück würzigen Ziegenkäse
- 1 Handvoll Rucola, fein geschnitten
- 1 EL italienische Kräuter

SO WIRD'S GEMACHT

Ofen auf 180 °C vorheizen. Blumenkohl säubern und von Stiel und Blättern befreien. Die Röschen in der Küchenmaschine zerkleinern, bis sie wie Reiskörner aussehen. Eier verquirlen und zur Seite stellen. Nun den Blumenkohl mit den anderen Zutaten vermengen, eine Kuhle in die Mitte drücken und die Eimasse hineingeben. Mit einer Gabel alles kräftig verrühren. Der Teig ist feuchter als normaler Pizzateig. Das Backblech nun mit Backpapier auslegen und den Teig darauf verteilen und an den Rändern festdrücken. Der Boden sollte ca. 1 cm dick sein. Ca. 20 Minuten im Ofen vorbacken. Die Ränder dürfen ruhig etwas braun werden. Für den Belag nun die Tomaten, den Mozzarella und den Ziegenkäse in Scheiben und die Zwiebel in Ringe schneiden. Die Artischocken abtropfen lassen. Den Rucola zerkleinern und zur Seite stellen.

Den Boden aus dem Ofen holen, die Passata darauf verteilen, mit den übrigen Zutaten belegen und die Kräuter darüber bestreuen. Die Pizza nun für weitere 15 Minuten in den Ofen schieben. Vor dem Servieren mit dem Rucola bestreuen und mit Olivenöl beträufeln.

2 TEIL

DER ERNÄHRUNGS-KOMPASS FÜR MEHR HORMONPOWER

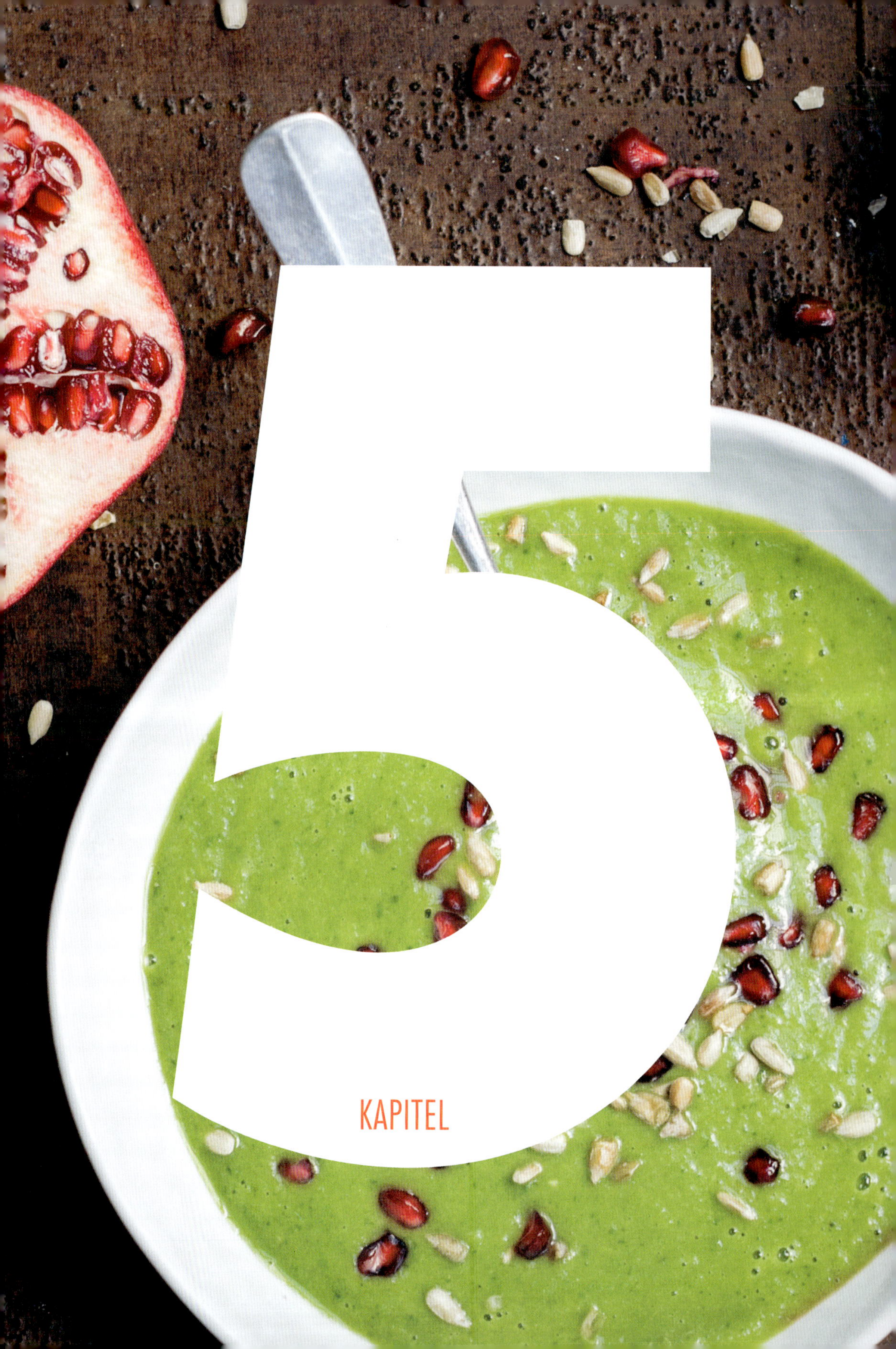

5

KAPITEL

DAS GRUNDPRINZIP

Wenn Sie sich dazu entschließen, Ihre Vitalität und Gesundheit zu verbessern, sollten Sie diesen Prozess als Reise verstehen. Und auf einer Reise kann ein Kompass nicht schaden, der Ihnen den Weg weist. Wohin er letztlich hinführt, oder in welchem Tempo Sie vorwärtskommen, bestimmen Sie allein. Sie entscheiden, welche Richtung Sie im Leben einschlagen. Der Ernährungskompass gibt Ihnen lediglich Orientierung. Er nennt ein Grundprinzip und sieben Orientierungspunkte. Mit deren Hilfe können Sie Ihre persönliche Route festlegen.

SO INDIVIDUELL **WIE SIE SELBST**

Die häufigste Frage, die mir gestellt wird, lautet: »Wie halte ich dein Ernährungsprogramm bloß durch?« Dann antworte ich, dass es so etwas wie Durchhalten nicht gibt. Wenn Sie sich auf den Weg machen, um Neues zu lernen, ist dieses Wort fehl am Platz. »Durchhalten« hat etwas mit Drill zu tun und legt nahe, dass man etwas falsch macht, wenn man vom vorgegebenen Kurs abweicht. Doch auf Ihrer persönlichen Reise mit dem Ernährungskompass können Sie gar nichts falsch machen!

Eine Nahrungsumstellung ist mit dem Erlernen eines Instruments vergleichbar: Übung macht den Meister. Und der ist in der Regel nicht vom Himmel gefallen. Vielleicht ist es anfangs noch etwas zäh, aber mit etwas Übung wird man immer besser. Eines Tages spielt man mühelos die schönsten Stücke und kann sich gar nicht mehr vorstellen, wie schwer es am Anfang war. So ist es auch, wenn Sie Ihre Ernährung umstellen.

SCHEITERN AUSGESCHLOSSEN

Der Ernährungskompass gibt keinen festen Speiseplan vor – ganz einfach, weil es den idealen Speiseplan, der für jede Frau geeignet ist, schlichtweg nicht gibt. Ich bin übrigens fest davon überzeugt, dass das auch der Grund dafür ist, warum viele Frauen eine Diät abbrechen, denn eine Diät ist nie auf persönliche Bedürfnisse zugeschnitten. Der Körper protestiert früher oder später. Weicht man nur einmal vom vorgeschriebenen Tagesplan ab, hat man gleich das Gefühl, versagt zu haben und fällt in alte, ungesunde Ernährungsmuster zurück. Das kann Ihnen mit dem Ernährungskompass nicht passieren – nicht wenn Sie an das Erlernen eines neuen Ernährungsmusters genauso herangehen wie an das Erlernen eines neuen Musikinstruments: Scheitern ausgeschlossen!

SIE SIND GERADE DABEI, ETWAS VÖLLIG NEUES ZU LERNEN: EIN NEUES ERNÄHRUNGSMUSTER. UND SOLANGE MAN LERNT, KANN MAN NICHTS FALSCH MACHEN.

Vielleicht gehören Sie zu den Menschen, die einen festen, bis ins Detail vorgeschriebenen Speiseplan brauchen. Ich halte aus zweierlei Gründen nichts davon: Erstens weil Ihr Körper genauso einzigartig ist wie Sie selbst. Jede Frau benötigt andere Nährstoffkombinationen und -mengen. Vielleicht brauchen Sie auch heute etwas anderes als in drei Monaten, wenn wieder eine besonders stressige Zeit anbricht.
Zweitens weil jede Frau selbst am besten über ihre Bedürfnisse Bescheid weiß. Und dieses »Wissen« möchte ich gerne wieder wecken. Nur Sie allein bestimmen, was gut für Sie ist. Vertrauen Sie in puncto Ernährung auf den gesunden Menschenverstand und Ihre Intuition! Lernen Sie wieder, auf die Signale Ihres Körpers zu hören. Erst dann erkennen Sie, was Ihnen »guttut«.

NEHMEN SIE SICH ZEIT

Gut möglich, dass Sie anfangs noch nicht verstehen, was Ihr Körper Ihnen sagen will. Viele Frauen haben den Kontakt zu ihrem Körper verloren. Oder wie es einmal eine meiner Klientinnen formuliert hat: »Ich höre sehr gut auf meinen Körper, Marjolein, aber er spricht nicht mit mir!«
Nehmen Sie sich Zeit, wieder mit Ihrem Körper in Kontakt zu treten. Wenn man sich elend fühlt, signalisiert der Körper, dass er momentan keine Nahrung möchte. Er braucht alle Energie, um sich zu erholen, der Verdauungsprozess würde einfach zu viel davon in Anspruch nehmen. Deshalb verspürt man dann oft keinen Hunger, selbst wenn man schon seit zwei Tagen kaum noch etwas gegessen hat.

WENN SIE APPETIT HABEN, FRAGEN SIE SICH WAHRSCHEINLICH: »WORAUF HABE ICH LUST?« DER ERNÄHRUNGSKOMPASS HILFT IHNEN HERAUSZUFINDEN, WAS SIE WIRKLICH BENÖTIGEN.

HORCHEN SIE IN SICH HINEIN

Genau das meine ich, wenn ich sage »auf den Körper hören«. Je gesünder Sie sich ernähren, desto besser verstehen Sie die Signale Ihres Körpers. Das ist wie ein stilles Zwiegespräch. Irgendwann hören Sie, dass Ihr Körper nach gesunden Lebensmitteln statt nach Fast Food oder Süßigkeiten verlangt. Und spüren wieder, ob Sie wirklich Hunger oder Durst haben. Vielleicht können Sie sich das jetzt noch nicht vorstellen, aber ich verspreche Ihnen, dass Sie an einen Punkt kommen werden, an dem Sie wissen, was wirklich gut für Sie ist. Nur Geduld! Wenn Sie Ihren Hormonhaushalt ins Gleichgewicht bringen, wird dieses »Körperwissen« automatisch geweckt.

DAS GRUNDPRINZIP: ERST NÄHRSTOFFE AUFNEHMEN, DANN FÜLL- UND GIFTSTOFFE AUSSCHEIDEN

Der Ernährungskompass unterscheidet zwischen Nahrung zur Nährstoffaufnahme und Nahrung zum Ausscheiden. Wenn Sie erst mal wissen, welche Lebensmittel in welche Kategorie gehören, ist es ganz einfach: Essen Sie so viele gesunde Dinge wie möglich und versuchen Sie dabei, auf ein möglichst gutes Verhältnis von Aufnahme und Ausscheidung zu achten. Der Körper ist träge und braucht Zeit, sich umzustellen. Deshalb ist es ratsam, das Ernährungsmuster schrittweise zu verändern. Vielleicht haben Sie früher schon mal versucht, sich gesünder zu ernähren, haben es aber nicht lange durchgehalten. Es gibt viele Gründe, warum Sie in alte, ungesunde Verhaltensmuster zurückfallen können, die Sie allerdings nicht auf die leichte Schulter nehmen sollten. Stress, Hektik oder Kummer wird es immer geben, gern tröstet man sich dann mit Süßigkeiten. Doch wie lässt sich das verhindern? Menschen, die sich gesund ernähren, haben schließlich auch mit Stress, Hektik und Kummer zu kämpfen. Trotzdem schaffen sie es, nicht in schlechte Essgewohnheiten zurückzufallen.

SO STELLEN SIE DIE ERNÄHRUNG SPIELEND UM

Ich werde Ihnen jetzt verraten, wie Sie die Ernährung spielend umstellen können. Der Trick besteht darin, als Erstes gesunde Lebensmittel zu essen und zwar möglichst schnell und schmackhaft zubereitet. Wenn Sie Ihr Ernährungsmuster ändern möchten, konzentrieren Sie sich auf alles, was GESUND ist und essen davon so viel wie möglich.
Der Körper sehnt sich nach gesunden Nährstoffen.

Die meisten Diäten sind von Verzicht geprägt. Auf einmal gibt es eine ellenlange Liste mit verbotenen Nahrungsmitteln. Wenn man aber plötzlich alles weglässt, was der Körper gewohnt ist (und nach dem er süchtig ist), bekommt der Körper Stress. Mit viel Willenskraft hält man das vielleicht eine Zeit lang durch, aber in der Regel nicht sehr lange.
Der Ernährungskompass setzt also als Erstes auf gesunde Nahrung. Sie werden schnell merken, dass Sie mehr Energie haben, sich gesünder fühlen und sogar Bewegungsdrang verspüren. Dann fällt es Ihnen automatisch leichter, Ungesundes wegzulassen. Wenn Sie täglich 3 Mahlzeiten und 2 Zwischenmahlzeiten essen, sind das insgesamt 35 Mahlzeiten in der Woche. Ernähren Sie sich in diesem Zeitraum 5 Mal gemäß den Orientierungspunkten des Ernährungskompasses, ist das schon mal ein Anfang. Eine Woche später sind es dann vielleicht schon 8 Mal und in der Woche darauf sogar 10 Mal. Die Lebensmittel in Ihrer Küche werden sich Schritt für Schritt ändern. Auch die Zubereitung

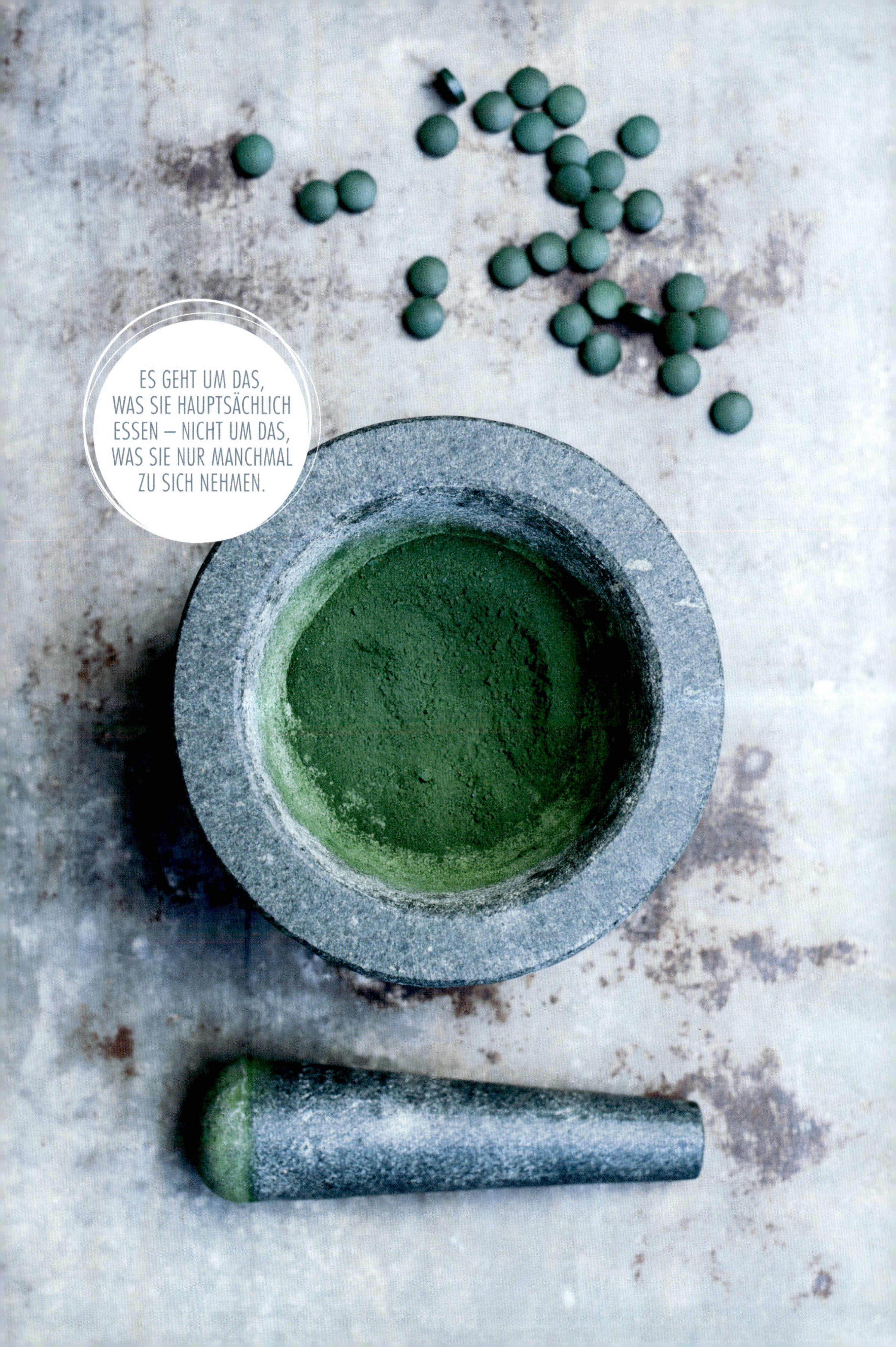

ES GEHT UM DAS,
WAS SIE HAUPTSÄCHLICH
ESSEN – NICHT UM DAS,
WAS SIE NUR MANCHMAL
ZU SICH NEHMEN.

wird Ihnen immer leichter von der Hand gehen. Mit der Zeit werden Sie sich besser fühlen und irgendwann den Punkt erreichen, an dem Ihr Organismus begreift: Sie können und wollen sich nur noch so ernähren.

UNTERVERSORGUNG BEKÄMPFT MAN NICHT, INDEM MAN DIE FALSCHEN NAHRUNGSMITTEL WEGLÄSST. UNTERVERSORGUNG BEKOMMT MAN NUR MIT »ECHTER NAHRUNG« IN DEN GRIFF.

NEHMEN SIE »ECHTE NAHRUNG« ZU SICH – SO SCHMACKHAFT WIE MÖGLICH ZUBEREITET

Unter »echter Nahrung« verstehe ich unverarbeitete, naturbelassene Lebensmittel, die vom Körper auch als solche erkannt werden und mit denen er sich regenerieren kann. Produkte voller Nährstoffe, wie sie uns nur die Natur bietet: Gemüse, Obst, Kräuter, Sprossen, ungeröstete Nüsse, Samen, Kerne, Knollen, Eier, Fleisch und Fisch. Eine Faustregel lautet, dass »echte Nahrung« im Prinzip aus nur einer Zutat besteht, beispielsweise aus einem Apfel, einem Chicorée, einem Ei oder einer Forelle. Das ist echte Nahrung! Die Kunst besteht darin, diese Produkte so zu kombinieren, dass sie Ihnen schmecken und die Zubereitung nicht zu viel Zeit kostet.

Die gute Nachricht ist, dass man von diesen gesunden, naturbelassenen Lebensmitteln ziemlich viel essen kann. Seit der Pubertät habe ich immer auf mein Gewicht achten müssen, viele Diäten gemacht und dabei gehungert. Noch nie habe ich so viel gegessen wie in den vergangenen Jahren, in denen ich endlich gesund esse. Es geht nur darum, möglichst viele Nährstoffe zu sich zu nehmen. Sie werden sich wundern: Man kann eine Menge essen, ohne zuzunehmen! Aber natürlich sollten Sie es nicht übertreiben.

Wenn Sie mit Ihrem Gewicht zu kämpfen haben, denken Sie wahrscheinlich: Aber dann nehme ich bestimmt noch mehr zu. Doch meiner Erfahrung nach ist das fast nie der Fall. Anfangs, wenn man noch nicht spürt, wie viel Nahrung der Körper wirklich braucht und aus alter Gewohnheit und nicht aus einem echten Bedürfnis heraus isst, mag das vielleicht noch passieren. Wenn Sie Ihren Körper aber wirklich nähren, merken Sie, dass die Lust auf industriell verarbeitete Kost und Süßigkeiten, ja die Heißhungerattacken abnehmen werden. Unsere Geschmacksknospen erneuern sich alle sieben Tage. Wenn Sie es also schaffen, eine Woche lang kaum Süßigkeiten zu essen, haben Sie das Schlimmste bereits überstanden. Sie werden merken, dass gesunde Nahrung ganz anders sättigt.

Vielleicht denken Sie, dass Sie sich eigentlich jetzt schon hauptsächlich von frischen, naturbelassenen Produkten ernähren. Dann sind Sie auf einem guten Weg. Doch leider können auch naturbelassene Lebensmittel ziemlich verunreinigt sein. Mehr dazu in den folgenden Kapiteln. Umgekehrt überrascht es Sie vielleicht, dass ein Stück selbst gebackener Apfelkuchen in Gesellschaft einer lieben Freundin oder ein schönes Glas Wein zu einem Festmahl aus meiner Sicht ebenfalls zu »echter Nahrung« zählen. Sogar ein Stück Weißbrot mit dick Butter und Schokoladenaufstrich muss nicht unbedingt etwas Schlechtes sein, vorausgesetzt, Sie genießen es als nicht alltägliche Besonderheit.

DARF MAN »UNGESUNDES« GENIESSEN?

Wenn Sie das, was Sie essen, genießen, passiert in Ihrem Körper etwas anderes, als wenn Sie bei jedem Bissen denken: Was mache ich da bloß, da ist doch viel zu viel Zucker drin, ich hatte mir doch vorgenommen, das bleiben zu lassen – wie ich mich dafür hasse! Diese Gedanken stressen den Körper. Wenn Sie einmal dem Verlangen nach einem Nutellabrot erliegen, genießen Sie es auch! Betrachten Sie es als besonderen Leckerbissen. Aber bitte nicht zu oft!

IST IHNEN WICHTIG, WIE SIE AUSSEHEN? KONZENTRIEREN SIE SICH ZUR ABWECHSLUNG MAL AUF IHR »INNENLEBEN«, DARAUF, WAS SIE ALLES SO IN SICH HINEINSTOPFEN. SIE WERDEN STAUNEN, WAS FÜR EINE WIRKUNG DAS AUF IHR AUSSEHEN HABEN KANN.

SCHEIDEN SIE FÜLL- UND GIFTSTOFFE AUS

Füll- und Giftstoffe sind direkte oder indirekte hormonstörende Stoffe. Als Füllstoffe betrachte ich alles, was satt macht, aber nur wenig Nährwert hat. Denken Sie an Erfrischungsgetränke, Kekse, Süßigkeiten, gesüßte Milchprodukte, Eis, Chips, Knabberzeug, Fast Food und alles, was abgepackt ist. Auch Fertiggerichte gehören dazu. Fast alles, was nicht naturbelassen ist, fällt unter diese Kategorie. Diese Produkte – oft eine Mischung aus süchtig machendem Zucker, Salz und ungesunden Fetten – machen kurzfristig satt, aber ohne den Körper wirklich zu nähren. Und das ist gefährlicher, als Sie vielleicht denken. Erfrischungsgetränke und Süßigkeiten sind meist reine Kalorienbomben, leere Kalorien ohne jeden Nährwert. Aber alles, was Sie zu sich nehmen, hat Konsequenzen für den Körper. Deshalb ist es auch eigentlich nicht richtig, von »leeren« Kalorien zu sprechen, denn die gibt es gar nicht. Isst man einen Keks oder trinkt ein Glas Limonade, nimmt man jede Menge Zucker zu sich. Um diesen Zucker wieder loszuwerden, muss viel passieren. Sobald man nämlich Zucker zu sich genommen hat, macht der Körper sich an die Arbeit. Er muss herausfinden, ob er etwas mit dem Zucker anfangen kann. Wenn nicht, muss er ihn ausscheiden. Dafür benötigt der Körper unter anderem B-Vitamine und Magnesium. Der Körper verbraucht sie, um den Zucker loszuwerden. Aber gerade B-Vitamine und Magnesium sind unverzichtbare Nährstoffe, wenn Sie sich fit fühlen wollen!

Sicher kennen Sie das Gefühl, nach einem Kaffeekränzchen mit Kuchen, nach einem süßen Pfannkuchen oder einem Glas Cola richtig erschöpft zu sein. Jetzt kennen Sie auch den Grund dafür: Ihr Körper muss ordentlich schuften, um den ganzen Süßkram wieder auszuscheiden.

GIFTSTOFFE STÖREN DEN HORMONHAUSHALT

Mit Giftstoffen meine ich alle Stoffe, die der Gesundheit schaden, wenn man zu viele davon zu sich nimmt. Zahlreiche industriell verarbeitete Lebensmittel enthalten solche Giftstoffe.
Giftstoffe sind unter anderem viele Zusatzstoffe (E-Nummern), Konservierungsmittel, Farb- und Geschmacksstoffe, Beschichtungen von Plastikflaschen, Dosen und Behältern, Süßstoffe in »Diät«-Produkten, (Trans-)Fette in Margarine und allen anderen Produkten mit Pflanzenölen sowie Acrylamid in allem Frittierten. Auch Pestizide in oder auf konventionell angebautem Gemüse und Obst fallen in diese Kategorie.
Nicht-biologisch produziertes Fleisch kann mit Antibiotika, Wachstumshormonen und Impfstoffen verunreinigt sein. Das Gleiche gilt für Milchprodukte. Wilder Fisch kann mit Schwermetallen wie Quecksilber und Zuchtfisch mit Antibiotika und Wachstumshormonen belastet sein. Ich weiß, das klingt schrecklich, aber es geht um Ihre Gesundheit. Machen Sie sich das bewusst.
Ich möchte Ihnen keine Angst einjagen, sondern ich möchte Sie aufrütteln. Hinterfragen Sie kritisch, was Sie zu sich nehmen.

WAS KANN MAN AUS DEM SUPERMARKT ÜBERHAUPT NOCH ESSEN?

Nicht alles, was aus der Fabrik kommt, ist voller Giftstoffe. Zum Beispiel Butter, Tiefkühlgemüse und -obst, Kräuter, gesunde Fette und Öle, ungeröstete Nüsse, Bohnen aus dem Glas usw. Frisch ist immer besser, aber da man es sich natürlich gerne etwas leichter macht, sind diese Produkte eine willkommene Ergänzung zu frischen naturbelassenen Produkten. Auch für mich.

LEERE KALORIEN GIBT ES NICHT. JEDE KALORIE HAT KONSEQUENZEN FÜR DEN KÖRPER.

Im Anhang finden Sie unter 1. eine Liste mit Supermarktprodukten, die man guten Gewissens essen kann, und solchen, von denen man lieber die Finger lassen sollte.

DIE SIEBEN ORIENTIERUNGSPUNKTE

DER ERNÄHRUNGSKOMPASS HAT **SIEBEN ORIENTIERUNGSPUNKTE**, DIE IHNEN HELFEN, GESUNDHEITLICH AUF DEM RECHTEN PFAD ZU BLEIBEN.

DIE ERSTEN DREI ORIENTIERUNGSPUNKTE SORGEN FÜR DIE ERSTE KOMPONENTE DES GRUNDPRINZIPS: ESSEN SIE MÖGLICHST VIEL GESUNDE NAHRUNG. BEGINNEN SIE DAMIT, IHRE HORMONE MIT DEN RICHTIGEN LEBENSMITTELN AUFZUPÄPPELN:

- **Essen und trinken Sie möglichst naturbelassene Lebensmittel**
- **Keine Angst vor gesunden Fetten (immer nur her damit!)**
- **Idealerweise ernähren Sie sich rein vegetarisch**

DIE ORIENTIERUNGSPUNKTE VIER, FÜNF UND SECHS SORGEN FÜR DIE ZWEITE KOMPONENTE: ERST FÜLL- UND GIFTSTOFFE AUSSCHEIDEN, DANN ABBAUEN, WAS WENIGER GESUND IST UND DIE HORMONE DURCHEINANDERBRINGT.

- **Finger weg von Süßigkeiten**
- **Kuhmilch ist nur was für Kälbchen**
- **Der Darm mag kein Gluten**

ORIENTIERUNGSPUNKT SIEBEN SORGT FÜR VIELFALT (AUCH MITHILFE VON NAHRUNGSERGÄNZUNGSMITTELN).

- **Essen Sie abwechslungsreich (aber nicht zu viel)**

ZUR ERINNERUNG

››› Eine Umstellung der Ernährungsgewohnheiten ist mit dem Erlernen eines Instruments vergleichbar, und das geht nur schrittweise. Haben Sie Geduld!

››› Es gibt keine Speisepläne, die auf alle Frauen zugeschnitten sind. Jeder Körper ist einzigartig.

››› Beginnen Sie zuerst damit, sich gesünder zu ernähren. Danach bauen Sie das ab, was weniger gesund ist.

››› Seien Sie bitte nicht zu streng mit sich. Wenn Sie mal etwas essen, das nicht so gesund ist, sollten Sie es in vollen Zügen genießen.

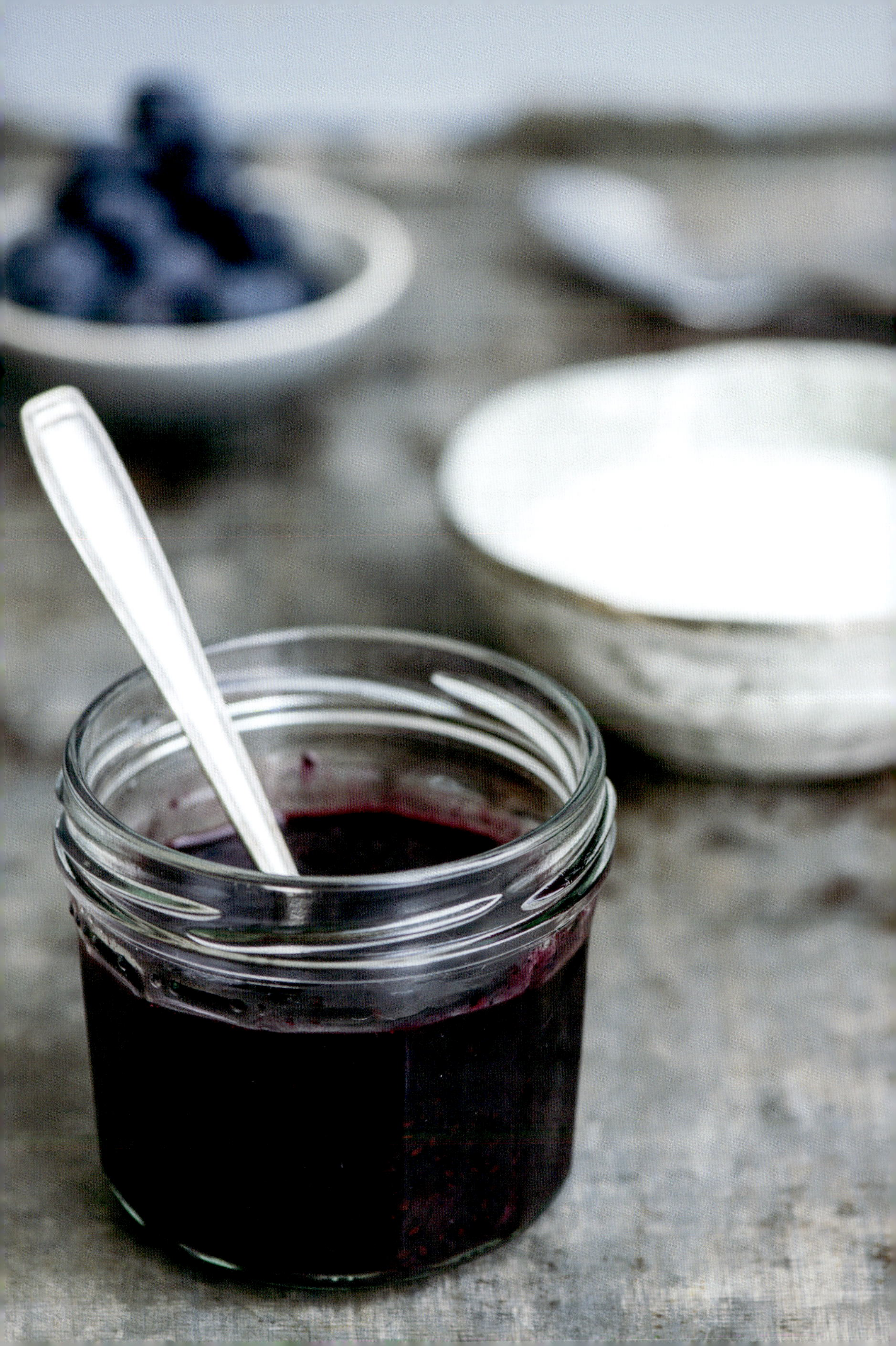

HEIDELBEER-BLITZ-KONFITÜRE MIT CHIA-SAMEN

REZEPT

Chia-Samen gehören zu meinen Lieblings-Superfoods; sie enthalten vollständige Proteine, Omega-3-Fettsäuren und viele Mineralstoffe. Man kann damit kinderleicht einen Pudding oder eine Konfitüre machen. Ich mahle die Samen wie Leinsamen in kleinen Mengen in der Kaffeemühle und bewahre den Schrot im Kühlschrank auf. Man kann sie aber auch im Ganzen zubereiten. Die blaue Farbe der Heidelbeeren kommt von den Anthocyanen, und das sind sehr gesundheitsfördernde Pflanzenfarbstoffe.

Dieses Rezept passt perfekt zu meinem Motto: »Selber machen ohne großes Tamtam und genießen!« Die Heidelbeer-Blitz-Konfitüre ist in zehn Minuten fertig. Geben Sie sie über Ihren Frühstücksbrei, in Joghurt und Smoothies oder auf ein gesundes Butterbrot. Oder naschen Sie einen Löffel direkt aus dem Glas! Tiefgefrorene Heidelbeeren eignen sich auch sehr gut dafür, aber erst auftauen lassen.

»» BEWAHREN SIE DIE KONFITÜRE IM KÜHLSCHRANK AUF. SIE IST EINE WOCHE HALTBAR. STELLEN SIE SIE ALSO NICHT ZU WEIT NACH HINTEN.

SIE BRAUCHEN

- 150 g Heidelbeeren
- 1 EL Zitronensaft
- 1 TL Ahornsirup
- ½ TL gemahlene Vanille
- ¾ EL Chia-Samen

SO WIRD'S GEMACHT

Alle Zutaten bis auf die Chia-Samen in einen Topf geben und langsam erhitzen. Die mittlerweile weichen Heidelbeeren mit einem Holzlöffel zerdrücken und so lange rühren, bis die Masse wie Konfitüre aussieht. Den Topf vom Herd nehmen und die Chia-Samen unterrühren. Fünf Minuten stehen lassen. Die Konfitüre in ein blitzsauberes Marmeladenglas füllen, abkühlen lassen und das Glas in den Kühlschrank stellen.

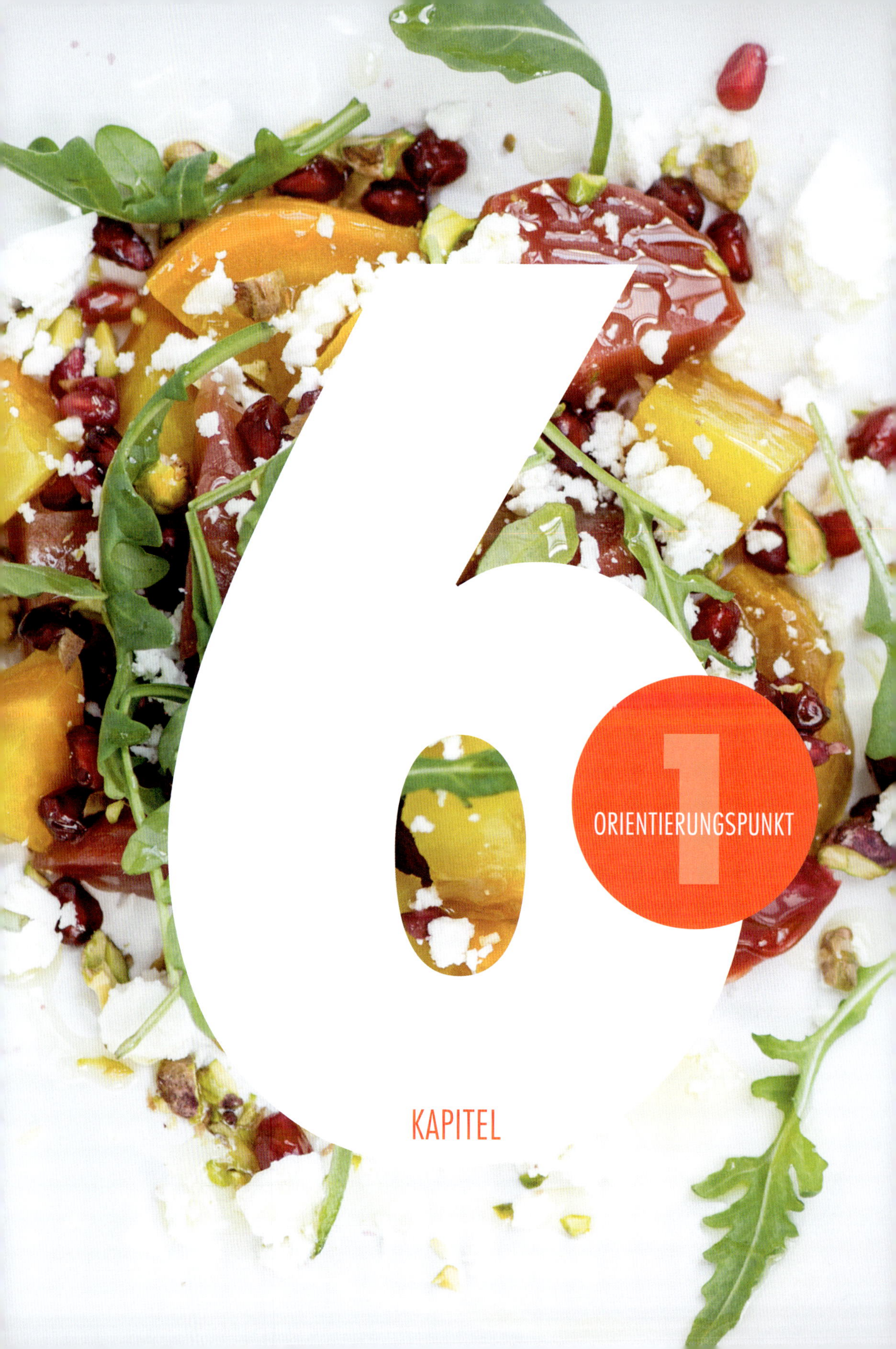

Kapitel 6

Orientierungspunkt 1

NATURBELASSENE LEBENSMITTEL: JA BITTE!

Besteht Ihre Ernährung zu 80 Prozent aus »echter Nahrung«, also aus einer abwechslungsreichen, naturbelassenen Kost, sind Sie schon mal auf dem richtigen Weg. Damit geben Sie Ihrem Körper und den Hormonen die Informationen, die diese benötigen, um Sie gesund und fit zu halten. Wenn Sie dann mal etwas essen, das nicht so gesund ist, wird Ihr Körper das problemlos ausscheiden.

ESSEN SIE SAISONAL

Produkte aus der Natur verderben recht schnell. Je frischer sie sind, desto besser, denn ein Teil der Nährstoffe geht bereits auf dem Weg vom Feld in den Supermarkt verloren. Dagegen lässt sich wenig tun. Wenn Sie Bananen mögen, denken Sie an die lange Transportzeit, denn Bananen wachsen nun mal nicht in der Nähe. Aber Sie können natürlich auch auf frische Produkte aus dem eigenen Land zurückgreifen. Achten Sie auf Saisonware, denn dieses Obst und Gemüse ist nicht nur frisch, sondern auch günstig.

TIPP: **Hängen Sie sich eine Liste mit saisonalen Produkten in der Küche auf. Dann wissen Sie immer, was frisch angeboten wird. Verschiedenste hilfreiche Saisonkalender finden Sie im Internet.**

BIO? LOGISCH!

Die Natur schenkt uns nicht umsonst Produkte ohne Pflanzenschutzmittel. Im 2. Kapitel wurde bereits darauf eingegangen, wie sehr Giftstoffe den Hormonhaushalt durcheinanderbringen.

Unsere Umgebung ist voller hormonstörender Stoffe, wir können sie also nicht vollständig vermeiden. Wir können uns aber möglichst oft für Bio-Produkte entscheiden. Biologisch-dynamische Produkte gehen in puncto Bodenqualität, Umweltschutz und Nährwert sogar noch einen Schritt weiter und sind mit dem Demeter-Zeichen zertifiziert.

Bio-Produkte sind teurer und das aus gutem Grund. Zugegeben: Mit bloßem Auge erkennt man kaum einen Unterschied zwischen biologischem und nicht-biologischem Brokkoli. Trotzdem bietet Bio-Brokkoli gleich drei Vorteile:

1. Er enthält mehr gesunde Nährstoffe als nicht-biologisch angebauter Brokkoli. Denn Pflanzen, die nicht mit Pestiziden gespritzt werden, produzieren von selbst Stoffe, die gegen Feinde wie Schimmelpilze oder Raupen schützen. Diese sogenannten Phytoöstrogene oder sekundären Pflanzenstoffe schützen auch uns vor vielen Krankheiten, zum Beispiel vor Krebs. Es ist wichtig, möglichst viele dieser Stoffe zu sich zu nehmen. Wurde eine Pflanze mit Pestiziden gespritzt, produziert sie kaum oder keine Phytoöstrogene mehr, denn wenn Pflanzenschutzmittel Schimmelpilze oder Raupen fernhält, muss die Pflanze das nicht mehr selbst tun.

2. Pflanzenschutzmittel beinhalten hormonstörende Stoffe, die den Körper belasten und langsam vergiften. Kann die Leber diese Stoffe nicht mehr ausscheiden, kommt es zu einer Anhäufung von Xenoöstrogenen und schließlich zu einer Störung des gesamten Hormonhaushalts. Eine Östrogendominanz und Übergewicht können die Folge sein.

3. Im Moment wird viel darüber diskutiert, ob biologisch angebaute Lebensmittel mehr Vitamine und Mineralstoffe enthalten als nicht-biologische. Bio-Pflanzen wachsen in qualitativ besserer Erde, aus der sie die Mineralstoffe und Vitamine aufnehmen. Biologische Tierprodukte kommen von Tieren, die natürliches Futter erhalten, mehr Bewegungsfreiheit haben und besser behandelt werden als Tiere aus der Massentierhaltung. Worin meinen Sie also, stecken mehr Nährstoffe?

»» DER KÖRPER MERKT DEN UNTERSCHIED

Nahrung ist mehr als die bloße Summe von Vitaminen und Mineralstoffen. Eine Pflanze, die unter Kunstlicht wächst und eine genau abgemessene Menge Kunstdünger bekommt, ist etwas anderes als eine Pflanze, die an der frischen Luft gedeiht und um ihr Wachstum kämpfen muss. Ein Huhn, das draußen herumscharrt, ist etwas anderes als eines aus der Legebatterie, das mit Soja gefüttert wird und sein Leben lang gestresst ist. Auch wenn Sie keinen Unterschied sehen können: Ihr Körper merkt den Unterschied.

Bio ist also logisch, aber nicht immer möglich. Ich esse auch nicht immer biologisch. Manchmal ist mir der Preisunterschied einfach zu groß. Und auch in den meisten Restaurants kommt kein biologisches Essen auf den Tisch.

Verbraucherzentralen veröffentlichen regelmäßig Listen, die aufzeigen, welche Erzeugnisse am wenigsten und welche am häufigsten beanstandet wurden. Auf einen Blick weiß man so, welche Obst- und Gemüsesorten mit Pestiziden belastet sind und deshalb lieber im Bioladen gekauft werden sollten. Waschen Sie nicht-biologische Lebensmittel trotzdem immer gut, am besten in einer Schüssel mit Wasser und einem Schuss Essig.

WOLLEN SIE FALTEN? DANN HER MIT AGEs!

AGE steht für *Advanced Glycation Endproduct* – ein schwieriger Begriff für eine chemische Verbindung, die Zucker und Proteine miteinander eingehen. Solche Verbindungen sorgen für freie Radikale im Körper. Freie Radikale sind Moleküle, die andere Molekularstrukturen angreifen und dadurch Zellen, ja sogar die DNA schädigen können. Beschädigte Zellen führen zu vorzeitiger Zellalterung, also zu Faltenbildung. Wenn AGEs im Körper sind und viele Zellen beschädigen, kann das krank machen und zu Gelenkbeschwerden, Bluthochdruck, Arterienverkalkung, Herz- und Gefäßproblemen, Nierenbeschwerden, Gehirnerkrankungen, Augenproblemen, Diabetes und Übergewicht führen.
AGEs entstehen auch infolge normaler Stoffwechselprozesse im Körper. Diese AGEs lassen sich nicht vermeiden. Nahrungsmittel wie Fleisch, Fisch, Milchprodukte und Nüsse, die reich an AGEs sind, hingegen schon. Da liegt die Entscheidung allein bei Ihnen. Die schädlichsten AGEs entstehen jedoch bei der industriellen Verarbeitung von Nahrungsmitteln. Das Pasteurisieren, Sterilisieren, Raffinieren und Erhitzen erhöht die AGEs in der Nahrung. Fast alle Lebensmittel sind bereits einmal erhitzt worden, bevor sie die Fabrik verlassen und in Ihrer Küche landen. Alle chemischen Stoffe, die von der Industrie hinzugefügt werden, um Geruch, Farbe, Geschmack, Mundgefühl und Haltbarkeit zu steigern, erzeugen AGEs.

Für unser Riechorgan und die Geschmacksknospen im Mund sind manche AGEs leider richtig lecker: Gebackenes, Gegrilltes, Gebratenes, Geröstetes, Getoastetes, Frittiertes, Karamellisiertes und Gratiniertes: Hmmmm, lecker, oder? Doch je höher die Temperatur und je länger der Verarbeitungsprozess, desto mehr AGEs.

SO VERRINGERN SIE DRASTISCH AGEs IN IHRER NAHRUNG:

- **Kaufen Sie so wenig industriell verarbeitete Lebensmittel wie möglich.**
- **Garen Sie naturbelassene Lebensmittel bei niedriger Temperatur … nur kurz dämpfen, pochieren oder dünsten.**
- **Beschäftigen Sie sich mit der wunderbaren Raw-Food-Küche und genießen Sie statt Keksen und Kuchen »rohe« Zwischenmahlzeiten zu Kaffee oder Tee wie die Avocado-Zitronen-Törtchen aus diesem Buch.**
- **Betrachten Sie alle Speisen, die bei hoher Temperatur erhitzt worden sind, als besonderen Leckerbissen. Genießen Sie sie … aber in Maßen.**

SO BLEIBEN GESUNDE LEBENSMITTEL GESUND

Die Natur hält eine ganze Palette gesunder Produkte bereit. Die meiste Lebenskraft steckt in naturbelassener Nahrung. Deshalb ist es gut, einen Teil davon auch unverarbeitet, also roh zu essen. Ich rate dazu, etwa die Hälfte des Gemüses roh zu essen. Täglich ein gemischter Salat zum Mittag- und/oder Abendessen und schon ist es geschafft!

ERWÄRMEN IST GESÜNDER ALS ERHITZEN

Erwärmen Sie die Nahrung, indem Sie sie vorzugsweise kurz dämpfen oder pochieren. Bei dieser schonenden Vorgehensweise bleiben die meisten Nährstoffe erhalten. Bei hohen Temperaturen geht ein Großteil der Nähstoffe und ihre Lebenskraft verloren. Außerdem ist das Essen dann voller AGEs.

ERHITZTE NAHRUNG SCHMECKT ZWAR, IST ABER NOCH LANGE NICHT GESUND.

AGES SETZEN DIE WIRKUNG VON LEPTIN HERAB

Leptin ist das Hormon, das uns sagt, wann wir satt sind. Haben wir zu wenig Leptin, ist das ein Grund mehr, AGEs zu meiden, denn sie setzen die Wirkung des Sättigungshormons herab. Eine Schale gebrannter Nüsse verputzt man im Nu. Eine Schale ungebrannter Nüsse nicht, davon wird man schneller satt. Das liegt daran, dass gebrannte Nüsse die Leptin-Wirkung hemmen.

KAUFEN SIE KEINE IN PLASTIK, PAPPE, DOSEN ODER ALUMINIUM VERPACKTE LEBENSMITTEL

Eine Vielzahl von Lebensmittelprodukten ist in Kunststoff verpackt. Je nach Kunststoffart können Stoffe darin stecken, die den Hormonhaushalt durcheinanderbringen. Vor allem bei in Plastik verpackten Flüssigkeiten und Fetten besteht ein hohes Risiko, dass Xenoöstrogene aus der Verpackung in die Nahrungsmittel eindringen und sie verunreinigen.

»» KENNEN SIE DEN RECYCLING-CODE?

Plastik hat immer einen Recycling-Code. Dieser Code, eine Nummer zwischen 1 bis 7, befindet sich oft zwischen drei Pfeilen auf der Unterseite des Produkts. Er verrät die Kunststoffart. Lassen Sie die Finger von Code 1 (PET), Code 3 (PVC, kommt bei Lebensmitteln kaum vor) und Code 7 (andere Kunststoffarten). Code 7 ist ein Sammelbegriff für alle Kunststoffarten, die nicht unter 1 bis 6 fallen. Er kann ungefährlich sein, aber auch das schädliche Bisphenol A (BPA) fällt in diese Kategorie.

BPA ist ein schädliches Xenoöstrogen. BPA ist in Beschichtungen von Dosen und Pappverpackungen enthalten. Von dort aus gelangt es in die Lebensmittel. BPA wird unter anderem mit dem PCOS-Syndrom, mit Leberbeschwerden, Herz- und Gefäßerkrankungen, Diabetes und Immunproblemen in Zusammenhang gebracht. Die *Harvard School of Public Health* hat eine Studie durchgeführt, in der Probanden fünf Tage lang einen Teller mit Dosensuppe zu essen bekommen haben. In ihrem Blut wurde 20 Mal so viel BPA gefunden wie im Blut der Testpersonen, die eine frisch gekochte Suppe gegessen hatten.

Kaufen Sie keine Lebensmittel in Plastikflaschen, beschichteten Pappkartons, Dosen oder Aluminium. Diese können den Hormonhaushalt ebenfalls aus dem Gleichgewicht bringen. Glas ist ein ausgezeichnetes Verpackungsmaterial. Bewahren Sie Lebensmittel am besten in Glas- oder Tonbehältern oder aber in BPA-freiem Plastik auf. Kaufen Sie Wasser in Glasflaschen. Wenn Sie Wasser für unterwegs mitnehmen, füllen Sie es in Flaschen aus rostfreiem Stahl oder BPA-freie Plastikflaschen.

INDUSTRIELL VERARBEITETE LEBENSMITTEL – WAS MUSS MAN SICH DARUNTER VORSTELLEN?

Die Marketingabteilungen der Lebensmittelkonzerne setzen alles daran, den Kunden weiszumachen, dass es in der Fabrik genauso zugeht wie in unseren Küchen – nur in größerem Maßstab: Man hat also, um es uns Kunden leicht zu machen, frische Produkte eingekauft, gewaschen und gekocht. Das Einzige, was wir noch tun müssen, ist, sie aufzuwärmen und je nach Geschmack vielleicht noch etwas hinzuzufügen. Wie eine nette Nachbarin, die für uns gekocht hat, wenn wir keine Zeit dazu hatten. Die Wahrheit sieht jedoch anders aus.

NUR AUF DIE E-NUMMERN ZU ACHTEN REICHT NICHT MEHR AUS

Eine Lebensmittelfabrik gleicht heutzutage mehr einer Farbenfabrik als der Küche unserer Nachbarin. In ihrem Buch *Swallow this* beschreibt die Wissenschaftsjournalistin Joanna Blythman ihren Undercover-Einsatz auf der alljährlich stattfindenden *Food Ingredients Europe*, einer Megamesse für Lieferanten und Einkäufer von Lebensmittelinhaltsstoffen. Auf der Messe gibt es aber kaum etwas, das noch an Nahrung erinnert. Die Lebensmittelindustrie scheint fest in der Hand von Chemikern und Ingenieuren zu sein. Themen auf dieser Messe sind Emulgatoren, Schaumverhüter, Schaumbildner, Lösungsmittel für Aromastoffe, emulgierende Salze, Treibgas, Glanzmittel, Triebmittel, Geschmacksstoffe, Bindemittel und vieles andere mehr. Verhandelt werden keine Zutaten wie Äpfel und Zwiebeln, sondern Acesulfam-K, Ammoniumchlorid, *Azodicarbonamid*, 2-tert-Butylhydrochinon, Phosphorsäure, Mononatriumglutamat, Frostschutzmittel und Ethylendiamintetraessigsäure. Die Unternehmen, die auf der Messe ihre Produkte an die Lebensmittelindustrie verkaufen wollen, sind Unternehmen, die ihre Produkte auch an Betriebe liefern, die Tiernahrung, Kosmetikartikel, Waschmittel, Putzmittel, Baumaterial, Plastik, Klebstoffe, Papier und Industriechemikalien herstellen. Chemische Betriebe wie Omya, Corbion, Helm AG und DKSH sind heutzutage auch Zulieferer der modernen Lebensmittelindustrie. Joanna Blythman schreibt in ihrem Buch, dass sie seelenruhig Ingredienzen für Fertiggerichte anbieten, die sonst auch für Insektensprays, Raumsprays, Duschgels, Deodorants, Computerhüllen, kratzfeste Autolacke, Farbe und Leim verwendet werden. Verstehen Sie nun, warum ich industriell verarbeitete Nahrung »Chemiebaukastenfutter« nenne?

»KOCHEN MIT DER SCHERE« (UM EINE VERPACKUNG ZU ÖFFNEN) GEHT IMMER AUF KOSTEN DES HORMONELLEN GLEICHGEWICHTS UND DAMIT AUF DIE DER GESUNDHEIT.

DER »BEIPACKZETTEL«

Auf den »Beipackzetteln« der Lebensmittel sind diese chemischen Zusatzstoffe aber gar nicht erst angegeben. Die Lebensmittelindustrie weiß sehr gut, dass uns Konsumenten dann bewusst würde, was alles in ihren Produkten steckt – und das wäre viel zu abschreckend. Deshalb arbeitet sie mit »geschönten Etiketten«. Aus diesem Grund werden E-Nummern wie E621 (Mononatriumglutamat) durch das unschuldig klingende Wort »Hefeextrakt« ersetzt und Butylhydronxyanisol (E320) durch »Rosmarinextrakt«. Das hat allerdings nicht im Entferntesten etwas mit dem gleichnamigen Kraut zu tun, sondern ist eine Essenz aus chemischen Lösungsmitteln wie Hexan, Ethanol und/oder Aceton.

Mittlerweile haben wir jedoch gelernt, auf die E-Nummern auf den Verpackungen zu achten, wenn wir uns gesund ernähren wollen. Blythman merkt jedoch an, dass das allein nicht mehr ausreicht. Wegen der »geschönten Etiketten« der Lebensmittelindustrie müssen wir einen anderen Weg einschlagen und möglichst gar nicht mehr kaufen, was verpackt ist und aus einer Fabrik stammt. Das ist die einzige Methode, chemische und somit hormonstörende Stoffe zu vermeiden.

Kaufen Sie also nach Möglichkeit frische Produkte. Sie werden feststellen, wie gut sie schmecken. Von den Geschmacksexplosionen, die die Lebensmittelindustrie mit ihren Produkten in Ihrem Mund auslösen, sollten Sie sich verabschieden.

SO BRINGT UNS DIE LEBENSMITTELINDUSTRIE DAZU, UNUNTERBROCHEN ZU ESSEN

Es gibt noch einen weiteren Grund, die Finger von industriell verarbeiteten Produkten zu lassen. Jedes Unternehmen der Lebensmittelindustrie kämpft um Platz in Ihrem und meinem Magen. Es ist ihm ein Dorn im Auge, dass unsere Mägen nicht größer sind, denn es möchte natürlich möglichst viel Umsatz machen. Und das geht umso leichter, je süchtiger wir nach seinen Produkten werden.

Immer mehr Studien belegen, dass Lebensmittel, die eine Kombination aus Zucker, Fetten und Salz enthalten, genauso abhängig machen wie Kokain, Morphium und Nikotin. Das Gehirn produziert dann Dopamin, das Glückshormon. In der Urzeit musste sich der Mensch gehörig anstrengen, um genügend Nahrung zum Überleben zu finden. War er erfolgreich, gab es außer einem gefüllten Magen noch Dopamin zur Belohnung.

»» IN DER NATUR GIBT ES KEINE NAHRUNG MIT ZUCKER, FETT UND SALZ

Wir leben in einer Welt, in der süchtig machende Lebensmittel mit einem Mix aus Fetten, Zucker und Salz in Hülle und Fülle angeboten werden. Die Natur hat diese Zutaten allerdings in keinem einzigen Produkt zusammengefügt. Und das aus gutem Grund, denn sonst hätten es sich unsere Vorfahren damit einfach unter einem Baum bequem gemacht, und die Menschheit wäre ausgestorben.

SÜCHTIG NACH ESSEN: EIN UNTERSCHÄTZTES PHÄNOMEN

Vor allem nach Zucker sind wir süchtig. Trotzdem würden wir bei einer Heißhungerattacke nie die Zuckerdose auslöffeln. Von Zucker allein hat man schnell genug. Wir überessen und übertrinken uns mit Erfrischungsgetränken, stopfen uns mit Keksen, Gebäck, Schokolade, Eis und Nutellabroten voll, aber auch mit Chips, Knabberzeug, Pizza und anderen herzhaften Snacks, die eine Kombination aus Zucker, Fett und Salz enthalten. Überrascht es Sie, dass in Sahneeis Salz verarbeitet ist und in Chips Zucker? Die Gründe liegen auf der Hand.

Ein Großteil dieser Produkte wird mit Fructose gesüßt, die das Sättigungshormon Leptin hemmt. Man verliert das Sättigungsgefühl und bekommt dafür einen Dopaminstoß, der mit der Wirkung von Kokain vergleichbar ist. Kein Wunder, dass so viele Menschen esssüchtig sind und mit ihrem Gewicht hadern.

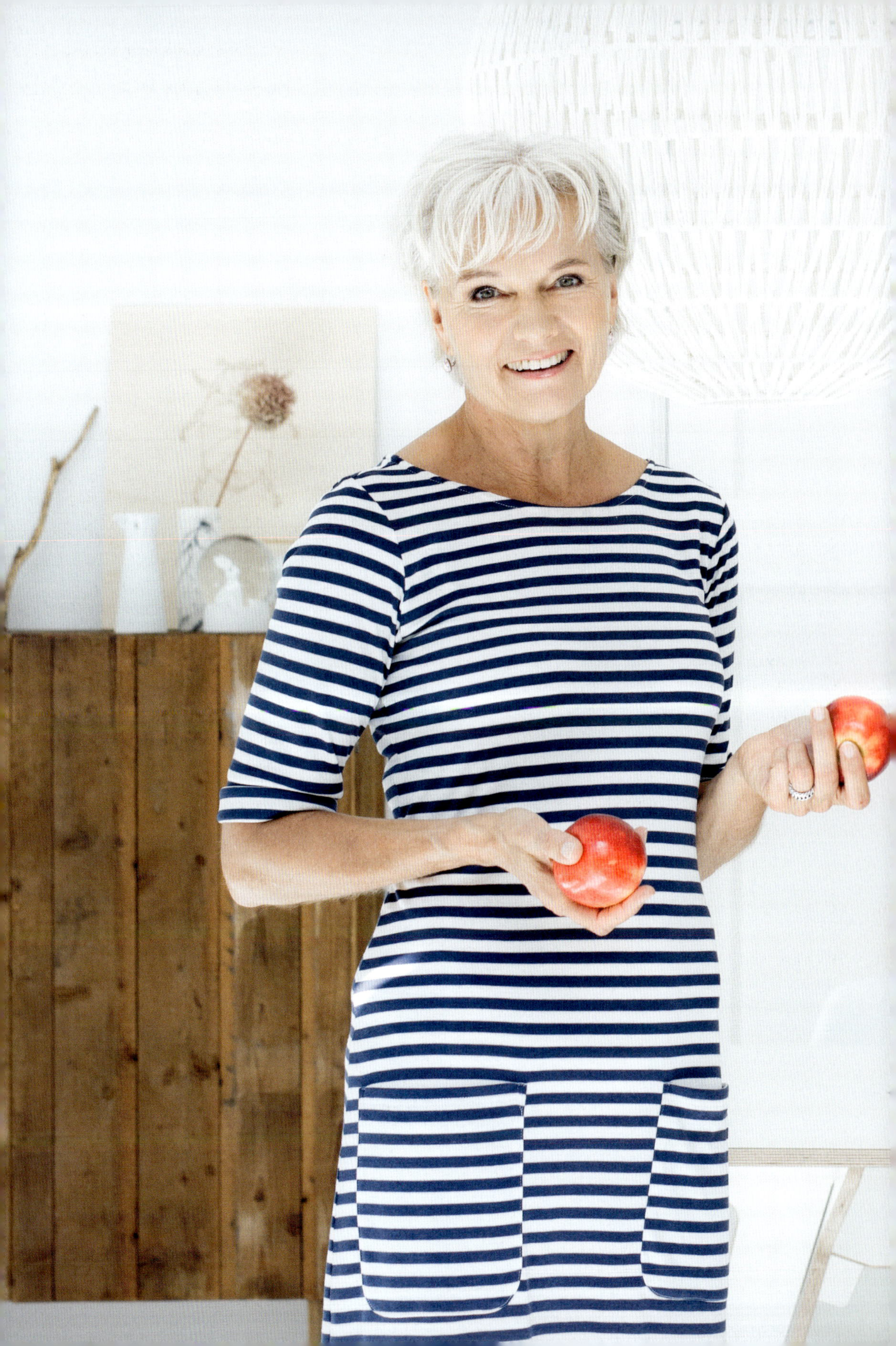

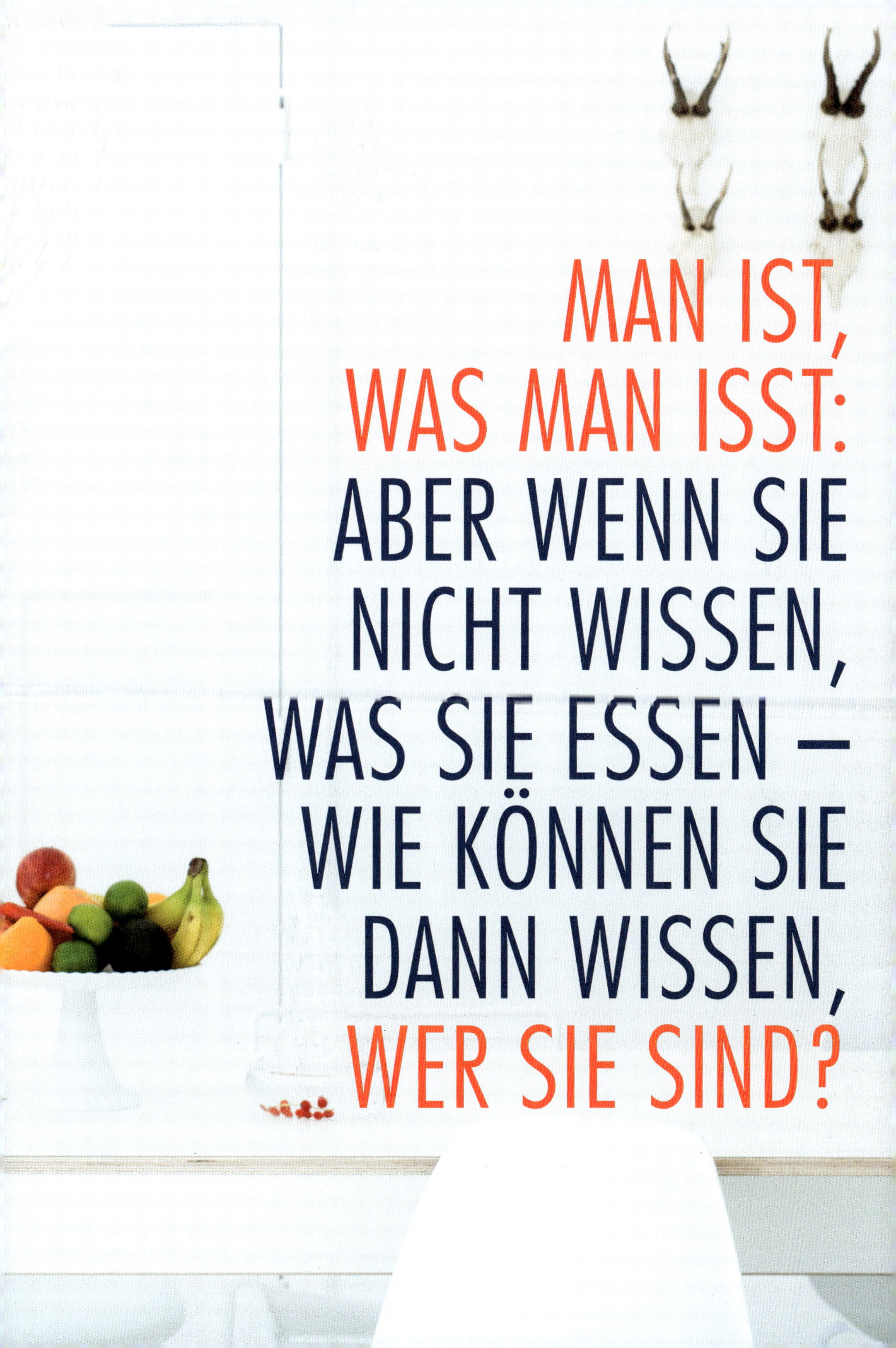

MAN IST, WAS MAN ISST: ABER WENN SIE NICHT WISSEN, WAS SIE ESSEN – WIE KÖNNEN SIE DANN WISSEN, WER SIE SIND?

»» RATTEN SIND NACH ZUCKER IN SUPERMARKTPRODUKTEN SÜCHTIG

Wissenschaftler des Princeton Neuroscience Institute haben herausgefunden, dass an Zucker gewöhnte Ratten, die plötzlich keinen Nachschub mehr erhalten, Entzugserscheinungen bekommen. Wie Drogensüchtige ziehen sie sich zähneklappernd in einen kleinen Tunnel zurück und haben Angst vor der Außenwelt, statt wie sonst auf Entdeckungstour zu gehen. Außerdem sind sie auf einmal scharf auf Alkohol und kennen kein Halten mehr, wenn sie wieder zuckerhaltige Nahrung bekommen. Aus ihnen sind Junkies geworden (6.1).

DIE LEBENSMITTELINDUSTRIE AUF DER SUCHE NACH DEM »SIEBTEN-HIMMEL-GEFÜHL«

In seinem Buch *Das Salz-Zucker-Fett-Komplott. Wie die Lebensmittelkonzerne uns süchtig machen* beschreibt der Wissenschaftsjournalist Michael Moss die Suche der Lebensmittelindustrie nach dem »Siebten-Himmel-Gefühl«. Das ist der Punkt, an dem die Dopaminausschüttung am größten (sprich der Suchtfaktor am höchsten) ist Sie das Produkt aber immer noch lecker finden. Ein Übermaß an Zucker, Fett und Salz kann nämlich nicht nur die Dopaminausschüttung anregen, sondern auch bewirken, dass das Produkt schon nach wenigen Bissen nicht mehr schmeckt.

Moss schreibt, dass einige große Konzerne mit Hirnscans arbeiten, um zu untersuchen, wie wir neurologisch auf bestimmte Lebensmittel reagieren, vor allem auf Zucker. »Als weltgrößter Eiscremehersteller […] war Unilever ziemlich begeistert von den Untersuchungen, wie das Gehirn auf das seidige, weiche Fett und den Zucker in Eiscremes reagiert. […] Also steckte [man] acht Doktoranden in einen Kernspintomografen und scannte ihre Gehirne, während ein Assistent einen Löffel mit Vanilleeiscreme an ihre Lippen führte […]. [Das Ergebnis] entzückte die Marketingabteilung des Unternehmens. ‚Dies ist das erste Mal, dass wir belegen können, dass Eiscreme glücklich macht'. […] ‚Eis macht glücklich – es ist erwiesen!'« (Michael Moss: *Das Salz-Zucker-Fett-Komplott*, S. 240 f.)

Moss beschreibt in seinem Buch auch, dass es sich dabei nicht nur um normalen Zucker beziehungsweise normales Salz und Fett handelt, wie man sie in der eigenen Küche benutzt. »Ich fand heraus, dass zu den faszinierendsten und beunruhigendsten Aspekten der Rolle von Salz, Zucker und Fett in industriell verarbeiteten Lebensmitteln die Wege gehören, die die Branche gefunden hat, um die physikalische Gestalt und Struktur der Zutaten zu verändern – und somit ihre eigene Macht auszubauen. Forscher von Nestlé spielen gerade mit der Verteilung und der Form von Fetttropfen, um die Absorptionsrate und, wie es in der Branche heißt, das ‚Mundgefühl' zu beeinflussen. Bei Cargill, dem größten Salzlieferanten der Welt, verändern Forscher die physikalische Form von Salz, indem sie es zu einem feinen Pulver zermahlen, damit es die Geschmacksknospen schneller und stärker erreicht und sich das, was die Firma ‚Geschmacksexplosion' nennt, noch steigert. Auch Zucker wird auf unzählige Arten modifiziert. Der süßeste Einfachzucker, Fructose, ist zu einem Zusatzstoff kristallisiert worden, der den Reiz von Lebensmitteln erhöht. Außerdem haben Forscher Verstärker entwickelt, die die Süße von Zucker um das 200-Fache ansteigen lassen.« (Moss, S. 31 f.)

Große Konzerne der Lebensmittelindustrie geben Hunderte Millionen Euro für wissenschaftliche Untersuchungen aus. Sie erforschen unter anderem Reaktionen im Gehirn, damit ihre Produkte noch mehr Absatz finden. Und die machen schwer abhängig. Es ist ein ungleicher Kampf.

LEBENSMITTELKONZERNE KÖNNEN LEBENSMITTEL HERSTELLEN, DIE HUNGRIG MACHEN.

SIE SIND DER CHEF

Auf diese Weise ist es den Lebensmittelkonzernen gelungen, unsere Mägen zu »weiten«. Dementsprechend ist die Zahl operativer Magenverkleinerungen in den letzten 15 Jahren explosionsartig gestiegen. Diese Operation ist allerdings nicht ohne Risiko. Wenn Sie sich von Naturprodukten ernähren, werden Sie weder Magenband noch Magenbypass brauchen. Ihr Körper sagt Ihnen dann von selbst, wann er genug hat. Und dafür braucht es kein bisschen Willenskraft.

SAUBERES UND VITALISIERENDES TRINKWASSER IST DIE BESTE MEDIZIN

Der Mensch besteht zu 75 Prozent aus Wasser. Deshalb ist Wasser das A und O, wenn Sie vital und gesund sein wollen. Trinken Sie genügend Wasser, verlaufen alle Prozesse im Körper geschmeidiger und schneller, denn Wasser verdünnt das Blut. Nährstoffe werden schneller in die Zellen transportiert und Abfallstoffe besser beseitigt. Auch das Gehirn bekommt mehr Sauerstoff, denn dieser wird ebenfalls über die Blutbahn befördert.

Wenn der Körper austrocknet, verliert er Energie. Vielen Gesundheitsproblemen liegt eine lang andauernde Austrocknung zugrunde. Je älter Sie werden, desto wichtiger wird es für Sie, genügend zu trinken. Wassermangel kann zu allerlei körperlichen und seelischen Beschwerden führen. Mit zunehmendem Alter scheint das Durstgefühl abzunehmen. Eine Studie hat sogar ergeben, dass ältere Menschen auch nach 24 Stunden ohne einen Schluck Wasser oft immer noch keinen Durst verspüren. Außerdem kann die Haut nicht mehr so gut Feuchtigkeit speichern, wenn wir älter werden. Trinken wir noch dazu zu wenig, setzt die Hautalterung schneller ein. Also trinken Sie gegen die Faltenbildung immer genügend Wasser!

TÄGLICH ZWEI LITER WASSER

Versuchen Sie, jeden Tag etwa zwei Liter Flüssigkeit zu trinken. Das sind acht Gläser Wasser. Keine Limonaden, Erfrischungsgetränke, Fruchtsäfte, aromatisierte Wasser, Kaffee oder Tee. Sie können es teilweise durch Kräutertees ersetzen, aber wechseln Sie die Sorten ab. Jedes Kraut hat eine eigene Wirkung auf den Körper.

Trinken Sie nicht während der Mahlzeiten, damit stören Sie nur die Verdauung. Und trinken Sie das Wasser nicht eiskalt, sondern es sollte Körperwärme oder Zimmertemperatur haben, sonst muss der Körper die Flüssigkeit erst aufwärmen, und das kostet Energie.

»» WIE TRINKT MAN ZWEI LITER WASSER AM TAG?

Das Einfachste ist, den Handywecker auf 11.00, 16.00 und 20.00 Uhr einzustellen. Trinken Sie dann zwei große Gläser Wasser, zusätzlich zwei gleich nach dem Aufstehen. Das ist gesund, weil es sofort die Verdauung in Gang setzt und die Flüssigkeit, die man nachts verloren hat, wieder auffüllt.

TRINKWASSERQUALITÄT

An und für sich ist unsere Trinkwasserqualität sehr gut. Jeder, der etwas von der Welt gesehen hat, wird dem zustimmen. Und doch gibt es ein paar Nachteile, denn das Trinkwasser ist leider nicht mehr so, wie es die Natur vorgesehen hat. Es enthält Stoffe wie Chlor, Kalk, Kupfer, Blei, ja sogar Reste von Pflanzenschutzmitteln, Antibiotika und in zunehmendem Ausmaß auch andere Arzneien.

Unser Trinkwasser wird aus Oberflächenwasser und Grundwasser gewonnen. Eine Studie der niederländischen Gesundheits- und Umweltschutzbehörde hat ergeben, dass die Qualität des Trinkwassers aus der Hälfte dieser Quellen nicht mehr zufriedenstellend ist, weil es mit Chemikalien verunreinigt ist (6.2). Bei der Europäischen Kommission sind ungefähr 10.000 Chemikalien registriert, die in unseren Trinkwasserquellen vorkommen. In der niederländischen Trinkwasserverordnung wurden aber Umweltschutzqualitätsnormen für gerade einmal 60 Stoffe aufgestellt (6.3). Das heißt, dass nur 0,6 Prozent der Schadstoffe aus den Trinkwasserquellen kontrolliert werden, bevor es an den Konsumenten weitergeleitet wird. Anhand dieser 60 Stoffe wird die Trinkwasserqualität bestimmt. Doch was ist mit den restlichen 99,4 Prozent?

Es kommen immer mehr Filtersysteme auf den Markt, die unerwünschte Stoffe aus dem Leitungswasser filtern. Es gibt sogar Systeme, die Arzneireste zu 99 Prozent herausfiltern können. Gute Wasserfilter holen nicht nur Schadstoffe aus dem Wasser, sondern vitalisieren es auch, damit es der Körper besser aufnehmen kann. In manchen Fällen fügen sie sogar Mineralstoffe hinzu. Gefiltertes Wasser ist nicht nur viel gesünder, es schmeckt auch besser.

FÄLLT ES IHNEN SCHWER, LEITUNGSWASSER ZU TRINKEN? GEFILTERTES LEITUNGSWASSER SCHMECKT NICHT NUR BESSER, DER KÖRPER NIMMT ES AUCH BESSER AUF.

Fragen Sie sich, ob Ihr Trinkwasser gut genug für Sie ist? Wenn Sie ausreichend Wasser trinken, sich ausgezeichnet fühlen und keine sonstigen Beschwerden haben (hartnäckiges Übergewicht zählt auch zu Beschwerden), dann kann Ihr Körper die Schadstoffkonzentration anscheinend noch gut abbauen. Haben Sie aber Beschwerden oder Krankheiten, sparen Sie auf ein gutes Filtersystem, das auch Medikamentenrückstände aus dem Trinkwasser filtert.

ZUR ERINNERUNG

››› Überlegen Sie bei allem, was Sie essen und trinken, ob es noch einem naturbelassenen Produkt ähnelt.

››› Ernähren Sie sich möglichst biologisch.

››› Beschränken Sie das Garen der Nahrung bei hoher Temperatur auf ein Minimum.

››› Seien Sie sich darüber im Klaren, dass alles, was von Lebensmittelkonzernen kommt, industriell verarbeitet worden ist und oft darauf abzielt, Sie möglichst viel davon essen zu lassen.

››› Betrachten Sie Wasser als einen wichtigen Bestandteil Ihrer Ernährung. Filtern Sie Leitungswasser, damit Ihr Hormonhaushalt nicht durcheinandergerät.

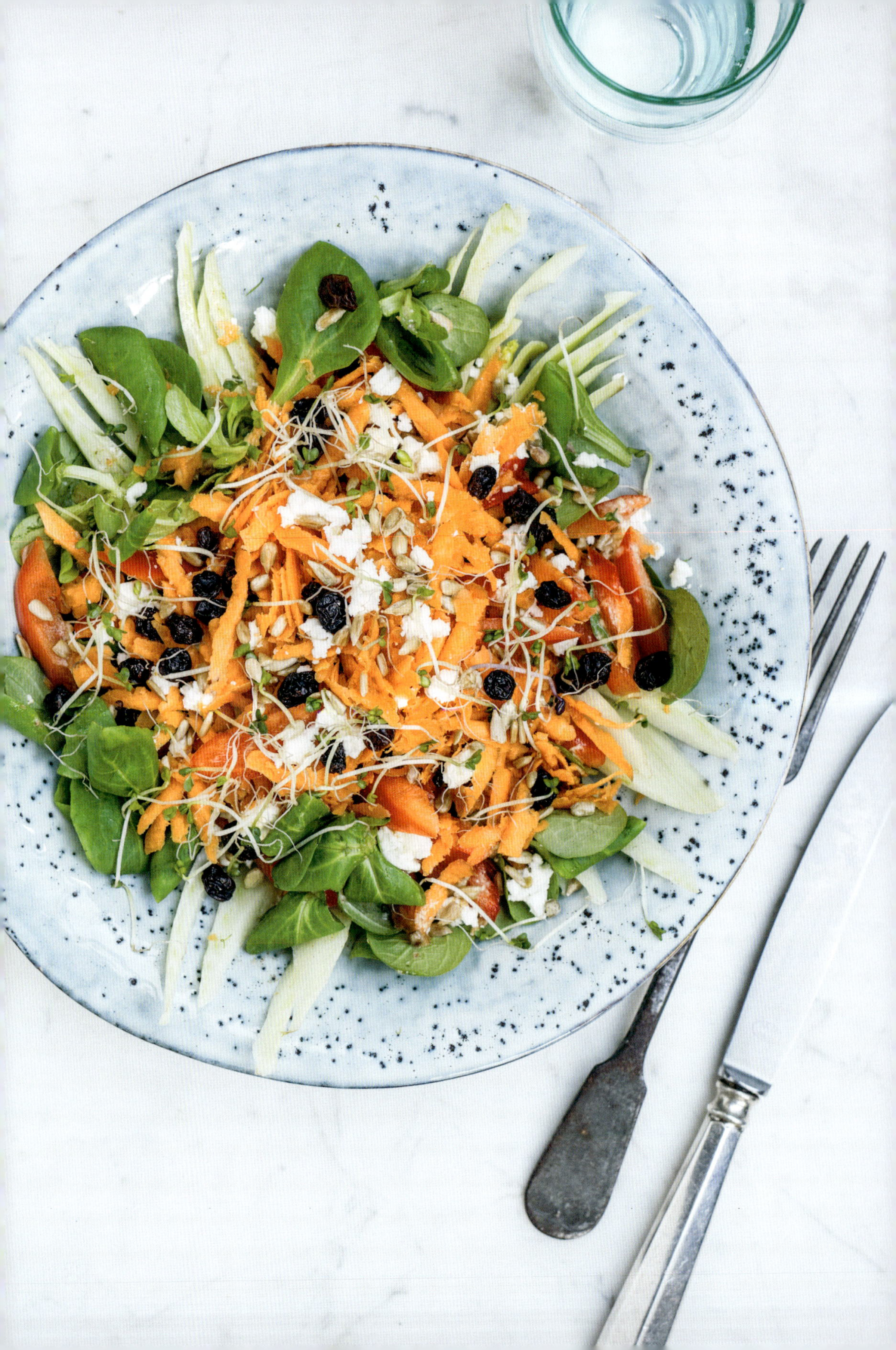

SÄTTIGENDER MÖHRENSALAT MIT TAHINI-DRESSING

REZEPT

Nein, das ist kein mächtiger Salat, sondern der Beweis dafür, dass ein gesunder Salat voller Energie stecken kann und nicht aus wässrigem Eisbergsalat, Tomaten und Gurkenscheiben bestehen muss. Von diesem Salat bekommen Sie garantiert weder Hunger noch nötigt er Sie zu Selbstmitleid. Jeder Salat sollte mit gesunden Fetten, Proteinen und einem herrlichen Dressing angereichert werden: Nur so stehen Sie den Nachmittag durch, und die Nährstoffe werden besser aufgenommen. Sprossen sind Ihre besten Freunde, sie gehören in jeden Salat.

MÖHREN ENTHALTEN CAROTINOIDE, PFANZENSTOFFE, DIE GEGEN VIELE HORMONLEIDEN HELFEN.

SIE BRAUCHEN

- 2 Möhren, fein geraspelt
- ein Stück Fenchel, fein gehobelt
- ½ rote Paprika, fein geschnitten
- 1 Handvoll Feldsalat (oder anderen grünen Salat)
- 2 EL leicht angeröstete Sonnenblumenkerne
- ca. 50 g Feta
- ½ Tasse Brokkolisprossen
- ½ Tasse Rosinen

DRESSING

- 2 TL Tahini
- 1 TL flüssigen Honig
- ½ TL Zimt
- Saft einer halben Zitrone

SO WIRD'S GEMACHT

Sonnenblumenkerne leicht anrösten, das verringert die Phytinsäure, und sie können besser verwertet werden. Rösten Sie gleich einen kleinen Vorrat für den nächsten Salat.

Alle Zutaten bis auf den Feldsalat und die Rosinen vermengen. Sind Sie Veganerin, nehmen Sie statt Feta gegarte Bohnen oder Quinoa. Anschließend das Dressing anrühren, abschmecken und dabei auf das richtige Süßsauer-Verhältnis achten. Ist das Dressing zu zähflüssig, einfach etwas Wasser hinzufügen.

Den Feldsalat auf dem Tellerrand verteilen, den Möhrensalat in die Tellermitte geben, die Rosinen darüber streuen und alles großzügig mit dem Dressing besprenkeln.

ORIENTIERUNGSPUNKT 2

KAPITEL 7

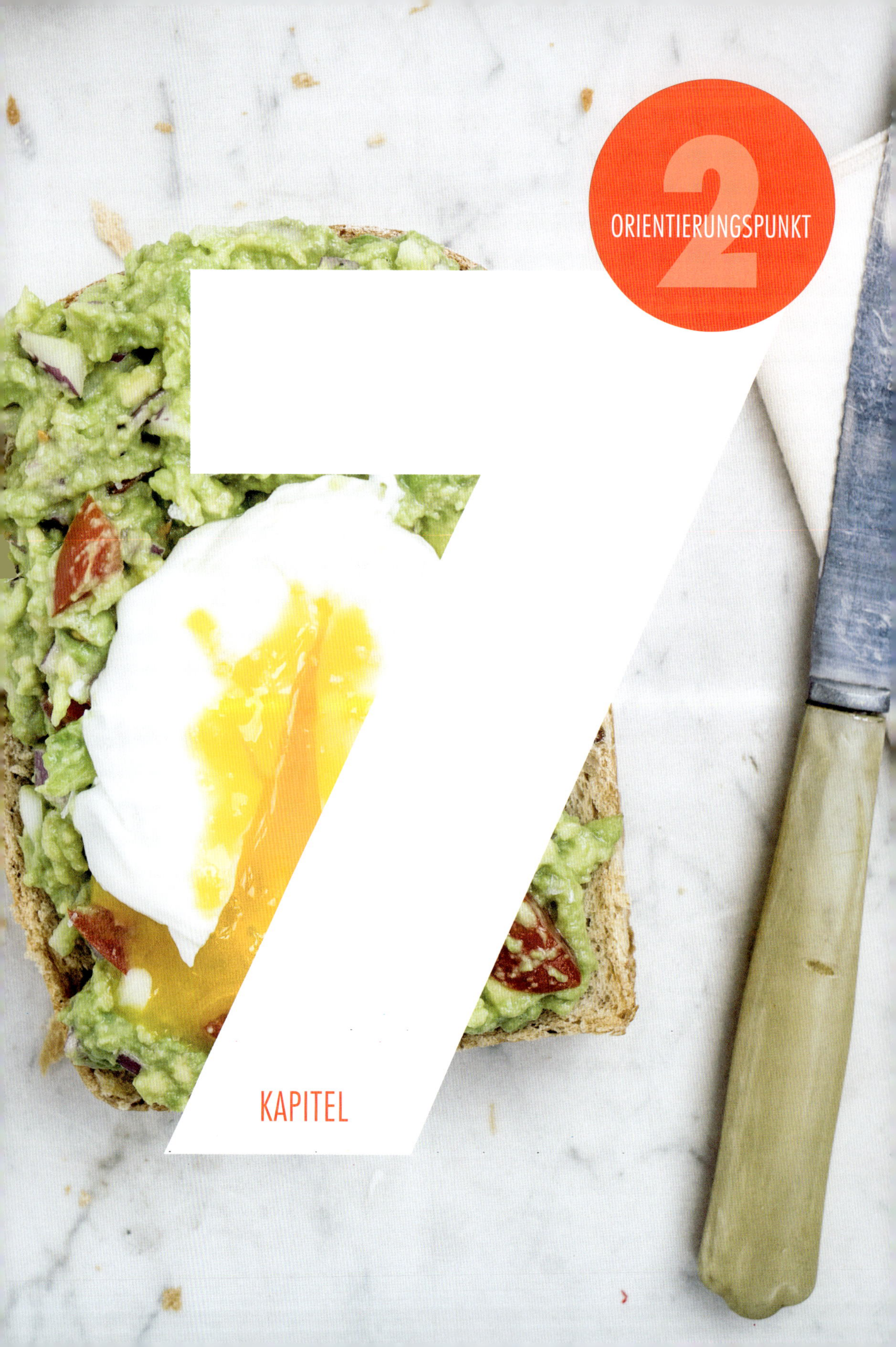

KEINE ANGST VOR GESUNDEN FETTEN (HER DAMIT!)

Über Ernährung ist schon viel Quatsch geschrieben worden. Lange Zeit hieß es, dass gesättigte, oftmals tierische Fette schlecht für die Herz- und Blutgefäße seien. Außerdem würden sie dick machen. Dank dieser Antifettkampagne haben wir in den letzten 40 Jahren immer weniger gesättigte Fettsäuren verzehrt. Trotzdem sind die Menschen immer dicker geworden. Bei Frauen sind Herz- und Gefäßerkrankungen die häufigste Todesursache.

GIBT ES WIRKLICH EINEN ZUSAMMENHANG ZWISCHEN FETTEM ESSEN UND HERZ- UND GEFÄSSERKRANKUNGEN?

Man hat uns einfach falsche Tatsachen untergejubelt. Zahlreiche Studien und auch Ärzte bestätigen das mittlerweile. Die Antifettkampagnen fußen auf wenigen wissenschaftlichen Beweisen. Trotz dieser Erkenntnis stapeln sich in den Supermärkten immer noch fettreduzierte Produkte.

In seinem Buch *Lebens-Mittel* verweist Michael Pollan auf den Artikel einer Gruppe bekannter Ernährungswissenschaftler von der Harvard School of Public Health, der die gesamte Betttheorie ins Wanken bringt: Der überwiegende Teil der Studien konnte keinen Zusammenhang zwischen dem Verzehr von gesättigten Fettsäuren und Herz- und Gefäßerkrankungen feststellen. Anscheinend besteht nur ein Zusammenhang zwischen einer bestimmten Art von Fett, nämlich Transfetten, und Herzerkrankungen. Das sind ausgerechnet die Fette, die in den vergangenen 30 Jahren von Lebensmittelkonzernen für ihre Produkte verwendet wurden! Die Wissenschaftler kommen zu dem Schluss, dass der Gesamtfettgehalt eines Nahrungsmittels bedeutungslos ist, was das Risiko für ein Herzleiden betrifft. Das Verhältnis zwischen den verschiedenen Fettarten hingegen schon: Es gibt nämlich gesunde Fette, weniger gesunde Fette und sehr ungesunde Fette.

»»» EINE FETTREDUZIERTE DIÄT SENKT NICHT DAS RISIKO VON HERZ- UND GEFÄSSERKRANKUNGEN

In Amerika gibt es zwei große Frauenstudien: die Nurses' Health Study (7.1) und die Women's Health Initiative (7.2). Erstere sammelte über Dutzende Jahre Daten von mehr als 200.000 Krankenschwestern zu ihren Essgewohnheiten und Gesundheit. Letztere, eine klinische Zufallsstudie an einer sehr großen Gruppe von Frauen, gilt als Goldstandard der Ernährungswissenschaft. Dabei wurden acht Jahre lang die Essgewohnheiten und die Gesundheitsdaten von etwa 49 000 Frauen festgehalten, um herauszufinden, welche Auswirkungen eine fettreduzierte Diät unter anderem auf Brustkrebs und Herz- und Gefäßerkrankungen hat. Die Ergebnisse beider Studien schlugen ein wie eine Bombe: eine fettreduzierte Diät verringert NICHT das Risiko für Herz- und Gefäßerkrankungen.

Während der Antifettkampagnen hat die Nahrungsmittelindustrie die Produkte so »fettarm« wie möglich gemacht. Damit die Produkte trotzdem schmackhaft blieben, wurden die Fette durch Zucker, Süßstoffe und schnelle Kohlenhydrate wie Weizen und Transfette ersetzt. Und genau das sind die Zutaten, die dick machen und Herz- und Gefäßerkrankungen sowie andere chronische Krankheiten verursachen!

GESUNDE FETTE SIND VORAUSSETZUNG FÜR EINEN AUSGEGLICHENEN HORMONHAUSHALT

Die wichtigsten weiblichen Hormone wie Östrogen, Progesteron, weibliches Testosteron und Cortisol werden mithilfe von Cholesterin, also mithilfe von Fett gebildet. Cholesterin ist ein unentbehrlicher Baustoff des Körpers. Deshalb produziert es der Körper größtenteils selbst: 75 Prozent des benötigten Cholesterins werden in der Leber hergestellt und 25 Prozent durch die Nahrung aufgenommen. Es ist also enorm wichtig, gesunde Fette zu essen, denn zusammen mit Cholesterin sorgen sie für intakte Zellmembranen, die wiederum für eine gute Kommunikation im Körper verantwortlich sind und dafür, dass man sich rasch von einer Stresssituation erholt.

NEIN, MAN NIMMT NICHT VON GESUNDEN FETTEN ZU

Es mag widersprüchlich klingen: Fett essen, aber nicht fett werden. Doch wenn man den gesunden Menschenverstand walten lässt, ist es gar nicht mal so seltsam. Vergessen Sie nicht, dass der Körper ein Organismus ist, in dem allerlei komplizierte Prozesse stattfinden.

Butter oder anderes Fett wird nicht als Extrafettschicht direkt unter der Haut deponiert. Butter wird im Magen zerlegt und mit Magensäure vermischt. Dann wird diese Mischung im Darm, unter anderem mithilfe der Galle, in die Stoffe umgewandelt, die der Körper braucht. Vom Darm aus gelangen sie ins Blut und so in die Zellen. Die Butter ist dann schon lange kein Fett mehr, sondern ein Baustoff oder Energie für den Körper. Es gibt keinen einzigen direkten Zusammenhang zwischen der Butter in Ihrem Mund und den Pfunden an Ihren Hüften. Wenn Sie gründlich darüber nachdenken, werden Sie sich fragen, warum Sie das all die Jahre geglaubt haben.

Es ist höchste Zeit, die Angst vor gesunden Fetten zu verlieren. Gesunde Fette sind Ihre wichtigsten Energielieferanten. Sie brauchen sie für einen ausgeglichenen Hormonhaushalt. Ich bin davon überzeugt, dass viele Frauen nur deswegen so müde (und dick) sind, weil sie zu wenig gesunde Fette essen und ihre Energie lieber aus Zucker und Kohlenhydraten beziehen.

EINE FETTREDUZIERTE DIÄT IST EIN ANSCHLAG AUF IHRE GESUNDHEIT. IN ANSTRENGENDEN ZEITEN BRAUCHT DER WEIBLICHE KÖRPER GESUNDE FETTE.

CHOLESTERIN IST DIE FEUERWEHR, KEIN BRANDSTIFTER

Über Cholesterin ist genauso viel Unsinn geschrieben worden wie über Fette. Cholesterin ist kein Feind. Es hat seinen Grund, weshalb der Körper 75 Prozent des Cholesterins selbst produziert: Der Körper braucht es. Wenn man zu wenig davon isst, produziert die Leber sogar eine Extraportion. Der Körper braucht es als Baustoff für die Körperzellen, denn ohne Cholesterin können sich Zellwände und Nervenfasern nicht regenerieren. Es ist unverzichtbar für die Aufnahme von Vitamin A, D, E und K. Cholesterin wird auch zur Produktion von Gallsäure benötigt. Das Gehirn ist voller Cholesterin, weil die Gehirnzellen ständig miteinander kommunizieren müssen. Das sogenannte »böse« Cholesterin, LDL-Cholesterin, ist sogar der einzige Stoff, der Cholesterin in die Mitochondrien, die kleinen Energiefabriken in unseren Zellen, bringen kann. Es hat seinen Grund, weshalb gesunde Fette auch Energielieferanten genannt werden.

CHOLESTERIN SCHÜTZT SIE

Ein erhöhter Cholesterinspiegel ist keine Krankheit, sondern ein Signal, dass irgendwas nicht stimmt. Meist handelt es sich um eine (chronische) Entzündung der Gefäßwände. Wenn es irgendwo brennt, ist die Feuerwehr immer schon da. Das heißt aber nicht, dass die Feuerwehr den Brand gelegt hat. Genauso verhält es sich mit Cholesterin. Wenn der Cholesterinspiegel bei einer Gefäßwandentzündung erhöht ist, heißt das nicht, dass Cholesterin auch die Ursache dieses Problems ist.

Cholesterin eilt wie die Feuerwehr herbei, um das Feuer zu löschen.

Cholesterin ist ein Schutzmechanismus unseres Körpers, unter anderem um die Gefäßwände zu reparieren. Diese Entzündungen entstehen in den Adern – und zwar nicht, weil man gesunde Fette gegessen hat, sondern zu viel Zucker, schnelle Kohlenhydrate, ungesunde Fette, Weizen und industriell verarbeitete Lebensmittel. Außerdem brauchen wir einen hohen Cholesterinspiegel, um die Entzündungen zu heilen, die von letztgenannten Lebensmitteln stammen.

Medikamente, die den Cholesterinspiegel senken, wirken in etwa so, als würde man die Feuerwehr bei einem Brand wieder wegschicken. Haben Sie einen erhöhten Cholesterinspiegel? Ernähren Sie sich anders, und schauen Sie, was passiert. (Aber setzen Sie Ihre Cholesterinsenker bitte nur in Rücksprache mit Ihrem Arzt ab.)

GESUNDE VERSUS **UNGESUNDE FETTE**

Im richtigen Verhältnis enthalten gesunde Fette lebensnotwendige Nährstoffe, die man sonst nirgendwo herbekommt. Sie erhöhen die Aufnahmefähigkeit für Vitamine und Mineralstoffe aus der übrigen Nahrung und sorgen für eine bessere Nährstoffaufnahme im Darm. Das alles führt zu einem ausgeglichenen Hormonhaushalt. Auch das Gehirn braucht gesunde Fette, denn es besteht zu 60 Prozent aus Fett. Wenn Sie also gesunde Fette essen, halten Sie auch Ihr Gehirn fit. Und letztlich stimulieren gesunde Fette die Verbrennung. Sie brauchen sie also auch, um abzunehmen.

SEHR UNGESUNDE FETTE: TRANSFETTE UND OXIDIERTE FETTE

Es ist wichtig, den Unterschied zwischen gesunden und ungesunden Fetten zu kennen, denn es gibt Fette, die man unbedingt meiden sollte.

Transfette sind künstliche Fette, die die Industrie herstellt, indem sie an pflanzlichen flüssigen Fetten herumdoktert, bis sie hart werden. Man nennt sie auch gehärtete Fette. Pflanzenfette wie Mais- und Sonnenblumenöl sind von Natur aus flüssig. Aber es ist schwierig, Öl in Keksen und Gebäck zu verarbeiten. Deshalb hat die Lebensmittelindustrie bei diesen preiswerten Ölen ein paar Moleküle geändert, um sie zu härten.

Transfette sind in fast allen industriellen Lebensmitteln enthalten, von Erdnussbutter bis Eis, von Suppen über Soßen bis hin zu Schokolade, von Brot und Crackern bis hin zu Brühwürfeln, von Fertiggerichten bis hin zum Fast Food. Unbemerkt nimmt man so viele Transfette zu sich, sogar in Form des recht unschuldig daherkommenden Milchpulvers aus dem Büro-Kaffeeautomaten.

MEIDEN SIE TRANSFETTE. AUF DEN ETIKETTEN WERDEN SIE ALS GEHÄRTETES FETT, GEHÄRTETES ÖL, HYDRIERTES PFLANZENFETT ODER HYDRIERTES PFLANZENÖL AUFGEFÜHRT.

OXIDIERTE FETTE

Oxidation bedeutet, dass sich die Molekularstruktur eines Lebensmittels ändert, wenn es Licht oder Hitze ausgesetzt wird. Diese Veränderung lässt freie Radikale im Körper entstehen. Eigentlich bedeutet oxidiert, dass ein Produkt verdorben oder ranzig geworden ist. Leider lässt sich das bei Fetten oft nicht einschätzen. Oxidierte Fette entstehen durch Erhitzen von Fetten, die dafür nicht geeignet sind wie Omega-6- und Omega-3-Fettsäuren. Frittiertes steckt voller oxidierter Fette. Chips und andere Knabbereien stehen deshalb leider auf der Liste der ungesunden Fette. Wenn Sie trotzdem Frittiertes essen möchten, reduzieren Sie es auf ein Minimum und verwenden Sie Kokosöl, Palmöl oder Reiskeimöl.

ECHTE BÖSEWICHTE

Von Transfetten und oxidierten Fetten weiß man, dass sie das Risiko für einen Herzinfarkt erhöhen. Außerdem belasten sie die Leber, die diese unnatürlichen Stoffe wieder abbauen muss. Sie fördern Entzündungen, behindern die Ausscheidung von Schadstoffen und erhöhen das Körpergewicht, wodurch eine Östrogendominanz entstehen kann.

Es gibt auch immer mehr wissenschaftliche Hinweise, dass sie eine Insulin- und Leptinresistenz fördern sowie Thrombose, Diabetes und sogar Brustkrebs verursachen können. Transfette und oxidierte Fette sind echte Bösewichte! Lassen Sie die Finger davon. Wenn Sie wenig industriell verarbeitete Nahrung essen, sind Sie auf einem guten Weg.

»» KOKOSÖL: DER FETTE SCHLANKMACHER

Im Gegensatz zu anderen gesunden Fetten kann der Körper mit Kokosöl kein Hormon produzieren. Trotzdem ist es wertvoll und gesund. Kokosfett ist bei Zimmertemperatur fest und schmilzt bei etwa 35 Grad, dann wird es zu Öl. Kokosfett und Kokosöl sind also ein und dasselbe Produkt.

Die gesunden mittellangen Fettsäureketten werden vom Körper rasch verdaut, spenden schnell Energie und werden kaum als Fett gespeichert.

In den 40er-Jahren des vergangenen Jahrhunderts versuchten Bauern, ihre Kühe mit Kokosöl zu mästen. Die Tiere wurden davon aber eher aktiver und schlanker. Als sie schließlich mit Soja und Mais gefüttert wurden, setzten sie wieder mehr Fett an, ohne viel Futter zu verbrauchen. Eine Superlösung für Bauern … aber nicht für Sie.

KOKOSÖL HAT NOCH ANDERE VORTEILE

- **Kokosöl enthält mit seinen Fettsäuren Bestandteile, die gegen Bakterien, Viren, Schimmelpilze, Parasiten und Entzündungen wirken. Dieses Öl lässt sich zur Stärkung der Darmflora einsetzen oder um dort eine Candida-Infektion oder Lebensmittelvergiftung zu bekämpfen.**
- **Kokosöl kann dazu beitragen, dass Nährstoffe von einem kranken Darm besser aufgenommen werden. Es unterstützt somit Therapien gegen allerlei Darmbeschwerden.**
- **Kokosöl wird vom Darm leicht verdaut, unterstützt die Aufnahme fettlöslicher Vitamine, Mineralstoffe und Proteine und stimuliert den Stoffwechsel.**
- **Kokosöl hilft, den Blutzuckerspiegel zu stabilisieren und verhindert Heißhungerattacken bei niedrigem Blutzuckerspiegel.**
- **In Kokosnüssen stecken viele Antioxidantien, die den Körper vor freien Radikalen schützen. Aber passen Sie auf: Es ist viel Kokosöl in schlechter Qualität auf dem Markt. Kaufen Sie biologisches, extra vergines Kokosöl im Glas. Der Kokosduft verschwindet beim Erhitzen.**

EINIGERMASSEN GESUNDE GESÄTTIGTE FETTE

Gesättigte Fette kommen hauptsächlich in tierischen Produkten vor, in fettem Fleisch, Butter, Ghee (geklärte Butter) und Käse, aber auch in Palmöl, Kokosöl und Kakaobutter. Bis auf Palmöl sind alle gesättigten Fette bei Zimmertemperatur hart.

Verwenden Sie diese Fette nicht zu häufig; der Körper braucht nicht allzu viel davon. Nur Kokosöl können Sie in Hülle und Fülle einsetzen.

OMEGA-6: GUT DOSIERT – SEHR GESUND

Omega-6 steckt in Getreide, Samen, Nüssen sowie in allen Ölen, die daraus gepresst werden. Von diesen Fetten nimmt man oft zu viel zu sich, weil sie die Grundlage für Transfette und in der Herstellung billig sind. Deshalb werden sie von den Lebensmittelkonzernen massiv eingesetzt. Das gilt vor allem für Sojaöl, Maisöl und Sonnenblumenöl. Tiere bekommen in der Massentierhaltung viel Soja, Mais und Weizen gefüttert, weshalb ihre Produkte – Fleisch, Milcherzeugnisse, Eier – ebenfalls viel Omega-6 enthalten.

CHRONISCHE ENTZÜNDUNGEN, DAS IMMUNSYSTEM UND DIE ERNÄHRUNG

Sie haben bestimmt schon sichtbare Entzündungen gehabt, zum Beispiel wenn Sie sich einen Splitter eingezogen haben und Ihr Finger daraufhin rot, warm und dick wird. Das geschieht, weil das Immunsystem den Fremdkörper vertreiben und die beschädigten Zellen reparieren will. Die Entzündung ist eine Schutzreaktion des Immunsystems. Eine akute Entzündung ist daher etwas Gutes: Der Körper heilt sich selbst.

Chronische Entzündungen dagegen haben keinen Heileffekt, sondern sind destruktiv. Sie werden auch stille oder niederschwellige Entzündungen genannt, denn wir spüren sie nicht. Auch bei Blutuntersuchungen lassen sie sich nicht immer feststellen.

FRAUEN SIND ANFÄLLIGER FÜR CHRONISCHE ENTZÜNDUNGEN

Jede Entzündung, die länger als 72 Stunden dauert, wird Sie langsam vergiften. Frauen sind anfälliger für chronische Entzündungen als Männer, weil sie ein stärkeres Immunsystem haben, das gegen Angreifer wie Schimmelpilze, Bakterien und verdorbene Lebensmittel vorgeht. Doch dieses starke Immunsystem kann sich auch gegen den Körper selbst richten und Autoimmunerkrankungen fördern. Dabei unterscheidet es nicht zwischen feindlichen Zellen und eigenen Körperzellen. Zehn Mal mehr Frauen als Männer bekommen Autoimmunkrankheiten wie Schilddrüsenprobleme, MS, Rheuma, Morbus Crohn oder Hashimoto-Thyreoiditis.

Die Ursache von Autoimmunerkrankungen sind zu 95 Prozent chronische Entzündungen.

DER GRUND FÜR CHRONISCHE ERKRANKUNGEN

95 Prozent aller chronischen Erkrankungen entstehen durch chronische Entzündungen. Sie spielen nicht nur eine bedeutende Rolle bei Autoimmunkrankheiten, sondern auch bei Herz- und Gefäßerkrankungen, hohem Blutdruck, Adipositas, Insulinresistenz, Fibromyalgie, Depressionen, Osteoporose, Rheuma, Hautproblemen, chronischen Erschöpfungszuständen und Krebs, aber auch bei Parkinson, Alzheimer und Demenz. Über 80 Prozent der Zellen des Immunsystems befinden sich im Verdauungstrakt. Viele chronische Entzündungen entstehen dort – meist durch die falsche Ernährung.

Zu viel davon kann jedoch zu chronischen Entzündungsreaktionen führen, die eine ganze Bandbreite von chronischen Krankheiten auslösen.

ERNÄHRUNG SPIELT EINE GROSSE ROLLE BEI ENTZÜNDUNGEN

Ernährung ist ein wichtiger Faktor bei der Bekämpfung chronischer Entzündungen. Die Aufnahme von zu viel Omega-6- und gesättigten Fettsäuren ist nur eine Ursache für chronische Entzündungen. Aber auch alle Zuckerarten, schnelle Kohlenhydrate, Fructose, chemische Zusatzstoffe, künstliche Süßstoffe, glutenhaltiges Getreide, Kuhmilcherzeugnisse und Arachidonsäure, die in allen tierischen Produkten enthalten ist, können chronische Entzündungen auslösen. Sie alle stecken in industriell verarbeiteten Lebensmitteln.
Nahrungsmittel, die gut für die Darmflora sind, schwächen die Entzündungen. Das sind gesunde Fette (besonders Kokosöl, Olivenöl und Omega-3-Fettsäuren), Rohkost, Gemüse, Kräuter und Gewürze sowie ballaststoffreiche Kost, also glutenfreies Getreide und Hülsenfrüchte. Ein gesundes Immunsystem braucht außerdem pflanzliche Proteine (siehe Kapitel 8).

GESUNDE UNGEHÄRTETE FETTSÄUREN: OMEGA-3 UND OMEGA-9

Omega-3-Fettsäuren sind für die Gesundheit äußerst wichtig, denn sie haben zahlreiche positive Eigenschaften. Leider nehmen wir im Allgemeinen nur sehr wenig Omega-3-Fettsäuren zu uns. Sie stecken in fettem Fisch wie Sardinen, Lachs und Aal sowie in verschiedenen pflanzlichen Produkten wie Perillaöl, Leinsamen, Chia-Samen, Hanfsamen und Walnüssen. Sogar grünes Blattgemüse wie Portulak und Brunnenkresse enthält Omega-3. Omega-9 steckt in Oliven, Nüssen und Avocados.
Omega-3-Fettsäuren lassen sich in drei Säuretypen einteilen: in ALA (Alpha-Linolensäure), EPA (Eicosapentaensäure) und in DHA (Docosahexaensäure).

OMEGA-6-FETTSÄUREN SIND GESUND. DER KÖRPER BRAUCHT SIE. ABER VORAUSSETZUNG IST, DASS OMEGA-6 UND OMEGA-3 IM RICHTIGEN VERHÄLTNIS ZUEINANDER STEHEN: VIER MAL MEHR OMEGA-6 ALS OMEGA-3. DIE MEISTEN MENSCHEN NEHMEN ALLERDINGS 20 MAL MEHR OMEGA-6 ZU SICH, WEIL INDUSTRIELL VERARBEITETE LEBENSMITTEL, FLEISCH, MILCHERZEUGNISSE UND EIER VIEL OMEGA-6 ENTHALTEN.

ALA: EIN MUSS

ALA ist eine essenzielle Fettsäure, das heißt, unser Körper kann sie nicht selbst produzieren. Wir müssen sie mit der Nahrung aufnehmen. ALA befindet sich in Leinsamen, Hanfsamen, Raps, Walnüssen und den daraus gewonnenen Ölen.

EPA UND DHA

Die beiden Fettsäuren EPA und DHA sind vor allem in fettem Fisch wie Lachs, Makrele, Sardinen und Hering enthalten, aber auch in Seetang und Algen. EPA und DHA verfügen über starke Entzündungshemmer, mit denen wir unsere Gelenke schützen können. Außerdem wirken sie sich positiv auf das Immunsystem und das gesamte Wohlbefinden aus. Sie sind gut für die Herz- und Blutgefäße, für die Augen und sorgen auf lange Sicht für eine gute Gehirnfunktion. EPA und DHA sind wirklich sehr gesund.

OMEGA-3-FETTSÄUREN: AUCH OHNE FISCH?

Vegetarierinnen oder Veganerinnen nehmen meist zu wenig Omega-3-Fettsäuren zu sich. Warum ist das so und was kann man dagegen tun? Die gute Nachricht ist, dass der Körper ALA in EPA und DHA umwandeln kann. Deshalb greifen Vegetarierinnen und Veganerinnen zu Samen und Nüssen. Die weniger gute Nachricht ist die, dass der Körper die Umwandlung in EPA und DHA nicht gerade effizient betreibt und dass dieser Prozess mit dem Alter immer mühsamer wird.

Vegetarierinnen und Veganerinnen sollten daher Nahrungsergänzungsmittel einnehmen. Oft werden Fischöl oder Krillöl empfohlen, doch auch das sind Fischprodukte. Zum Glück gibt es Algenöl mit einer hohen EPA- und DHA-Dosis. Fischfutter sozusagen. Auch Ergänzungsmittel wie Chlorella, Spirulina und marines Phytoplankton enthalten gut aufzunehmende Formen von Omega-3.

OMEGA-3-FETTSÄUREN NENNT MAN AUCH BRAINFOOD: SIE HALTEN DAS GEHIRN AKTIV. STUDIEN ZUFOLGE BESTEHT EIN ZUSAMMENHANG ZWISCHEN DEPRESSIONEN UND ZU WENIGEN OMEGA-3-FETTSÄUREN.

WIE BLEIBEN GESUNDE FETTE GESUND?

Gesunde Fette verderben bei zu viel Wärme. Nur schmecken oder riechen wir das oftmals nicht. Aus ehemals gesunden Fetten werden dann schnell oxidierte Fette. Deshalb sollten einige von ihnen im Kühlschrank gelagert werden.

ERHITZEN

Richtig erhitzen sollte man nur Kokosöl, Palmöl und Reiskeimöl. Nur diese Öle sind auch bei 200 Grad und mehr hitzebeständig. Also niemals in Sonnenblumen-, Soja- oder Maisöl frittieren, das setzt jede Menge freie Radikale im Körper frei – und fördert die Faltenbildung.

ERWÄRMEN

Olivenöl ist bis etwa 160 Grad hitzebeständig. Dasselbe gilt für Butter und Ghee. Damit können Sie selbstverständlich auf niedriger Temperatur braten. Wenn es aber anfängt, in der Pfanne zu rauchen, entstehen Schadstoffe. Schmoren Sie also lieber auf kleiner Flamme. Auf hoher Flamme im Wok sollten Sie Kokos- oder Reiskeimöl verwenden.

AUFBEWAHRUNG

Alle Pflanzenöle aus Nüssen, Kernen und Samen oxidieren, also verderben schnell, wenn Sie sie zu lange aufbewahren oder dem Tageslicht aussetzen. Deshalb niemals erwärmen und immer im Kühlschrank aufbewahren. Kaufen Sie sie in kleinen dunklen Flaschen. Kokos- und Olivenöl gehören allerdings nicht in den Kühlschrank.

ÜBERSICHT GESUNDER FETTE: OMEGA-3, -6 UND -9

Fast alle Pflanzenfette enthalten eine Mischung aus Omega-3-, Omega-6- und Omega-9-Fettsäuren. Wenn Sie Fette also abwechslungsreich verwenden, nehmen Sie alle drei zu sich. In erster Linie sollten Sie viele Omega-3-Fettsäuren zu sich nehmen, dann Omega-9-Fettsäuren und schließlich Omega-6-Fettsäuren. Sie brauchen alle drei, aber Omega-6 bekommen Sie schon genug, ohne es merken.

»» OMEGA-3-, -6- UND -9-QUELLEN

GUTE OMEGA-3-QUELLEN

- **Perillaöl**
- **Rapsöl**
- **Leinsamen und Leinöl**
- **Hanfsamen und Hanföl**
- **Chia-Samen und Chia-Öl**
- **Walnüsse und Walnussöl**
- **Bio-Eier von Hühnern in Freilandhaltung**
- **Fette, am besten wild gefangene Fische wie Lachs, Makrele, Sardinen und Hering. Zuchtfisch wird mit Getreide und nicht mit Fisch oder Algen gefüttert. Dadurch nimmt der Omega-3-Fettsäuregehalt stark ab. 50 Prozent des heutigen Fischangebots sind Zuchtfische.**

GUTE OMEGA-6-QUELLEN

- **Sonnenblumenkerne und Sonnenblumenöl**
- **Kürbiskerne und Kernöl**
- **Sesam und Sesamöl**
- **Traubenkernöl**
- **Arganöl**
- **Maiskeimöl**
- **Weizenkeimöl**
- **Sojaöl**
- **Palmöl**
- **Distelöl**
- **Erdnüsse und Erdnussöl**

GUTE OMEGA-9-QUELLEN

- **Oliven und Olivenöl**
- **Haselnüsse, Mandeln, Macadamianüsse und deren Öle**
- **Reiskeimöl und Reiskleie**
- **Avocados und Avocadoöl**

SOSSEN UND DRESSINGS MIT GESUNDEN FETTEN

Mit einem Vorrat an gesunden Ölen lassen sich im Handumdrehen die leckersten Dressings zubereiten. Ein paar Kräuter, ein gutes Öl und etwas Zitronensaft oder guter Essig – fertig. Die gesunden Fette sorgen für eine bessere Nährstoffaufnahme. Geben Sie daher immer ein Dressing an den Salat.

Die meisten Fertigsoßen und -Dressings werden aus billigsten Pflanzenfetten hergestellt: Sonnenblumen- und Maisöl, die viel Omega-6-Fettsäuren enthalten. Dazu kommen Zucker, Salz, Geruchs-, Farb- und Geschmacksstoffe – alles Dinge, die den Hormonhaushalt durcheinanderbringen. Außerdem beinhalten sie oft die umstrittenen Geschmacksverstärker MSG, auch E621 genannt. Also rühren Sie Ihre Soßen und Dressings lieber selbst an.

FETTREDUZIERTE LEBENSMITTEL VERMEIDEN: SIE MACHEN BLOSS DICK UND KRANK

Der große Mythos, dass Fett dick macht, hat zu einem riesigen Angebot an fettreduzierten Lebensmitteln in den Supermärkten geführt: Produkte mit Etiketten, auf denen steht, dass sie weniger oder gar kein Fett enthalten – als wäre das gesund! Meiden Sie ab jetzt fettreduzierte Lebensmittel, denn sie machen bloß dick und krank. Um diesen Produkten einen guten Geschmack und ein angenehmes Mundgefühl zu geben, wurden die Fette durch Unmengen an Zucker oder schnellen Kohlenhydraten ersetzt – genau die Zutaten, die nach heutigem Erkenntnisstand mit Übergewicht, Adipositas, Diabetes, Herz- und Gefäßerkrankungen und anderen chronischen Beschwerden in Zusammenhang gebracht werden. Sie bringen den Blutzuckerspiegel durcheinander und steigern das Risiko einer Insulin- und Leptinresistenz. Lassen Sie auch die Finger von Produkten, auf denen »kalorienarm« steht. Hier wurde Zucker einfach nur durch chemische Süßstoffe ersetzt.

ERDNUSSBUTTER LIGHT: 30 PROZENT WENIGER FETT, 451 PROZENT MEHR ZUCKER

2015 erhielt das Erdnussbutter-Light-Produkt der Supermarktkette Plus den dritten Preis bei der »Goldenen Windbeutel«-Wahl der selbst ernannten Essenswächter von Foodwatch. Das Etikett wirbt damit, dass 30 Prozent weniger Fett enthalten sind. Doch im Kleingedruckten steht, dass ein Teil der Erdnüsse einfach durch Glucosesirup ersetzt wurde: Diese Erdnussbutter enthält 451 Prozent mehr Zucker als eine normale Marke! Statt gesunder Ballaststoffe der Erdnüsse isst man nun Berge von Zucker. Alle Supermärkte verwenden denselben Trick, wenn es um Erdnussbutter light und andere fettreduzierte Lebensmittel geht. Lassen Sie sich bloß nicht an der Nase herumführen: Man wird von Zucker dick, nicht von gesunden Fetten. Übrigens besteht auch »normale« Erdnussbutter größtenteils aus Transfetten. Gesund ist Erdnussbutter also sowieso nicht. Nur Erdnussbutter, die oben eine kleine Öllache aufweist, enthält keine Transfette. Sie ist im Bioladen erhältlich.

Ich bin kein Fan von Milcherzeugnissen, aber wenn es etwas gibt, dass an Milcherzeugnissen gut ist, dann Fett. Milch ist von Natur aus fett und das hat seinen Grund. Meiden Sie magere oder fettreduzierte Milchprodukte, sie enthalten so gut wie nichts mehr, das der Körper braucht.

EINE KLEINE WARNUNG

Wenn Sie gesunde Fette auf den täglichen Speiseplan setzen, merken Sie schnell, dass Sie schneller satt werden. Das ist ein schönes Gefühl. Nutzen Sie es, um den Anteil an Zucker, Kohlenhydraten und Stärke zu verringern, denn das sind die eigentlichen Dickmacher. Essen Sie lieber ein Brot mit viel selbst gemachtem Avocadoaufstrich als vier Brote, auf denen Sie dieselbe Menge an Belag verteilen. Essen Sie zwei oder drei Tassen Suppe und ein Butterbrot, statt drei Butterbrote und eine Tasse Suppe. Geben Sie zu jedem Rohkostsalat ein paar ungeröstete Nüsse, Samen oder Kerne, Avocado, Ei, Fleisch oder Fisch und sparen Sie nicht an gesundem Öl mit einem Spritzer Zitronensaft. Sonst werden Sie nicht satt und haben nach zwei Stunden schon wieder Hunger.

ZUR ERINNERUNG

››› Gesunde Fette sind das A und O eines ausgeglichenen Hormonhaushalts. Der Körper braucht sie, um genügend Hormone produzieren zu können.

››› Gesunde Fette bilden unter anderem das Fundament für Ihren Energiehaushalt.

››› Ein hoher Cholesterinspiegel kann auf eine unentdeckte Entzündung der Blutgefäße hinweisen. Cholesterin ist aber nicht die Ursache dieser Entzündung – im Gegenteil: Cholesterin wird den Schaden reparieren.

››› Sie brauchen vor allem ausreichend Omega-3-Fettsäuren. Wenn Sie keinen Fisch essen, verwenden Sie qualitativ gutes Fischöl, Krillöl oder Algentabletten zur Nahrungsergänzung.

››› Erhitzen oder erwärmen Sie nur Fette, die dafür geeignet sind, und bewahren Sie andere Fette und Öle im Kühlschrank auf, damit sie nicht verderben.

››› Sorgen Sie für verschiedene gesunde Fette in Ihrer Küche. Davon werden Sie nicht dick.

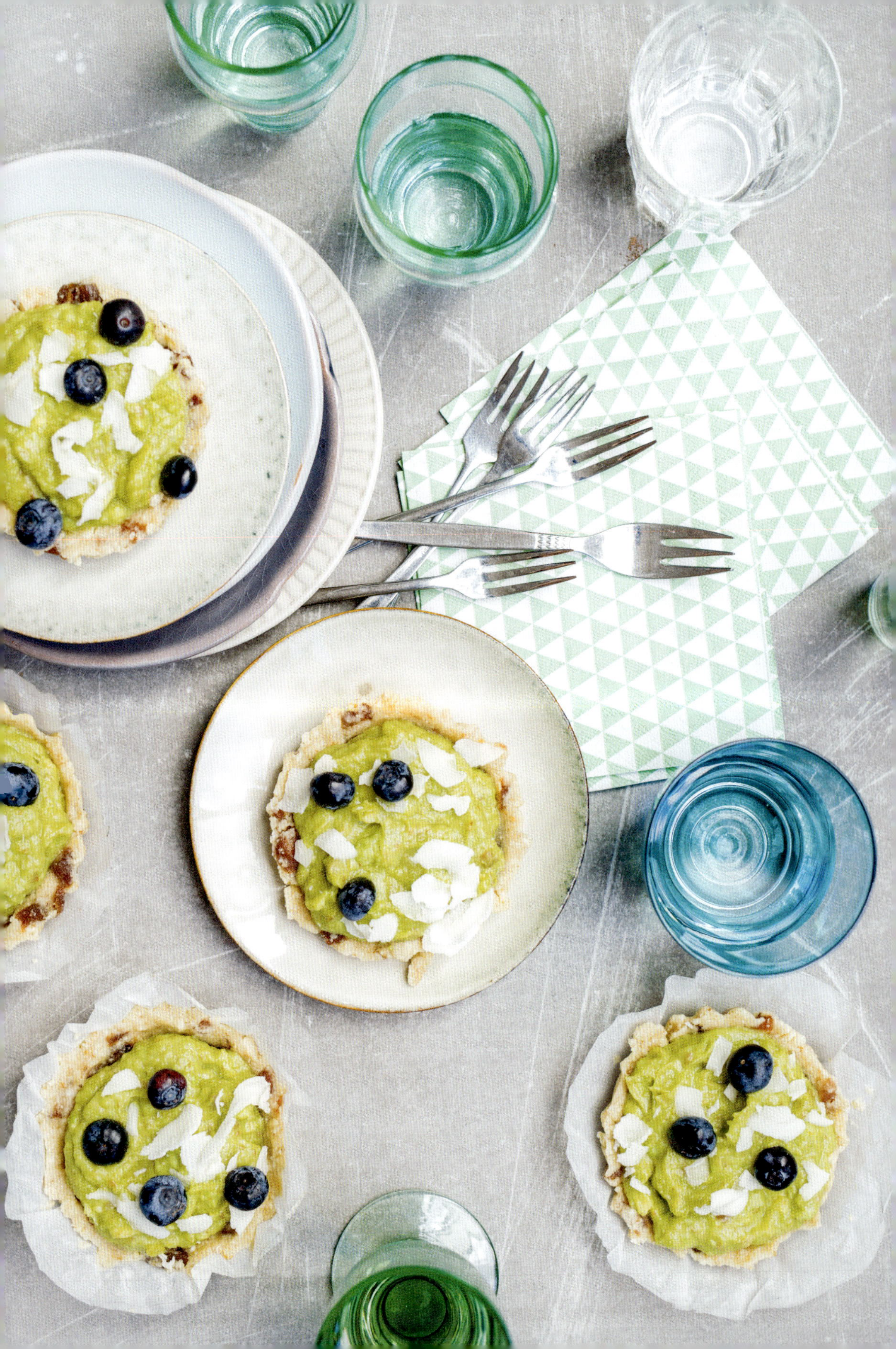

REZEPT

AVOCADO-ZITRONEN-TÖRTCHEN

Wer regelmäßig Avocados isst, tut seiner Gesundheit etwas Gutes. Eine Avocado enthält lauter wichtige Stoffe, die der Körper braucht. Erhitzen Sie Avocados aber auf keinen Fall, sonst geht ein Großteil ihrer Nährstoffe verloren. Sie mögen keine Avocados? Probieren Sie dieses Rezept trotzdem einmal aus, und Sie werden Avocados zu schätzen wissen.

Vermengt man das Avocadofleisch sofort mit dem Zitronensaft, behalten die Törtchen mindestens einen Tag lang ihre schöne grüne Farbe. Der leckere Nussboden ist mit Bio-Butter gemacht. Sie können natürlich auch qualitativ hochwertiges Kokosöl verwenden, aber wenn Sie ohnehin schon dabei sind, einen besonderen Leckerbissen zu kreieren …

SIE BRAUCHEN (FÜR CA. 10 TÖRTCHEN)

BODEN

- 100 g Trockenaprikosen (die dunkelbraunen ungeschwefelten)
- 120 g ungeröstete Nüsse
- 40 g Kokosraspeln
- 2 EL weiche Bio-Butter
- eine Prise keltisches Meersalz
- Tarteförmchen, ∅ ca. 6-8 cm

BELAG

- 2 Avocados
- 50 ml Ahornsirup
- 2 weiche Datteln, ohne Kern
- 1 Zitrone (Schale und Saft)
- 40 g geschmolzenes Kokosöl
- einige Heidelbeeren oder Kokoschips (als Garnitur)

SO WIRD'S GEMACHT

Aprikosen 10 Minuten einweichen und in kleine Stücke schneiden. Nüsse, Salz und Kokosraspeln in die Küchenmaschine geben und zu einem groben Mehl zermahlen. Die Butter hinzufügen und alles zu einem klebrigen Teig verarbeiten. Die Förmchen mit Backpapier auslegen und den Teig gut andrücken. Im Kühlschrank fest werden lassen.

Datteln in heißem Wasser 5 Minuten einweichen. Danach alle Zutaten bis auf den Zitronensaft in der Küchenmaschine zu einem sahnigen Pudding vermischen. Drei Viertel des Zitronensafts hinzufügen und noch einmal gut durchrühren. Abschmecken. Eventuell den restlichen Zitronensaft zufügen. Es soll frisch schmecken, aber nicht sauer.
Den Pudding auf den Tortenböden verteilen und in den Kühlschrank stellen. Vor dem Servieren mit Heidelbeeren oder Kokoschips garnieren.

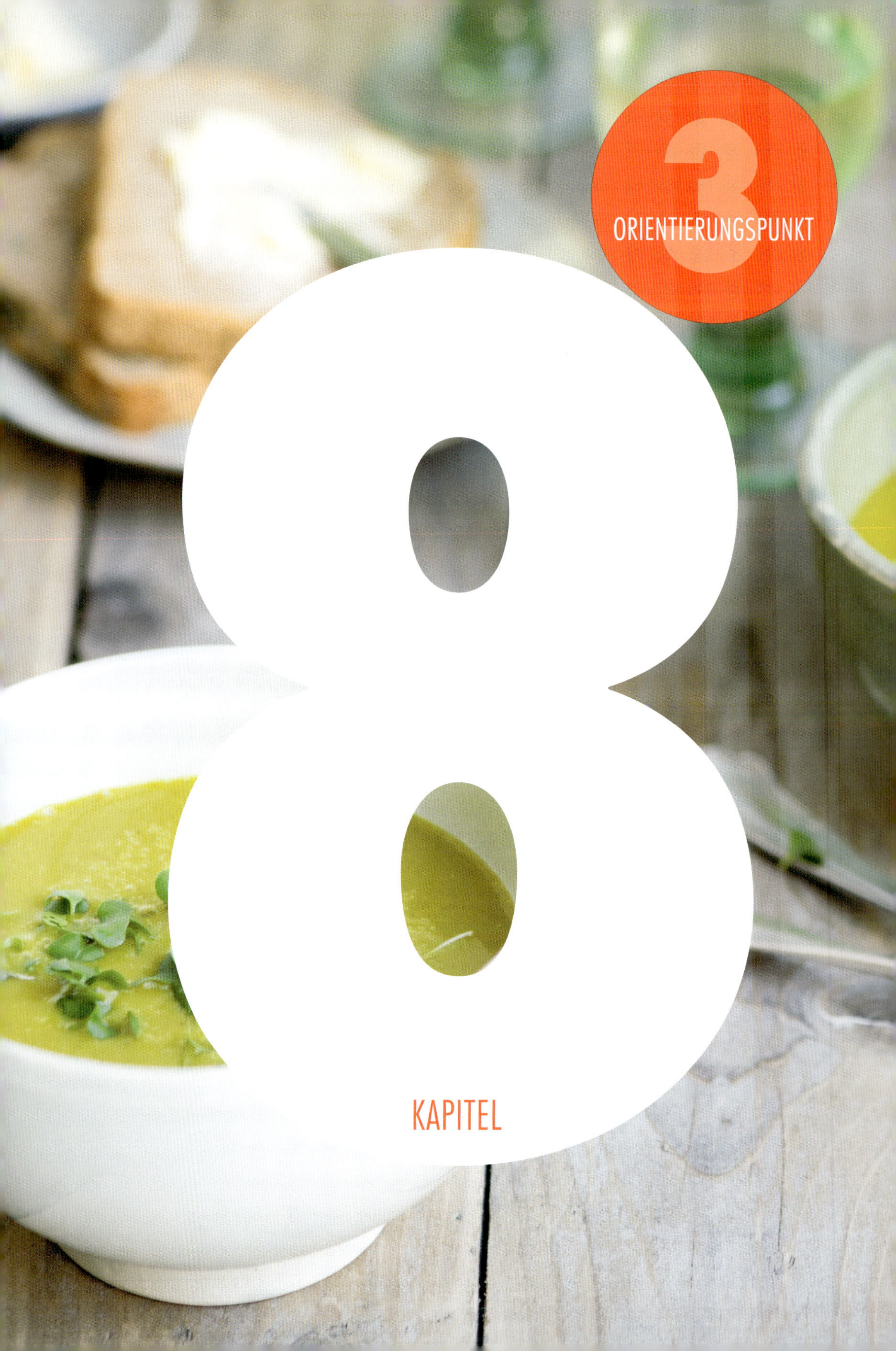

3
ORIENTIERUNGSPUNKT

8
KAPITEL

ERNÄHRUNGSPIONIERE: WARUM PFLANZLICHE KOST SO IDEAL IST

Wenn Sie sich daran orientieren, könnte es sein, dass Sie bald zu den 5 Prozent Frauen in Westeuropa zählen, die sich am gesündesten ernähren. Und wer will das nicht? Dabei ist es ganz einfach: Orientierungspunkt 3 weist Ihnen den Weg, wie Sie sich zunehmend rein pflanzlich ernähren können.

DIE STUDIE, DIE ALLES HÄTTE VERÄNDERN KÖNNEN

Das World Cancer Research Institute hat im Jahr 2007 einen 5000 Seiten umfassenden Bericht veröffentlicht, an dem über 200 Onkologen und Wissenschaftler mitgewirkt haben. Sie haben dabei über 1000 Studien ausgewertet. Mit dem Ergebnis, dass die Ernährungsweise von Nichtrauchern zu 50 Prozent über ihr Krebsrisiko entscheidet. Nimmt man außerdem den Lebensstil (wie viel Stress hat man? Wie viel bewegt man sich?) hinzu, kommt man sogar auf 80 Prozent (8.1). Leider hat es dieser Bericht nie auf die Titelseiten der Zeitungen geschafft.
Trotzdem: Die gute Nachricht ist, dass man die eigene Gesundheit beeinflussen kann. Doch das soll nicht heißen, dass Menschen, die an Krebs leiden, selbst daran schuld sind. Denn es spielen dabei noch ganz andere Faktoren eine Rolle, auf die man keinen Einfluss hat. Aber Ernährung scheint eine größere Rolle zu spielen, als die Ärzte uns das weismachen wollen.

WAS BRAUCHT DER KÖRPER?

Wenn die Ernährung zu 50 Prozent über das Krebsrisiko mitentscheidet, was braucht der Körper dann, um sich gegen Krebs und chronische Krankheiten wehren zu können? Zum einen sind das gesunde Öle und Fette, zum anderen pflanzliche Nahrung, bei der Gemüse, Sprossen und Kräuter an erster Stelle stehen.

»» BRUSTKREBSRISIKO

Zahlreiche Studien haben gezeigt, dass asiatische Frauen am seltensten von Brustkrebs betroffen sind. Erst wenn sie in den Westen ziehen, vervierfacht sich das Brustkrebsrisiko. Diese Steigerung hat unmittelbar mit der veränderten Ernährung zu tun.

STELLEN SIE PFLANZEN IN DEN MITTELPUNKT

Aus Tausenden Untersuchungen weiß man, dass unverarbeitete pflanzliche Ernährung – Gemüse, Obst, Samen, Kerne, Nüsse, Algen, Sprossen und Kräuter – sowohl für die Prävention als auch für die Heilung von Krebs und chronischen Krankheiten eine wichtige Rolle spielt. Warum?

PFLANZEN SCHÜTZEN SICH GEGEN FEINDE

Die Wurzeln der Pflanzen reichen tief in die Erde. Sie können daher weder weglaufen noch kämpfen, wenn Feinde wie Schimmelpilze oder Raupen auftauchen. Stattdessen produzieren sie zu ihrem eigenen Schutz Phytochemikalien. »Phyto« bedeutet »pflanzlich«.

Studien haben ergeben, dass ein Großteil dieser auch sekundäre Pflanzenstoffe genannten Chemikalien das Wachstum von Krebszellen hemmen. Gemüse und Kräuter bieten die größte Vielfalt dieser Stoffe und Ihnen damit die Möglichkeit, Ihr Krebsrisiko zu verringern.

PFLANZENSTOFFE SCHÜTZEN DEN KÖRPER

Kohlsorten und Knoblauchgewächse enthalten bestimmte Stoffe, die das Wachstum der Krebszellen verringern. Rote und violette Früchte wie Johannisbeeren, Erdbeeren, Himbeeren und Granatapfelkerne sowie grüner Tee haben Moleküle, die verhindern können, dass Mikrotumore ein eigenes Gefäßnetz bilden und stören so deren Wachstum. Krebszellen vertragen kein Curcumin – ein Stoff, der in Kurkuma vorkommt. Ingwer und Leinsamen können Entzündungen hemmen, wodurch Krebs unwahrscheinlicher wird. Und das sind nur einige wenige Beispiele.

Unsere tägliche Nahrung kann zahlreiche krebsvorbeugende und heilende Stoffe enthalten.

PFLANZLICHE BALLSTSTOFFE FÜR EINEN GESUNDEN DARM

Ein weiterer Vorteil von pflanzlicher Nahrung ist, dass sie viele Ballaststoffe enthält. Ballaststoffe sorgen nicht nur für eine gute Verdauung, sondern auch für Sättigungsgefühle. Und Sie können reichlich davon essen, ohne zuzunehmen!

Auch Obst ist gesund, enthält aber Fructose. Also aufgepasst, wenn Sie regelmäßig Heißhunger auf Süßes haben. Ein unbezwingbarer Appetit auf Süßes oder schnelle Kohlenhydrate bedeutet, dass Ihr Blutzuckerspiegel nicht im Gleichgewicht ist. Essen Sie lieber saure Früchte wie Grapefruits, saure Äpfel oder Beerenobst.

MIT VIEL GEMÜSE WIRD MAN XENOÖSTROGENE LOS

Im 2. Kapitel habe ich bereits erklärt, wie wichtig es ist, ungewollt aufgenommene Xenoöstrogene wieder auszuscheiden. Essen Sie reichlich Gemüse, denn damit unterstützen Sie Ihre Leber. Grüne Gemüsesorten enthalten Chlorophyll. Verfügt die Leber über ausreichend Chlorophyll, verkürzt das den Entgiftungsprozess von sieben auf lediglich zwei Phasen. Daher sollte die Hälfte des täglichen Gemüses aus grünen Gemüsesorten bestehen.

DETOXEN – UND ZWAR JEDEN TAG

Je mehr grüne Gemüsesorten auf dem Speiseplan stehen, desto leichter machen Sie es Ihrem Körper, Giftstoffe auszuscheiden. Entgiften oder detoxen ist etwas, was Sie täglich tun können. Es ist wenig sinnvoll, zweimal im Jahr eine Detoxkur zu machen, wenn Sie ansonsten ständig Giftstoffe im Körper anhäufen.

DIE VIER MUSKETIERE: SÄFTE, SUPPEN, SMOOTHIES UND SALATE

Die große Wende während meines Burn-outs kam, als ich begann, 500 Gramm Gemüse pro Tag zu essen. Ich kann mir vorstellen, dass Sie sich jetzt fragen, wie man das um Himmels willen anstellen soll – und dann auch noch zur Hälfte grüne Gemüsesorten! Aber es ist nicht so schwer, wie Sie vielleicht denken. Vorausgesetzt, man stellt die Ernährung Schritt für Schritt um und gewöhnt den Körper – aber vor allem den Darm – langsam daran.

Ich setze dabei auf eine Methode, die ich »Die vier Musketiere« nenne, bestehend aus Säften, Suppen, Smoothies und Salaten. Sie enthalten die verschiedensten Gemüsesorten, aber auch Sprossen und Kräuter.

Machen Sie Säfte und Smoothies selbst, denn alles, was Sie im Supermarkt kaufen, hat den Großteil der Nährstoffe auf dem Weg von der Fabrik bis in Ihre Küche bereits verloren.

Benutzen Sie einen Slowjuicer für Säfte und einen Blender für Smoothies. Säfte und Smoothies kann man zum Frühstück oder Mittagessen, aber auch mal zwischendurch trinken.

Selbst gemachte Gemüsesuppen sind schnell zubereitet. Ich esse sie zu Mittag, als kleinen Imbiss, zum Abendessen oder sogar noch am nächsten Tag zum Frühstück. In Asien ist eine Suppe zum Frühstück völlig normal. Dass wir morgens ein Marmeladenbrot essen, hat sich auch nur irgendwann jemand ausgedacht. Warum sollte man das nicht einmal überdenken?

Salate mit reichlich Gemüse esse ich zu Mittag, zwischendurch und zum Abendessen.

Gemüse kann man natürlich auch zum Abendessen zu sich nehmen. Mindestens die Hälfte jeder Mahlzeit sollte sich aus verschiedenfarbigen Gemüsesorten zusammensetzen. Jede Farbe enthält andere Pflanzenstoffe, die Ihnen und Ihrem Körper guttun.

»» PFLANZEN ENTHALTEN ZAHLREICHE HEILENDE STOFFE

Wie Studien belegen, enthalten Pflanzen heilende Stoffe. Das macht sich auch die Pharmaindustrie zunutze. Schon die alten Griechen wussten, dass Weidenblätter gegen Fieber und Schmerzen helfen. Ende des 19. Jahrhunderts entdeckten Wissenschaftler, dass es sich dabei um Acetylsalicylsäure handelt. Im Labor stellten sie es in synthetischer Form her, und Aspirin war geboren. Und so verwendet die Pharmaindustrie für Medikamente zahlreiche künstlich hergestellte Stoffe, die ursprünglich in Heilkräutern stecken.

PLATZ DA, JETZT KOMMEN WIR!

Wenn Sie nun mehr Gemüse & Co. essen, was sollten Sie dafür am besten weglassen? Für das viele Gemüse muss man schließlich Platz im Magen schaffen. Was kommt also oft auf den Teller, landet im Magen und nimmt viel Platz ein, obwohl es alles andere als gesundheitsförderlich ist?

FLEISCH UND FISCH IN MASSEN

Eigentlich ist es ziemlich altmodisch, so viele Tierprodukte zu essen. Jahrhundertelang war das ein Zeichen für Reichtum. Fleisch und Fisch auf dem Teller waren ein Statussymbol. In Entwicklungsländern gilt das bis heute. Reiche essen viel Fleisch und Fisch, Arme wenig oder gar nicht.

PIONIERE AUF DEM GEBIET DER ERNÄHRUNG ESSEN HEUTE VEGETARISCH ODER VEGAN

Doch die Welt hat sich verändert. Heute könnten es sich viele Ernährungspioniere und Gesundheitsexperten leisten, täglich Fleisch und Fisch zu essen, haben aber trotzdem beschlossen, das nicht oder nur in Maßen zu tun, weil es schlichtweg gesünder ist. Nicht nur für sie selbst, sondern in vielfacher Hinsicht.

Keine Angst, ich versuche nicht, eine Vegetarierin oder Veganerin aus Ihnen zu machen. Ich bin es auch nicht oder besser gesagt, eine Vegetarierin, die ab und zu vom Pfad der Tugend abkommt. Ich esse Fleisch und Fisch, aber eben in Maßen. Und zwar aus zwei Gründen – unabhängig von der Gesundheit.

UNSERE GESUNDHEIT IST ENG MIT DER GESUNDHEIT UNSERER ERDE VERBUNDEN

Wenn wir unsere Erde nicht gesund halten, verschlechtert sich auch unsere eigene Gesundheit. Unser Planet hat mehr unter der weltweiten Viehzucht als unter allen Industrieanlagen zusammengenommen zu leiden. Die Hauptursache des Treibhauseffekts ist die Viehwirtschaft. 80 Prozent des weltweiten Ackerlands sind für die Viehhaltung bestimmt. Der Regenwald wird großflächig abgeholzt, um mehr Land für den Anbau von Soja und Mais, also für Viehfutter, zu gewinnen. Die Meere und Ozeane werden rasend schnell mit Netzen leer gefischt, die so groß wie Fußballfelder sind, mit 120 Kilometer langen Angelleinen und mithilfe von Satelliten, die genau angeben, wo sich Fischschwärme befinden. Moderne Fischerei bedeutet viel Technologie und wenig Arbeitskraft. Es ist ein ungleicher Kampf: Die Fische und damit die Ozeane ziehen immer den Kürzeren.

»» ANTIBIOTIKA VERABREICHT NICHT NUR DER HAUSARZT

80 Prozent der weltweit produzierten Antibiotika werden Kühen, Hühnern und Fischen aus der Massentierhaltung verabreicht. Antibiotika sind aber ein Angriff auf den Darm und den Hormonhaushalt.

DAS TIERWOHL STEHT BEI DER MASSENTIERHALTUNG AN LETZTER STELLE

Das Wohl der Tiere ist ein weiterer Grund, den Fleisch- und Fischkonsum einzuschränken. Leider leben wir in einer Welt, in der Tiere, die für unsere Mahlzeiten bestimmt sind, nicht gut behandelt werden. Alles muss so billig wie möglich sein, sodass allerhand Zugeständnisse gemacht werden, wenn es ums Tierwohl geht. Der Konsum von Fleisch und Fisch aus Massentierhaltung ist nicht nur für unseren Planeten und die Tiere ungesund. Man muss sich auch fragen, ob er unserer Gesundheit zuträglich ist.

FLEISCH IST NICHT DAS, WAS ES EINMAL WAR

Unsere Großeltern aßen Fleisch von Tieren, die noch auf der Weide grasen konnten. Kühe und andere Rinder sollten tatsächlich nur Gras und Unkraut essen. Schweine sind Allesfresser, die große Mengen unterschiedlichsten Futters zusammenscharren sollten. Für Hühner gilt das Gleiche. In der Massentierhaltung füttert man sie allerdings mit billig produziertem Soja, Mais und anderem Getreide. Und das wirkt sich sehr schädlich auf unsere Gesundheit aus:

- **Weil die Tiere kein artgerechtes Futter erhalten, besteht ihr Fleisch größtenteils aus Fett, das Omega-6-Fettsäuren statt die gesünderen Omega-3-Fettsäuren enthält. Omega-6-Fettsäuren fördern Entzündungen im Körper, während Omega-3 das genaue Gegenteil bewirkt.**
- **Mais, Soja und Getreide, das für Tierfutter bestimmt ist, ist stark mit Pestiziden verunreinigt. Die landen dann auch auf unseren Tellern. Und durch den Verzehr von so produziertem Fleisch gelangen auch Xenoöstrogene in unsere Körper.**
- **Tiere, vor allem Schweine und Hühner, bekommen in der Massentierhaltung vorbeugend Antibiotika. Das bedeutet eine zusätzliche Xenoöstrogen-Dosis für uns.**

Der Nährwert des Fleisches von solchen Tieren ist deshalb geringer als noch vor 30 Jahren. Außerdem enthält es Giftstoffe, die den Hormonhaushalt durcheinanderbringen. Die Lebensmittelindustrie packt aber noch eine Schippe drauf:

- **Die schöne rote Farbe von Rindfleisch stammt oft von hinzugefügtem Natriumnitrit (E250). Dieser Stoff kann im Körper in krebserregende Nitrosamine umgewandelt werden.**
- **Viele Fleischprodukte wie Wurst und Aufschnitt enthalten Reste von Antibiotika, chemischen Geschmacksverstärkern, Stabilisatoren und Bindemittel. Schauen Sie aufs Etikett. Um Fleisch saftiger zu machen, werden Phosphate (E450 und E451) hinzugefügt, die Osteoporose fördern können.**
- **Tiefgefrorenes Fleisch ist oft billiges Restfleisch, das mit Fleischkleber zusammengepappt wurde. Fleischkleber ist nicht wirklich schädlich, aber man weiß natürlich nicht, welches Abfallfleisch so auf dem Teller landet.**

Auch sogenanntes Wild wie Kaninchen und Hirsch aus dem Supermarkt hat nicht frei gelebt. Meist stammt es ebenfalls aus der Massentierhaltung – mit all ihren Nachteilen.

WAS WIR ESSEN, HAT RIESENAUSWIRKUNGEN AUF UNSEREN PLANETEN.

DER WEIBLICHE DARM IST BESTENS FÜR PFLANZENKOST UND HIN UND WIEDER ETWAS FLEISCH GEEIGNET.

DER WEIBLICHE DARM IST EIGENTLICH ZU LANG FÜR DIE VERDAUUNG VON FLEISCH

Fleischfresser haben normalerweise kurze Därme, denn Fleisch fault bereits nach 24 Stunden. Dann muss es ausgeschieden sein. Pflanzenfresser haben lange Därme: Pflanzen, Nüsse und Samen sind schwer verdaulich und müssen länger im Darm bleiben, damit dieser sämtliche Nährstoffe daraus aufnehmen kann. Menschen sind Allesfresser, doch eigentlich sind unsere Därme für Fleisch etwas zu lang.
Um Fleisch innerhalb von 24 Stunden auszuscheiden, brauchen wir Ballaststoffe, und die stecken eben in Gemüse. Fleisch und Fisch haben keine Ballaststoffe. Wenn Sie jeden Tag Fleisch oder Fisch, aber nur wenig Gemüse essen, bleibt viel faulende Nahrung im Darm.

DER DARM VON FRAUEN IST LÄNGER ALS DER VON MÄNNERN

Der Dünndarm von Frauen ist mit durchschnittlich 7,1 Metern etwas länger als der von Männern (6,9 Meter). Man nimmt an, dass das so ist, damit Frauen während der Schwangerschaft mehr Nährstoffe über den Darm aufnehmen können. Das könnte auch der Grund sein, weshalb Frauen häufiger unter Bauch- und Darmbeschwerden wie etwa dem Reizdarmsyndrom leiden als Männer. Der Frauendarm scheint sich auch weniger für die Verdauung von Fleisch zu eignen als der von Männern.

»» ENTSCHEIDEND IST, WAS HINTEN RAUSKOMMT

Eine Frau, die regelmäßig Fleisch isst, kann bis zu drei Kilo unverdaute Nahrungsreste im Dickdarm haben. Die kleben dann wie ein Klumpen an der Darmwand und lassen kaum noch etwas passieren. Selbst bei regelmäßigem Durchfall kann so ein hartnäckiger Klumpen an der Darmwand kleben. Die unverdauten Reste enthalten Stoffe, die in den Körper gelangen können. Das ist nicht ungefährlich, denn bei Untersuchungen von solchen Darminhalten hat man mindestens zwölf krebserregende Stoffe gefunden. Ein guter Grund, den Darm mit pflanzlichen Ballaststoffen sauber zu halten. Denn nur dann wird mit dem Stuhlgang auch Xenoöstrogen ausgeschieden. Haben Sie jahrelang viel Fleisch gegessen und nun Verdauungsprobleme? Dann wäre vielleicht eine Darmspülung, eine Colon-Hydro-Therapie, nicht schlecht, um diesen Klumpen hinauszubefördern.

»»» NACH DEM VERZEHR TIERISCHER FETTE SIND BLUTGEFÄSSE NICHT MEHR SO GESCHMEIDIG

Die häufigste Todesursache bei Frauen sind Herz- und Gefäßkrankheiten. Studien haben ergeben, dass Blutgefäße nach dem Verzehr tierischer Fette weniger geschmeidig sind. Dieses Phänomen ist nach dem Konsum von Pflanzenfetten nicht nachzuweisen. Im Gegenteil – Studien belegen, dass Pflanzenfette in der Lage sind, verstopfte Gefäße wieder zu öffnen (8.3). Wenn Sie unter einer Herz- und Gefäßerkrankung leiden oder hohen Blutdruck haben, sollten Sie mehr pflanzliche als tierische Produkte verzehren.

WOHER KOMMT DER FISCH?

Fisch wird vom Darm besser verdaut als Fleisch, deshalb gilt er als gesünder. Außerdem enthält er mehr gesunde Omega-3- als Omega-6-Fettsäuren. Klingt gut. Wichtig ist aber, woher der Fisch kommt. Weil es immer weniger Wildfisch gibt, sind weltweit große Zuchtbetriebe entstanden. Etwa 50 Prozent des angebotenen Fischs (auch im Fischladen oder auf dem Markt) stammen aus solchen Betrieben. Genau wie die Fleischkonzerne wollen auch Fischbetriebe möglichst viel Masse zu niedrigen Preisen produzieren. Besonders schädlich für unsere Gesundheit ist, dass Zuchtfische genau wie Kühe mit Soja gefüttert werden und vorbeugend Antibiotika bekommen, weil sie dicht an dicht zusammengedrängt leben und somit anfälliger für Krankheiten sind. Das ist bei Wildfisch natürlich anders, aber der schwimmt mittlerweile in Gewässern, die zunehmend mit Chemikalien und Schwermetallen belastet sind. Besonders große Fische wie Thunfisch und Schwertfisch, die die Nahrungskette anführen, können stark verunreinigt sein.

ZUCHTFISCH IST DAS VERSEUCHTESTE NAHRUNGSMITTEL DER WELT.

FLEISCH UND FISCH ALS BESONDERES VERGNÜGEN: **ABER BITTE BIO**

Liebend gern würde ich positiver über Fleisch und Fisch berichten können, aber um Ihrer Gesundheit willen kann und will ich nichts beschönigen.

Zum Glück gibt es eine gesunde Lösung: Betrachten Sie Fleisch und Fisch als besonderes Vergnügen, essen Sie es nur ab und zu in bester Bio-Qualität und dann mit Genuss. Ziehen Sie Wildfisch vor, kaufen Sie keinen Zuchtfisch. Essen Sie mehr weißes Fleisch (Huhn und Pute) als rotes. Und ernähren Sie sich ansonsten vegetarisch.

Lernen Sie wieder richtig zu schmecken. Bio-Fleisch schmeckt völlig anders. Da muss man den faden Geschmack nicht mit Saucen aufpeppen. Probieren Sie es aus. Und denken Sie daran: Qualität ist wichtiger als Quantität. Es geht um Ihre Gesundheit.

Es gibt immer mehr bäuerliche Betriebe, die ehrlich produziertes biologisches Fleisch anbieten. Es wird Ihnen also ziemlich leicht gemacht. Man kann es sogar online bestellen. Googeln sie einfach »Biofleisch online«.

VORSICHT: FINGER WEG VON FLEISCHERSATZ

Lassen Sie die Finger von Fleischersatzprodukten, denn sie kommen fast alle aus dem Chemiebaukasten. Um pflanzlichen Proteinen das Mundgefühl von Fleisch zu geben, muss ziemlich viel experimentiert werden, und dadurch entstehen Produkte, die Ihrem Körper viel abverlangen. Sie stecken voller E-Nummern, Soja, Proteinen aus fermentierten Schimmelpilzen und Weizen. Greifen Sie lieber zu Bio-Tempeh.

»» TIERISCHES EIWEISS UND ZIVILISATIONSKRANKHEITEN

Eine auf zwölf Jahre angelegte Studie mit rund 90 000 Frauen hat ergeben, dass Frauen, die täglich (rotes) Fleisch gegessen haben, ein doppelt so hohes Brustkrebsrisiko hatten wie Frauen, die nur drei Mal die Woche Fleisch zu sich genommen haben (8.4). Es gibt Hunderte Untersuchungen, die zeigen, dass der häufige Verzehr von tierischem Eiweiß zu einem deutlichen Anstieg sogenannter westlicher Zivilisationskrankheiten wie Herz- und Gefäßerkrankungen, Krebs, Osteoporose, Darmbeschwerden, Übergewicht, Autoimmunkrankheiten, Nierenleiden und Diabetes führt.

SO KOMMEN SIE AN **GESUNDE PROTEINE**

Einige wichtige Hormone werden mithilfe von Proteinen gebildet: Insulin, das Wachstumshormon, die Schilddrüsenhormone T3 und T4 sowie Neurotransmitter wie Serotonin, Dopamin und Melatonin. Proteine sorgen auch für die Instandhaltung und Genesung Ihres Körpers. Für den Aufbau Millionen neuer Zellen brauchen Sie Proteine genauso wie für einen ausgeglichenen Hormonhaushalt. Wichtig ist auch die Qualität dieser Proteine. Die Behauptung, dass tierische Proteine gesund und pflanzliche weniger gut sind, trifft einfach nicht zu – schon gar nicht für Frauen.

ACHT ESSENZIELLE AMINOSÄUREN

Proteine bestehen aus verschiedenen Aminosäuren. Der Körper braucht 20 verschiedene Aminosäuren aus der Nahrung, um selbst körpereigene Proteine herstellen zu können. Die meisten Aminosäuren produziert der Körper selbst, doch acht muss er aus der Nahrung aufnehmen: das sind die sogenannten acht essenziellen Aminosäuren. Enthalten sind sie in tierischen Proteinen aus Fleisch, Fisch, Eiern und Milcherzeugnissen. Diese Proteine nennt man auch »vollwertig«. Pflanzliche Proteine befinden sich dagegen in Getreide, Hülsenfrüchten, Nüssen, Bohnen,

WERDEN TIERISCHE PROTEINE IM KÖRPER AUFGESPALTEN, SETZT DAS SÄUREN FREI. UM DIESE UNSCHÄDLICH ZU MACHEN, ENTZIEHT DER KÖRPER DEN KNOCHEN KALZIUM, WODURCH OSTEOPOROSE GEFÖRDERT WIRD.

Samen, Seetang, Pilzen, Algen und Gemüse. Man nennt sie »unvollwertig«, weil es den meisten Pflanzenprodukten an einer oder mehreren dieser benötigten acht Aminosäuren fehlt.

VOLLWERTIGE PFLANZLICHE PROTEINE

Durch die Wortwahl »vollwertig« und »unvollwertig« scheinen tierische Proteine besser wegzukommen als pflanzliche. Unser findiger Stoffwechsel ist allerdings durchaus in der Lage, aus verschiedenen pflanzlichen Proteinen alle benötigten Aminosäuren zu bilden. Hülsenfrüchte mit Getreide sind eine bewährte Kombination, aber auch Hülsenfrüchte mit ungebrannten Nüssen, Gemüse mit Sesam, ein Rohkostsalat mit Hanfsamen, ein grüner Smoothie mit Hafermilch oder Kartoffeln mit Ei. Sie müssen die unterschiedlichen Proteinquellen nicht zwingend gleichzeitig zu sich nehmen, es darf ruhig etwas Zeit dazwischenliegen. Essen Sie heute Kidneybohnen und morgen braunen Reis, das funktioniert für Ihren Körper wunderbar. Wenn Sie also vielfältige Pflanzenprodukte essen, nehmen Sie ausreichend Proteine zu sich. Und wenn Sie regelmäßig ein Bio-Ei verzehren, brauchen Sie sich keine Sorgen um die Proteinzufuhr zu machen. Im Allgemeinen nimmt man ohnehin zu viele Proteine auf.

Übrigens gibt es auch Pflanzenprodukte, die alle essenziellen Aminosäuren enthalten: Hanfsamen, Quinoa, Soja und Spirulina (eine Algenart).

MEINE PERSÖNLICHEN TOP 10 VON PFLANZEN MIT AUSREICHEND PROTEINEN

- **Hanfsamen**
- **Quinoa**
- **Gemüse**
- **Hülsenfrüchte**
- **Tempeh**
- **Samen und Kerne**
- **Ungebrannte Nüsse**
- **Spirulina**
- **Edelhefeflocken**
- **Eiweiß aus pflanzlichem Proteinpulver**

»» ENDLICH: LUST AUF BEWEGUNG!

Ratten, die in einem Labor rein vegetarisch ernährt wurden, rannten freiwillig doppelt so viele Kilometer im Laufrad wie solche, die nur tierische Proteine bekamen. Die vegetarischen Ratten brauchten dafür nicht mal eine Belohnung. Anscheinend hatten sie einfach Lust darauf (8.5).

FRAUEN UND SOJA?

Es herrscht viel Verwirrung über den Gesundheitsnutzen von Soja für Frauen insbesondere in Bezug auf Wechseljahrbeschwerden.

Produkte wie Sojamilch, Joghurt, Sahne oder Sojadesserts haben den Nachteil, dass das darin enthaltene Soja stark verarbeitet wurde. Diese Produkte haben nichts mehr mit Sojabohnen gemein und enthalten oft Geruchs-, Farb- und Geschmacksstoffe. Außerdem sind sie meist gesüßt und haben keinerlei gesundheitlichen Nutzen.

Ein weiterer Nachteil ist, dass Soja eine goitrogene Substanz ist, die zu einer Vergrößerung der Schilddrüse führen kann. Soja baut nämlich Jod ab, das die Schilddrüsenfunktion unterstützt. Ein Viertel aller Frauen über 45 leidet unter einer Schilddrüsenunterfunktion. Gerade sie sollten behutsam mit Sojaprodukten umgehen.

Manche davon können darüber hinaus aufgrund des Herstellungsprozesses Aluminiumrückstände enthalten, die schädlich für das Nervensystem und die Nieren sind. Soja enthält außerdem Phytinsäure, die die Aufnahme von essenziellen Mineralstoffen wie Kalzium, Magnesium, Eisen, Kupfer und Zink über den Darm hemmt.

Frauen brauchen Eisen, wenn sie ihre Periode haben. Nimmt man Soja zu sich, steigt der Bedarf an B12 (Eisen) und Vitamin D.

Das klingt alles nicht sehr gesund.

Für den Verzehr von Soja spricht aus weiblicher Sicht allerdings, dass es Phytoöstrogene enthält, die im Körper wirken wie normale Östrogene.

Was Phytoöstrogene so interessant macht, ist, dass sie adaptogen sind, sprich, sie haben eine regulierende Wirkung. Wenn der Östrogenspiegel zu niedrig ist, können sie ihn erhöhen. Ist der Östrogenspiegel dagegen zu hoch, blockieren sie die Östrogenrezeptoren, wodurch die körpereigenen Östrogene oder die noch stärker wirkenden Xenoöstrogene nicht mehr andocken können. Dadurch wird der Östrogenspiegel gesenkt. Phytoöstrogene sorgen also für einen ausgeglichenen Hormonhaushalt.

Was nur wenige Frauen wissen, ist, dass dieser Vorgang erst funktioniert, wenn Soja fermentiert wurde, wie es in Asien bei Produkten wie Miso, Tamari, Tempeh, Nattō und fermentierter Sojasauce geschieht. In fermentiertem Soja ist die Phytosäure aufgespalten. Fermentierte Sojaprodukte sind daher gesund. Aber kaufen Sie sie im Bioladen, dann sind sie rein. Tofu ist übrigens ein unfermentiertes Sojaprodukt.

Wenn es ums Östrogengleichgewicht geht, können Sie statt fermentierter Sojaprodukte auch frisch gemahlene Leinsamen zu sich nehmen, denn die enthalten dieselben Phytoöstrogene (Lignane) wie Soja. Alles spricht dafür, wenig oder kein Soja zu essen – und wenn, sollten es fermentierte Sojaprodukte sein.

ZUR ERINNERUNG

››› Pflanzen enthalten allerlei gesunde und heilende Stoffe. Essen Sie möglichst viele unterschiedliche Pflanzenprodukte.

››› Der weibliche Darm ist etwas zu lang für die Fleisch-Verdauung. Pflanzen enthalten genügend Ballaststoffe, die für eine gesunde Darmflora sorgen.

››› Fleisch und Fisch aus Massentierhaltung enthalten Stoffe, die den Hormonhaushalt stören können. Essen Sie weniger Fleisch und Fisch – und wenn, nur die beste Qualität.

››› Es gibt zahlreiche Möglichkeiten, ausreichend Proteine aus pflanzlicher Nahrung aufzunehmen.

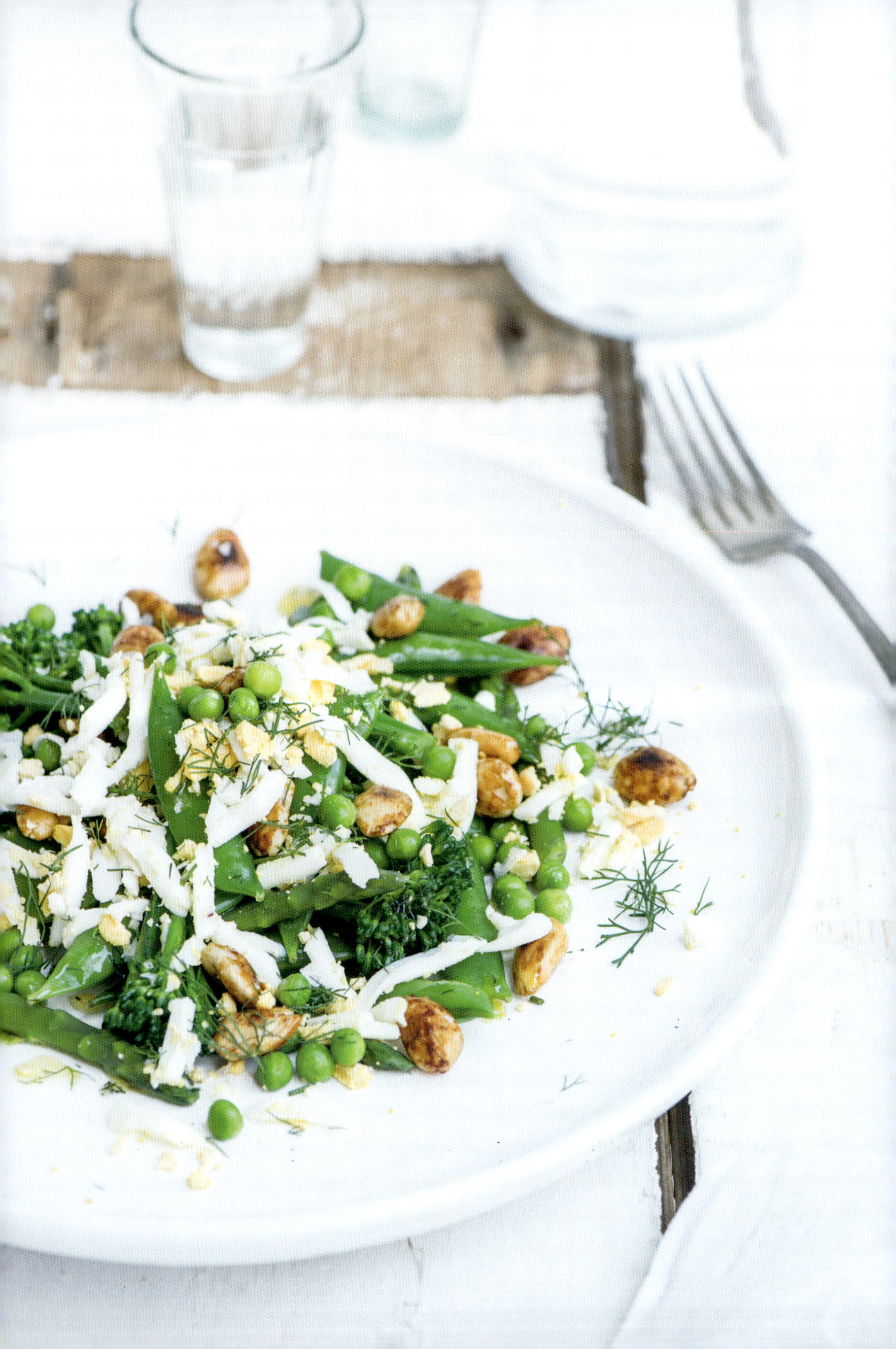

REZEPT

SCHNELLER GEMÜSESALAT MIT GEHACKTEM EI

Die Leber benötigt viel grünes Gemüse und Proteine. Deshalb kommt bei mir regelmäßig Salat auf den Tisch.

DAS IST MEIN LIEBLINGSSALAT AUS GRÜNEM GEMÜSE MIT EINEM WUNDERBAREN SENF-DILL-DRESSING. DIE TAMARI-MANDELN LASSEN SICH AUCH DURCH BIO-HÄHNCHENSTREIFEN ODER FETA ERSETZEN.

SIE BRAUCHEN (FÜR 2 PERSONEN)

- 100 g grünen Spargel
- 100 g Bimi (auch Spargelbrokkoli genannt)
- 100 g Zuckerschoten
- 50 g grüne Erbsen (auch tiefgefroren)
- 4 Bio-Eier
- 2 EL Tamari-Mandeln (s. Rezept Salat mit Tamari-Paranüssen – alles andere als Kaninchenfutter)
- Keltisches Meersalz
- frisch gemahlenen Pfeffer

DRESSING

- 25 ml Grapefruitsaft
- 50 ml Olivenöl (natives Olivenöl extra) oder Leinöl
- 1 TL Senf
- 1 kleinen TL Honig
- 1 EL getrockneten Dill

SO WIRD'S GEMACHT

Die Eier 6 Minuten kochen und abschrecken. Pellen und fein hacken, großzügig mit Pfeffer und Salz bestreuen.

Für das Dressing alle Zutaten miteinander vermengen und abschmecken. Die holzigen Enden des Spargels entfernen, die Köpfe abschneiden und den Spargel einmal in der Mitte und dann der Länge nach halbieren.

Den Bimi in Röschen zerteilen und die Stiele ebenfalls halbieren. Die kleinen Stücke werden schnell gar. Zuckerschoten waschen und putzen, dabei etwaige Fäden entfernen. Anschließend im Dämpfkorb blanchieren. Nach einer Minute Spargel und Bimi hinzufügen und weitere fünf Minuten dämpfen. Zum Schluss die Erbsen für eine Minute in den Topf geben. Wenn Sie keinen Dämpfkorb haben, geben Sie das Gemüse mit nur wenig kochendem Wasser in einen großen Topf und lassen Sie es darin sanft köcheln. Verteilen Sie Gemüse und Eier auf die Teller, geben Sie anschließend das Dressing und die gehackten Tamari-Mandeln darüber.

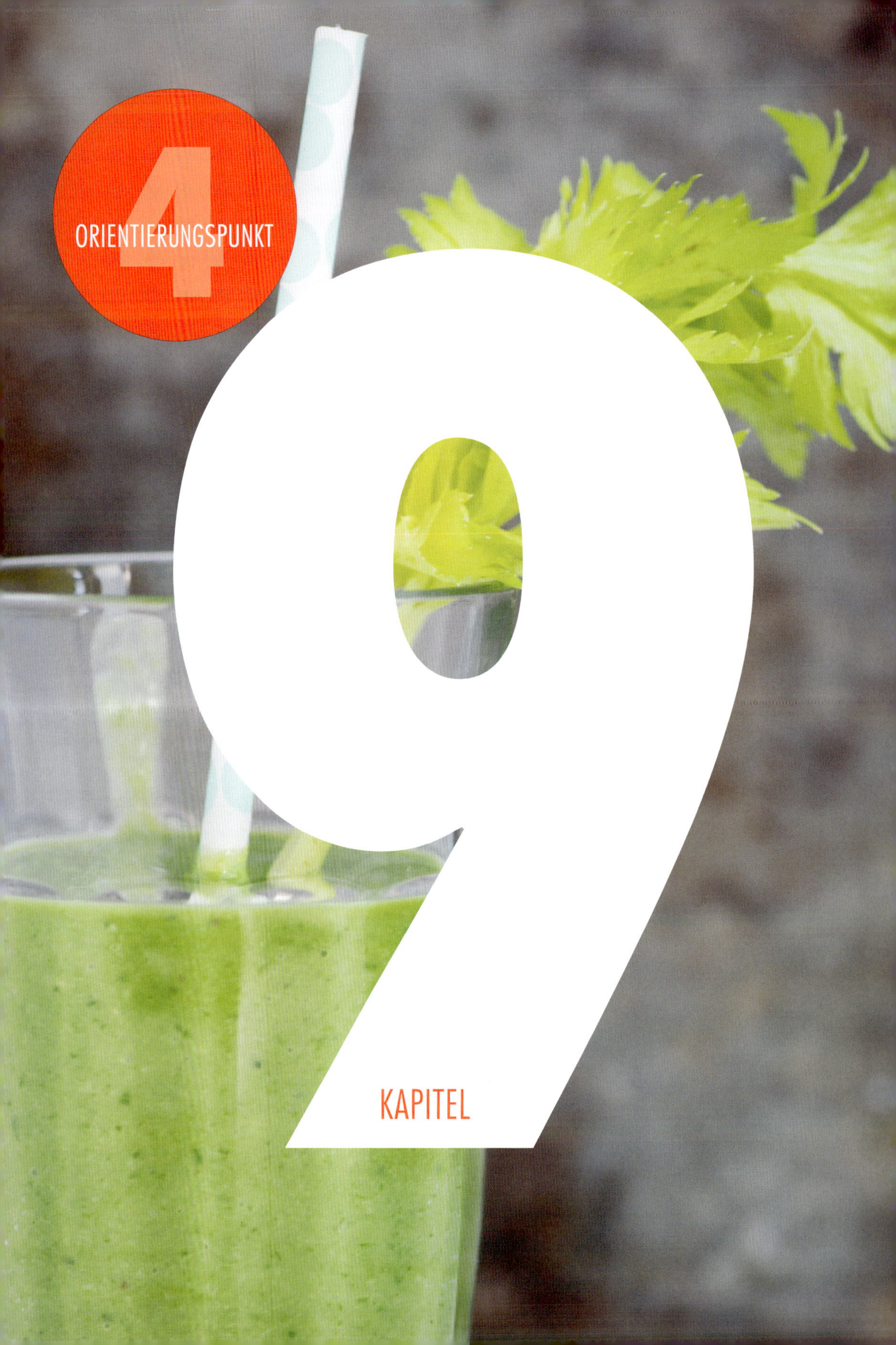

ORIENTIERUNGSPUNKT 4

9

KAPITEL

SO ÜBERLISTEN SIE IHREN HEISSHUNGER AUF SÜSSES

Bis ich in die Pubertät kam, konnte mir Süßes nichts anhaben. Ich habe Schokolade und andere Süßigkeiten geliebt, aber nicht die ganze Zeit an Essen gedacht – es gab genügend andere interessante Sachen. In der Pubertät nahm ich zu meinem großen Entsetzen die üblichen weiblichen Kilos zu. Als einmal jemand nebenbei bemerkte, dass ich einen kleinen Bauch hätte, war das Maß voll: Ich wollte abnehmen! Das war der Anfang einer langen Diätphase, die sich mit Heißhunger auf Süßes abwechselte.

SÜCHTIG NACH SÜSSEM: MIT FEHLENDER WILLENSKRAFT HAT DAS NICHTS ZU TUN

Hätte mir damals doch nur jemand gesagt, dass Zucker süchtig macht und dass vor allem Frauen anfällig dafür sind! Ich dachte nämlich, ich wäre einfach nur willensschwach. Jeder andere schien ein normales Verhältnis zum Essen zu haben, nur ich nicht: Statt einer warmen Mahlzeit aß ich regelmäßig eine ganze Packung Schokokekse. Erst jetzt verstehe ich, dass meine Zuckersucht nichts mit fehlender Willensstärke oder mangelndem Durchsetzungsvermögen zu tun hatte. Ich wusste nicht, wie sehr mein Körper auf Zucker getrimmt war (insbesondere in Kombination mit Fetten und etwas Salz), und auch nicht, wie viele Produkte aus der Lebensmittelindustrie bewusst süchtig machen sollen. Ich wusste auch nicht, dass mich mein weiblicher Hormonhaushalt mit seinem schwankenden Östrogenspiegel zwang, regelmäßig und vor allem an den Tagen vor der Regel wie ein Junkie nach Süßigkeiten zu greifen. Hätte ich all das früher gewusst, hätte ich mich nicht so fertiggemacht. Auch deshalb habe ich dieses Buch geschrieben. Wenn Sie verstehen, wie dieser Mechanismus funktioniert, ist es nicht mehr ganz so schwer, den Zucker auszutricksen.

ZUCKERSUCHT VERLEITET FRAUEN DAZU, NICHT GESUND GENUG ZU ESSEN.

DER KÖRPER IST AUF SÜSSES GETRIMMT

Die Natur beschenkt uns im Sommer und am Anfang des Herbstes mit Zucker. Im Sommer sind z. B. Johannisbeeren, Erdbeeren und Kirschen reif, im Herbst Äpfel und Birnen, aber auch Rüben, Knollen, Möhren und Kartoffeln – und Kartoffeln wirken im Körper wie Zucker. Zucker, Kohlenhydrate und Stärke sollen ein Fettdepot für den Winter anlegen. Sie werden in Insulin umgewandelt. Solange Insulin im Blut zirkuliert, kann der Körper kein Fett verbrennen. Früher war es lebenswichtig, eine kleine Fettschicht anzusetzen, denn im Winter gab es viel weniger Nahrung. Besonders Frauen, die in dieser Jahreszeit schwanger waren oder ein Kind stillten, brauchten diese Fettschicht. Deshalb setzen Frauen leichter Fett an als Männer (und tun sich auch schwerer, es wieder von den Hüften zu bekommen): Für den Fortbestand der Menschheit brauchten Frauen diese Fettschicht. Zucker zu mögen ist ein wesentlicher Bestandteil des Überlebensmechanismus unseres Körpers.

»» MUTTERMILCH SCHMECKT SÜSSLICH

Muttermilch hat einen süßlichen Geschmack. Das bringt Babys leichter zum Trinken und führt dazu, dass sie schnell zunehmen. Wir sind also darauf programmiert, Süßes lecker zu finden.

FRAUEN WERDEN SCHNELLER SÜCHTIG

Es geht nicht allein um den Geschmack, der süchtig machen kann. Isst man Süßes, wird im Gehirn das Glückshormon Dopamin produziert. Davon will man mehr … und Nahrung wird zur Sucht (siehe auch Kapitel 6). Die abhängig machende Wirkung von Supermarktprodukten wird enorm unterschätzt. Vor allem Frauen sind hierbei im Nachteil.

WER ZU VIEL ISST, BEKOMMT VOM GEHIRN DEN BEFEHL NOCH MEHR ZU ESSEN

Studien haben ergeben, dass Frauen doppelt so häufig esssüchtig sind als Männer (9.1). Frauen machen häufiger Diäten, essen also regelmäßig zu wenig. Wenn sie das nicht durchhalten (was bei 98 Prozent der Frauen der Fall ist), wird das Defizit aufgeholt – meist in Form von Süßigkeiten, schnellen Kohlenhydraten oder Produkten, welche die süchtig machende Kombination aus Zucker, Fett und Salz enthalten. Kein Mensch überisst sich an Brokkoli oder Staudensellerie. Bei der Esssucht ist es wie mit der Nikotinsucht: Niemand wird von der ersten Zigarette süchtig, das setzt erst ein, wenn man regelmäßig raucht. Dann wird die Nikotinsucht immer stärker. Kein Süchtiger hat mit zwei Päckchen am Tag angefangen – es ist der Körper, der nach mehr schreit und befriedigt werden will. Das Gleiche gilt für Drogen und süchtig machende Nahrungsmittel. Isst man regelmäßig insbesondere zu viel Zucker, stumpft das Sättigungsgefühl regelrecht ab. Dann braucht man beim nächsten Mal noch mehr Zucker, um dasselbe Gefühl zu bekommen.

DAS STÄNDIGE HIN UND HER ZWISCHEN ZU WENIG UND ZU VIEL ESSEN TRIGGERT DAS GEHIRN. MAN WIRD IMMER ESSSÜCHTIGER, WILL IMMER MEHR.

WER ZU WENIG ISST, BEKOMMT FRÜHER ODER SPÄTER HEISSHUNGERATTACKEN

Wenn Sie ein paar (oder auch mehr) Kilos abnehmen wollen und ständig zu wenig essen, führt das früher oder später zu Heißhungerattacken, weil Ihr Körper nicht mehr darauf vertraut, regelmäßig mit genügend Nährstoffen versorgt zu werden. Das führt nicht nur zu Essattacken, sondern auch zum Speichern von Fett aus der doch noch aufgenommenen Nahrung und zu einer Verlangsamung des Stoffwechsels: Sie nehmen zu.

BEI EINEM NIEDRIGEN ÖSTROGENSPIEGEL HAT MAN MEHR LUST AUF SÜSSES

Als Frau hat man nicht nur mit süchtig machender Fabriknahrung zu kämpfen. Auch die Hormone tragen dazu bei, dass man zu viel isst. Kennen Sie eine regelrechte Sucht nach Süßem, kurz bevor Sie Ihre Regel bekommen? Hormonschwankungen vor der Menstruation können dazu führen, dass man kein Halten mehr kennt.

HUNGRIG KURZ VOR DER MENSTRUATION?

Die amerikanische Professorin Kelly Klump erforscht den Zusammenhang zwischen Menstruationszyklus und Hungergefühlen (9.2). Während des Eisprungs haben nur wenige Frauen Heißhungerattacken. Aber in der Zeit zwischen Eisprung und Menstruation verlieren viele die Kontrolle über ihr Essverhalten. Je näher die Menstruation rückt, desto stärker wird dieses Heißhungergefühl, das erst ab dem ersten Tag der Regel nachlässt.

ÖSTROGEN BEEINFLUSST DAS GEHIRN

In den Tagen vor der Menstruation sinkt der Östrogenspiegel, um Progesteron das Feld zu überlassen. Östrogen hat einen direkten Einfluss auf die Teile des Gehirns, welche die beiden Opiate Dopamin und Serotonin produzieren. Letztere sorgen für ein wohltuendes, beruhigendes Gefühl. Der niedrige Östrogenspiegel kurz vor der Menstruation senkt aber auch den Dopamin- und Serotoninspiegel: Man wird unruhig, hat unerklärliche Stimmungsschwankungen, kann depressiv, ja sogar ängstlich werden. Das sind die Momente, in denen der Körper förmlich nach Nahrung schreit – vor allem nach Süßem. Denn Süßes stimuliert die Dopamin- und Serotoninproduktion ebenfalls. Nur dass Süßigkeiten dieses Problem mit der Zeit bloß verschlimmern …

UNGLAUBLICH, WIE UNSERE HORMONE UNS DAZU ZWINGEN, SÜSSES ZU VERSCHLINGEN!

PMS: EIN UNERSÄTTLICHES MONSTER AUF NAHRUNGSSUCHE?

PMS steht für Prämenstruelles Syndrom. Das sind Beschwerden, die kurz vor der Menstruation auftreten und sich mit zunehmendem Alter verstärken. Es kann aber auch sein, dass diese Beschwerden erst in der Prämenopause einsetzen.

Am häufigsten sind schmerzende Brüste, ein aufgeblähtes Gefühl, Wassereinlagerungen, Schlafprobleme, Migräne, Kopfweh, Muskel- und Gelenkschmerzen. Auf der psychischen Ebene kommen Heißhungerattacken und unstillbarer Appetit auf Süßes, Empfindlichkeit, Reizbarkeit, Erschöpfung, Stimmungsschwankungen, Depressionen und Aggressivitätsschübe hinzu.

Das Ausmaß der PMS-Beschwerden, also auch das des Heißhungers in dieser Phase, hängt davon ab, ob die Hormone im Gleichgewicht sind. Das Östrogen-Progesteron-Gleichgewicht spielt dabei eine wichtige Rolle. Ab dem 35. Lebensjahr kann der Spiegel dieser Hormone zwei Wochen vor der Menstruation heftig schwanken, und dann kommt es zu Problemen. Das kann, wie es eine meiner Klientinnen mal so schön formulierte, »ein unersättliches Monster aus mir machen, das ständig nach Schokolade giert«.

Studien zeigen, dass Frauen mit PMS einen niedrigen Serotoninspiegel haben. Und da Serotonin ein Glückshormon ist, bringt das Gefühle wie Reizbarkeit, Angst und Depressionen mit sich.

Die Ursache ist ein zu niedriger Östrogenspiegel. Süßigkeiten und schnelle Kohlenhydrate erhöhen den Serotoninspiegel vorübergehend. Darum verlangt der Körper danach. Das Problem ist nur, dass Süßigkeiten diesen Zustand auf Dauer nur noch verschlimmern.

Die Ursache von PMS scheinen Entzündungen auf der Zellebene zu sein, und zwar infolge eines schwankenden und schnell ansteigenden Blutzuckerspiegels. Die einzige Lösung bei PMS-Beschwerden besteht darin, den Blutzuckerspiegel stabil zu halten. Wenn Ihnen das in den Tagen vor der Menstruation nicht gelingt, versuchen Sie es wenigstens in der Zeit danach. Je besser es Ihnen gelingt, den Blutzuckerspiegel stabil zu halten, desto weniger PMS-Beschwerden werden Sie haben. Es gibt verschiedene Möglichkeiten, den Blutzuckerspiegel in die Höhe schnellen zu lassen – und das ganz ohne Süßigkeiten (s. auch die Tabelle in Kapitel 2).

EIN STABILER **BLUTZUCKERSPIEGEL:** GEWUSST WIE

Die Glykämische Last (GL) von Lebensmitteln gibt an, welche Wirkung eine normale Portion davon auf den Blutzuckerspiegel hat. Trockenobst hat einen sehr hohen GL-Wert, Gemüse dagegen einen geringen. Viele Ratgeber enthalten Tabellen mit GL-Werten verschiedener Lebensmittel und empfehlen, solche mit einem hohen GL-Wert zu meiden.
Allerdings ist in diesem Zusammenhang der Nährwert nicht zu vernachlässigen. Es gibt Nahrungsmittel wie Obst mit einem hohen GL-Wert, die man aufgrund der vielen Nährstoffe unbedingt weiter verzehren sollte. Eine clevere Art, gesunde Nahrungsmittel mit einem hohen GL-Wert zu sich zu nehmen, ohne den Blutzuckerspiegel in die Höhe zu treiben, sind gesunde Fette, Proteine, Ballaststoffe und bestimmte Kräuter.

SO BLEIBT IHR BLUTZUCKESPIEGEL STABIL

Wenn Sie etwas essen, das hauptsächlich aus Zucker oder schnellen Kohlenhydraten besteht, steigt Ihr Blutzuckerspiegel, weil der Speisebrei von einem Obst-Smoothie oder einem Stück Brot recht schnell vom Magen in den Darm gelangt. Sind aber Fette im Speisebrei enthalten, muss die Leber erst Galle produzieren, bevor der Brei in den Darm gelangt. Die Galle, die diese Fette aufspaltet, wird nach und nach produziert und von der Leber in den Magen transportiert. Der Speisebrei gelangt deshalb auch nur etappenweise in den Darm. Enthält er Fette, bleibt er also länger im Magen, und der Blutzuckerspiegel steigt nur geringfügig an. Ein weiterer Vorteil ist der, dass das Sättigungsgefühl länger anhält, ganz einfach weil es länger dauert, bis der Magen wieder leer ist. Vergleichbares gilt auch für Proteine, Ballaststoffe und bestimmte Kräuter. Auch sie verlangsamen diesen Prozess. Für Ihren Blutzuckerspiegel und Ihr Gewicht ist es also besser, wenn Sie Ihr Brot nicht mit Tomaten oder Gurkenscheiben belegen, sondern mit einer halben Avocado, Wildlachs und/oder einem gekochten Ei mit einer dünnen Schicht Kokosöl darunter. Haben Sie keine Angst vor gesunden Fetten! Sie sind Ihre besten Freunde. Dasselbe gilt auch für Pasta, Vollkornreis und Süßkartoffeln: Essen Sie etwas Pasta mit viel frischer Tomatensauce voller Gemüse und ein paar Oliven. Oder etwas Reis mit selbst gemachtem Curry aus mehrerlei Gemüsen und Kokosmilch beziehungsweise eine im Backofen geröstete Süßkartoffel mit einem schnellen Gemüsesalat, Nüssen und Dressing. Lassen Sie die Fette nicht weg, Sie brauchen sie!

Es gibt unzählige Studien, die belegen, wie schädlich ein anhaltend hoher Zuckerkonsum insbesondere für den weiblichen Hormonhaushalt ist, weil er dadurch ernsthaft durcheinandergebracht wird. Neben dem negativen Einfluss auf den Blutzuckerspiegel mit Folgen wie Übergewicht, Insulinresistenz, Leptinresistenz und Typ-2-Diabetes gibt es für Frauen noch viele weitere Gründe, den Verzehr von Süßigkeiten zu verringern.

- Wird zu viel Insulin produziert, hat das negative Auswirkungen auf andere Hormone. Es kann dazu führen, dass der weibliche Testosteronspiegel steigt, was Pickel und männlichen Haarwuchs hervorrufen kann. Dieses Phänomen, das PCO-Syndrom, tritt inzwischen immer häufiger auf.

- Zucker bringt die Mineralstoffbalance durcheinander und entzieht den Knochen Kalzium und Magnesium, was zu Osteoporose führen kann.

- Alle Formen von Zucker rauben dem Körper Vitamine und Mineralstoffe, was im Besonderen für B-Vitamine und Magnesium gilt. Aber der Körper braucht diese Vitamine und Mineralstoffe, um Zucker als Energie speichern zu können. Die B-Vitamine sind die Vitamine, die Energie liefern, und Magnesium ist ein Mineralstoff, den der Körper für sehr viele Prozesse benötigt. Viele Frauen, die über Erschöpfungszustände klagen, haben einen Magnesium- und B-Vitamin-Mangel.

- Krebs ernährt sich von Zucker. Ein hoher Zuckerkonsum erhöht das Risiko für Brust- und Darmkrebs sowie für Herz- und Gefäßerkrankungen.

WÜNSCHEN SIE SICH EINE HÖHERE LEBENSQUALITÄT? DANN FINGER WEG VON ZUCKER.

- Übermäßiger Zuckerkonsum beeinflusst das Gehirn. Es schüttet dann zu viele Endorphine aus, wodurch man unruhig, reizbar und nervös werden kann. Auch Konzentrationsstörungen, Erschöpfungszustände, Depressionen und Antriebslosigkeit sind möglich.

- Krankheiten wie Parkinson und Alzheimer, die immer häufiger schon bei jungen Frauen auftreten, werden zum Teil auf einen hohen Zuckerkonsum zurückgeführt.

- Ein Überschuss an Zucker wird in Fettsäuren umgewandelt, was das Risiko für eine Arterienverkalkung erhöht. Die kann zu Hirnblutungen oder einem Herzinfarkt führen. Herz- und Gefäßerkrankungen sind die häufigste Todesursache bei Frauen.

- Ein Übermaß an Zucker kann das Immunsystem durcheinanderbringen. Daraufhin können größere und kleinere versteckte Entzündungen entstehen. Sie sind Ursache vieler chronischer Krankheiten.

- Eine hohe Zuckerzufuhr kann die Darmflora schädigen. Das stimuliert das Candida-Wachstum in der Darmflora. Wird diese Hefe in Schimmelpilze umgewandelt, können diese Schäden im Körper anrichten.

- Im Darm werden 90 Prozent des Glückshormons Serotonin gebildet. Eine geschädigte Darmflora durch zu viel Zucker kann dazu führen, dass man aus Frust oder Unzufriedenheit immer öfter zu Süßigkeiten greift.

- Ein hoher Zuckerkonsum und die damit einhergehende vermehrte Insulinproduktion beschleunigt den Alterungsprozess.

AUCH **LIGHT-PRODUKTE** MACHEN DICK UND KRANK

Ich habe schon im 7. Kapitel darauf hingewiesen, dass fettreduzierte Produkte ungesund sind, weil dort Fette durch Zucker ersetzt werden. Dasselbe gilt für Light-Produkte, bei denen Zucker gegen synthetische Süßstoffe ausgetauscht wird.

Geben Sie Süßstoff in den Kaffee, trinken Sie Cola light oder greifen Sie gern zu Light-Produkten, weil Sie abnehmen wollen? Dann habe ich schlechte Nachrichten für Sie: Light-Produkte sind für Ihre Gesundheit und Ihr Gewicht womöglich noch schädlicher als ab und an etwas Zucker.

Neben den verschiedenen Formen von Zucker sind eine ganze Reihe künstlicher Süßstoffe entwickelt worden, mit denen sich Zucker ersetzen lässt wie unter anderem Sorbit, Xylit, Isomalt, Sucralose, Saccharin, Aspartam, Stevia und Cyclamat. Sie enthalten keine Kalorien und werden deshalb in süßen Light-Produkten verarbeitet.

LIGHT-PRODUKTE MACHEN SÜCHTIG

Bei Light-Produkten neigt man häufig dazu, zu viel davon zu essen oder zu trinken – eben weil sie keine Kalorien enthalten. Dann einfach noch eine Cola light! Aber so einfach ist das nicht. Je öfter man dazu greift, desto mehr braucht man davon, um einen Zuckerkick und den damit verbundenen, flüchtigen »Rausch« zu bekommen: Light-Produkte machen süchtig. Eine Studie zeigt, dass die Abhängigkeit vom Süßstoff Saccharin mindestens acht Mal höher ist als die von Kokain (9.3).

Das ist aber noch längst nicht alles: Eine über 14 Jahre angelegte Studie mit 66 000 Frauen hat ergeben, dass Frauen, die Light-Produkte zu sich nehmen, dicker und kränker werden als Frauen, die Produkte ohne Süßstoffe, aber mit Zucker konsumieren. Auch das Diabetesrisiko wird um einiges höher. Außerdem gieren sie häufiger nach Zucker, weshalb sie mehr Süßigkeiten und Nudeln oder Brot essen (9.4).

Es gibt zahlreiche Untersuchungen, die zeigen, dass die Wahrscheinlichkeit für Übergewicht bei Konsumenten von Light-Produkten um bis zu 200 Prozent steigt! Wenn man diese chemischen Stoffe zu sich nimmt, spielt der Stoffwechsel verrückt, und im Körper geht jede Menge schief.

»» 25 PROZENT DICKER INFOLGE VON SÜSSSTOFFEN

Studien haben ergeben, dass Ratten, die, selbst wenn sie nur kleine Mengen Süßstoff bekommen, mehr Kalorien zu sich nehmen als die andere Testgruppe, die mit normalem Zucker gefüttert wurde. Bei einer anderen Studie waren die Ratten nach nur einem Monat um 25 Prozent dicker als zu Anfang.

LIGHT-PRODUKTE TÄUSCHEN DEN KÖRPER

Light-Produkte zerstören das natürliche Hunger- und Sättigungsgefühl. Der Körper denkt, er bekommt Energie (schließlich bekommt er Süßes geboten), allerdings nicht in Form von verwertbarem Zucker. Dermaßen getäuscht giert er nach Energie. Das erklärt auch die große Lust auf Zucker und Kohlenhydrate nach dem Verzehr von Light-Produkten.

Außerdem sind fast alle Süßstoffe synthetische Produkte, die der Körper nicht erkennt. Er versucht, sie wieder loszuwerden, und das führt zu einer Überlastung der Leber.

GIBT ES GESUNDE SÜSSSTOFFE?

Je nach Rezept verwende ich zum Süßen abwechselnd Ahornsirup, rohen Agavendicksaft, Amazake, Kokosblütenzucker oder Presshonig. Auch Datteln, Aprikosen und anderes süßes Trockenobst kann man einem Gericht zum Süßen beigeben.

Der Körper erkennt diese Süßungsmittel. Sie enthalten darüber hinaus natürliche Mineral- und Nährstoffe. Aber verwenden Sie sie bitte in Maßen – und möglichst in Kombination mit Fetten, Proteinen oder Kräutern, die dafür sorgen, dass der Blutzuckerspiegel nicht ansteigt. Weitere gesunde Alternativen finden Sie im Anhang 1. Aber bedenken Sie: Der einzige Weg, von einem ewigen Verlangen nach Süßem wegzukommen, ist, immer weniger Süßes zu sich zu nehmen.

LIGHT-PRODUKTE BRINGEN MIT IHREN CHEMISCHEN STOFFEN DEN KÖRPER DURCHEINANDER. ER KANN NICHT MEHR EINSCHÄTZEN, WIE VIEL NAHRUNG ER BRAUCHT. DIE GEFAHR, ZU VIEL ZU ESSEN, IST GROSS.

UND WAS IST **MIT ALKOHOL?**

In diesem Kapitel über Zucker komme ich um Alkohol nicht herum. Alkohol ist auch eine Form von Zucker. Machen Sie sich keine Sorgen: Ich bin keine Abstinenzlerin, ich trinke gern ein Glas Wein. Ganz auf Alkohol zu verzichten wäre besser, aber ich kann ein Glas Wein in guter Gesellschaft wirklich genießen.

Wenn ich genieße, produziert mein Körper Endorphine … und dieses Hormon ist gesund für mich, sag ich mir immer. Aber ich weiß natürlich, dass meine Leber durch den Wein viel mehr zu tun hat. Und weil ich weiß, was das Glas Wein mit mir anstellt, lasse ich es immer öfter stehen. Die Messlatte für Vitalität und Gesundheit liegt bei mir sehr hoch, so gesehen merke ich, dass ein Glas Wein immer weniger zu mir passt.

FRAUEN SIND HÄUFIGER ALKOHOLSÜCHTIG

Ich kann allerdings gut verstehen, wie Frauen dem Alkohol anheimfallen können. Vor allem in Zeiten emotionaler Kälte kann Alkohol wie eine herrlich warme Decke wirken. Man hat das Gefühl, dass er nach einem stressigen Tag hilft zu entspannen. Er führt dazu, dass man Sorgen und Herausforderungen vergisst, und er wird zu einem guten Freund, wenn man am Freitag-

abend einsam zu Hause auf dem Sofa sitzt. Ich weiß, wovon ich rede!
Alles, was ich über den Einfluss von Zucker geschrieben habe, gilt auch für Alkohol. Frauen sind nicht nur bei Zucker suchtanfälliger als Männer, sondern auch bei Alkohol. Der bringt vielleicht einen kurzen Moment der Entspannung, aber schon beim allerersten Schluck jede Menge Extraarbeit: Alkohol bedeutet puren Stress für den Körper. Er treibt sofort den Cortisolspiegel in die Höhe, denn der Körper will ihn so schnell wie möglich wieder ausscheiden.

ALKOHOL VERSTÄRKT EINE ÖSTROGENDOMINANZ

Alkohol lässt den Östrogenspiegel ansteigen und verstärkt dadurch eine Östrogendominanz – mit all ihren Folgen. Außerdem fördert Alkohol den Harndrang, sodass wertvolle Vitamine und Mineralstoffe aus dem Körper gespült werden. Auch wenn Sie alle anderen Schadstoffe aus Ihrem Leben verbannt haben, ist es nicht ratsam, jedes Wochenende zu versacken oder allabendlich ein Glas Wein zu trinken.

NICHT AUF LEEREN MAGEN

Trinken Sie Alkohol nie auf leeren Magen. Sie wissen selbst, wie sehr Ihnen so ein Glas zusetzen kann. Dem Blutzuckerspiegel gefällt das nämlich gar nicht. Will man abnehmen, ist Alkohol das Erste, was man kritisch betrachten sollte. Wenn Sie zum Essen Alkohol trinken, achten Sie darauf, dass immer genügend Gemüse oder andere Ballaststoffe auf dem Teller liegen.
Kompensieren Sie jedes Glas Alkohol mit zwei Gläsern Wasser, denn Alkohol trocknet den Körper aus. Ein trockener Mund und Kopfschmerzen nach einer durchzechten Nacht rühren daher, dass Alkohol Ihrem Körper viel Wasser entzieht. Auch Kaffee verstärkt den Harndrang. Eine Tasse Kaffee, um den Kater zu vertreiben, ist so gesehen keine gute Idee.

WIE STEHT'S MIT ROTWEIN?

Wenn Sie wie ich Wein mögen, haben Sie bestimmt auch gelesen, dass Rotwein gar nicht so schlecht sei, weil beim Keltern der Trauben auch die Schale mitverarbeitet wird. Diese enthält Resveratrol, ein starkes Antioxidans. Resveratrol schützt die Traube vor Schimmelbefall, wenn sie noch an der Rebe hängt. Das gilt aber nur, wenn der Wein biologisch angebaut wurde. Alle anderen Weine werden mit Pflanzenschutzmitteln besprüht und produzieren deshalb weniger Resveratrol.
Und Weintrauben werden großzügig gespritzt, deshalb ist Bio-Wein sowieso die gesündere Wahl. Dasselbe gilt auch für Weißwein. Aber leider enthält der kein Resveratrol, weil die Schale nicht mitverarbeitet wird.
Setzen Sie also auch hier auf Qualität, entscheiden Sie sich für einen Bio-Rotwein und genießen Sie ihn! Trinken Sie ein anderes alkoholisches Getränk? Mal ist das in Ordnung, aber betrachten Sie es als etwas Besonderes und trinken Sie maßvoll. Wie fühlen Sie sich am nächsten Morgen? Bestimmt nicht energiegeladen. War es das wert?

UND BIER?

Seien Sie vorsichtig mit Bier, wenn Sie mit Gewichtsproblemen kämpfen.
Männer bekommen nicht umsonst einen Bierbauch, wenn sie zu viel davon trinken. Bier wird aus Getreide gebraut und enthält Maltose, eine Zuckerart, die den Blutzuckerspiegel wie eine Rakete in die Höhe schießen lässt. Außerdem steckt Hopfen in Bier, der starke Phytoöstrogene enthält. Sie sorgen für extra Fettpolster an Brust und Hüften.

FINGER WEG VON MEINEM KAFFEE

Sind Sie eine eingefleischte Kaffeetrinkerin? Viele Frauen sind sehr erschöpft und sehnen sich bei Stress und Schlafmangel nach Kaffee. Ich hatte eine Klientin, die bestimmt 20 Tassen Kaffee am Tag getrunken hat, um sich auf den Beinen zu halten. Kein Wunder, dass sie abends nicht einschlafen konnte und mit Gewichtsproblemen zu kämpfen hatte. Ja, sogar schwarzer Kaffee ohne Milch und Zucker kann dick machen, weil er den Blutzuckerspiegel beeinflusst.

Was passiert im Körper, wenn man eine Tasse Kaffee trinkt? Das Koffein gibt einem einen Kick. Sobald der erste Schluck im Magen landet, erhalten die Nebennieren das Signal, dass sie eine Extraportion Cortisol produzieren müssen. Kaffeetrinken gepaart mit Stress ist also doppelt schlimm. Und wenn man dann noch tüchtig Zucker nimmt oder schnelle Kohlenhydrate isst, wird es drei Mal so schlimm. Alles drei erhöht den Blutzuckerspiegel und sorgt für eine verstärkte Insulinproduktion.

Erinnern Sie sich noch an die Tabelle im 2. Kapitel? Sie könnte auch »Wie mache ich meine Hüfte zum Fettmagneten« heißen. Eine Überdosis Kaffee, Zucker und Stress kann außerdem zu Schlafproblemen führen. Aber wenn etwas gut für Ihre Gesundheit, Ihre Energiebilanz und ein gesundes Gewicht ist, dann eine gute Nachtruhe.

KOFFEIN STECKT NICHT NUR IM KAFFEE

Koffein steckt auch in Schokolade, schwarzem, weißem und grünem Tee sowie einigen Erfrischungsgetränken wie Cola und Energydrinks. Besonders die beiden Letztgenannten bestehen aus einer Überdosis Zucker (in einem Glas können über 20 Stück Würfelzucker sein!), kombiniert mit Koffein oder einem anderen Aufputschmittel. Das gibt kurzfristig einen Energieschub, aber langfristig landet man wieder in einem Zuckertief: Stimmungsschwankungen, Erschöpfung, Kopfschmerzen und erneute Gier nach Süßem sind die Folge.

ZWEI TASSEN KAFFEE AM TAG SIND IN ORDNUNG

Sie müssen aber nicht völlig auf Kaffee verzichten, denn ein oder zwei Tassen am Tag sind gar nicht so schlecht. Studien haben gezeigt, dass ziemlich viele gesunde Stoffe in Kaffee stecken, die das Risiko für Alzheimer, Parkinson oder eine Hirnblutung senken können. Aber das liegt nicht am Koffein, sondern an anderen Stoffen in den Kaffeebohnen.

Schlafen Sie schlecht? Dann trinken Sie Ihren Kaffee ausschließlich morgens – danach lieber Kräutertees, die in vielen verschiedenen Geschmacksrichtungen erhältlich sind. Entdecken Sie Ihren Lieblingstee, aber wechseln Sie die Sorten regelmäßig. Wenn Sie glauben, einen Kaffee-Kick zu benötigen, greifen Sie zu grünem oder weißem Tee. Beide enthalten Teein, das ähnlich wie Koffein wirkt.

»» SCHON MAL VON BULLETPROOF COFFEE GEHÖRT?

Geben Sie in Ihren Kaffee einen Teelöffel Kokosöl. Kokosöl wird im Körper direkt in Energie umgewandelt und nicht als Fett gespeichert. Und das Gehirn hat auch gleich was davon. Amerikaner nennen das einen Bulletproof Coffee.

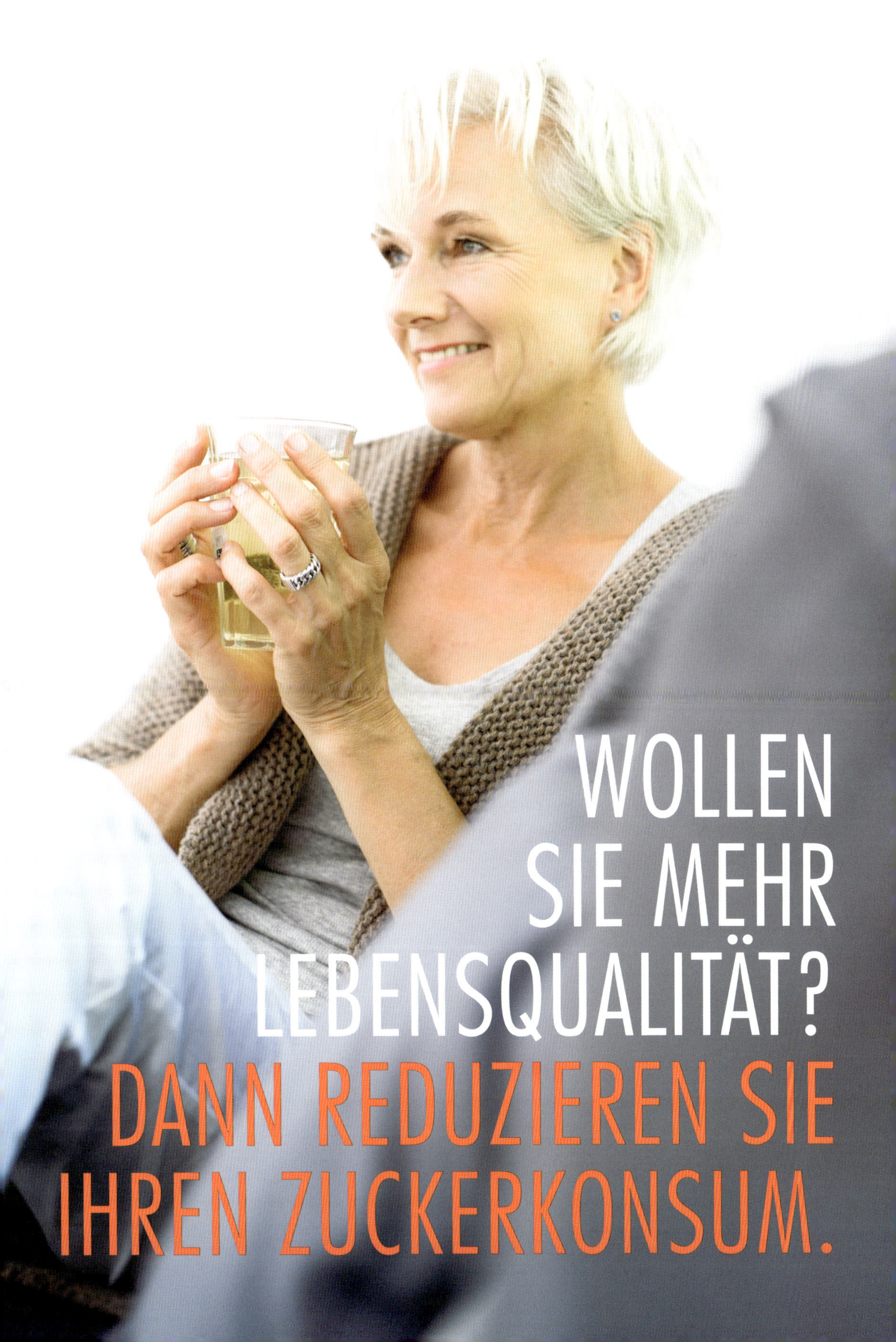
WOLLEN
SIE MEHR
LEBENSQUALITÄT?
DANN REDUZIEREN SIE
IHREN ZUCKERKONSUM.

KOFFEINFREIER KAFFEE: KEINE ALTERNATIVE

Geraten Sie beim Gedanken, weniger Kaffee zu trinken, in Panik? Kaffee ist ein Suchtmittel. Reduzieren Sie Ihren Konsum schrittweise. Koffeinfreier Kaffee ist keine Alternative, denn bei dem Prozess, den Kaffeebohnen das Koffein zu entziehen, kommen Chemikalien zum Einsatz, die dann im Körper landen. Nur koffeinfreier Kaffee aus dem Bioladen, sprich koffeinfreier Fairtrade-Kaffee, bei dem andere Methoden eingesetzt werden, ist eine gute Lösung.

»» EIN KICK GEFÄLLIG?

Brauchen Sie schnell einen Kick? Bewegen Sie sich! Rennen Sie ein paar Treppenstufen rauf und runter, springen Sie ein paar Minuten Seil, öffnen Sie das Fenster, atmen Sie ausgiebig tief ein und aus und dehnen Sie dabei den Bauch. Machen Sie zehn Liegestützen oder Jumping Jacks oder denken Sie sich was anderes aus, damit Ihnen das Blut wieder durch die Adern schießt. Trinken Sie danach zwei große Gläser reines, vitales Wasser. Dann können Sie wieder weitermachen – ganz ohne Kaffee.

LUST AUF SÜSSES? SO TRICKSEN SIE SIE AUS

Sie müssen nicht zu allem Nein sagen. Der Körper braucht jeden Tag eine kleine Portion gesunden Zucker. Es geht darum, dass Sie wieder das Ruder in die Hand nehmen und sich nicht länger von der Lebensmittelindustrie oder Ihren Hormonen gängeln lassen. Kämpfen Sie nicht gegen Zucker – sehen Sie zu, dass Sie schlauer sind. Wie das geht?

ERNÄHREN SIE SICH GESUND

Beginnen Sie zunächst, sich gesund zu ernähren. Lassen Sie allmählich weniger Gesundes weg. Das ist das Grundprinzip des Ernährungskompasses. Darum ist das Reduzieren von Zucker auch erst der vierte Orientierungspunkt.

Lust auf Zucker beruht oft auf Energiebedarf, den der Körper nur mit gesunder Nahrung stillen kann. Die beste Medizin gegen Zuckersucht sind deshalb gesunde, naturbelassene Lebensmittel. Durch sie wird das Verlangen nach Zucker automatisch abnehmen.

IHRE GESCHMACKSKNOSPEN GEBEN STARTHILFE

Alle zwei Wochen erneuern sich die Zellen Ihrer Geschmacksknospen. Das wird Ihnen helfen, wenn es Ihnen gelingt, zwei Wochen lang nur wenig Süßigkeiten zu essen. Danach werden Sie merken, dass viele Produkte, besonders das »Chemiebaukastenfutter« der Industrie, einfach zu süß für Sie geworden sind. Sie werden schmecken, dass Mayonnaise, Rotkohl und Erdnussbutter gesüßt sind. Und ob Sie es glauben oder nicht: Sie werden Ihnen immer weniger schmecken. Jede Frau, die einen Entzug von einer Zucker-Überdosis hinter sich hat, kann Ihnen das bestätigen.

FRÜHSTÜCKEN SIE

Heißhunger auf Süßes entsteht oft, wenn der Blutzuckerspiegel im Keller ist. Lassen Sie das Frühstück deshalb nicht ausfallen, erst recht nicht, solange der Blutzuckerspiegel noch schwankt. Das Frühstück ist die Grundlage für einen stabilen Blutzuckerspiegel – den ganzen

Tag lang! Sorgen Sie für eine ausgewogene Ernährung aus Proteinen, gesunden Fetten und langsamen Kohlenhydraten.

GESUNDES FÜR ZWISCHENDURCH

Wenn Sie Lust auf Süßes haben, trinken Sie erst mal zwei große Gläser Wasser. Das Gehirn macht keinen Unterschied zwischen Hunger und Durst. Es kann sein, dass der Körper gar keinen Hunger hatte, sondern Durst. Haben Sie danach immer noch Appetit auf Süßigkeiten, essen Sie etwas, das nicht zu süß ist und gesunde Fette und Proteine enthält. Etwas Obst zum Beispiel, und dazu ungeröstete Nüsse oder ein weich gekochtes Ei. Haben Sie am besten immer einen gesunden Snack dabei. Ein grüner, nicht zu süßer Smoothie ist ideal und lässt sich leicht mitnehmen. Es kann dauern, bis Sie Süßigkeiten abschwören. Sie bestimmen das Tempo, sollten aber dranbleiben.

ZEHN GESUNDE TIPPS, UM DEN »WOHLFÜHL«-HORMONEN EINEN KICK ZU GEBEN

Greifen Sie oft nach Süßigkeiten, um sich besser zu fühlen? Es gibt viel gesündere Methoden, den »Wohlfühl«-Hormonen einen Kick zu geben. Wenn Sie sich wirklich daran halten, werden Sie den Unterschied rasch feststellen.

1. »» DER TRYPTOPHAN-KICK

Der Grundstoff des Glückshormons Serotonin ist eine Aminosäure namens Tryptophan. Je mehr Tryptophan der Körper bekommt, desto mehr Serotonin wird produziert. Tryptophan steckt unter anderem in Chia-Samen, Sesam, Sonnenblumenkernen, Hafer, Haferkleie, Buchweizen, Eiweiß vom Bio-Ei, braunen Champignons, Basilikum, Spirulina, Tempeh, Parmesan und Geflügel. Tryptophan ist außerdem der Grundstoff für das Schlafhormon Melatonin. Wenn Sie schlecht schlafen, können Ihnen diese Lebensmittel helfen.

2. »» ESSEN SIE GESUNDE KOHLENHYDRATE

Ersetzen Sie Naschzeug und schnelle Kohlenhydrate durch gesunde Süßigkeiten und Kohlenhydrate, die Ihnen einen Serotonin- und Dopaminkick verschaffen. Wählen Sie unverarbeitete Produkte, die den Blutzuckerspiegel nicht allzu sehr in die Höhe treiben wie Bananen, Heidelbeeren, glutenfreie Pasta, Smoothies mit Mandelmilch, Buchweizenpfannkuchen, selbst gebackene Muffins oder Kuchen.

3. »» GENIESSEN SIE GESUNDE SCHOKOLADE

Schokolade gibt Frauen ein gutes Gefühl – nicht nur weil sie so gut schmeckt, sondern auch weil sie viele gesunde Nährstoffe wie Tryptophan, Serotonin, Theobromin und Magnesium enthält. Greifen Sie zu gesunder Schokolade, also zu Schokolade mit mindestens 70 Prozent Kakao. Oder noch besser: Stellen Sie gesunde Snacks aus Rohkakao her, die Sie in der Tiefkühltruhe auf Vorrat haben sollten. Rezepte finden Sie in Hülle und Fülle im Internet.

4. »» SORGEN SIE FÜR AUSREICHEND TAGESLICHT

Es gibt einen eindeutigen Zusammenhang zwischen einem Mangel an Tageslicht und depressiven Verstimmungen. Dank des Tageslichts produziert die Haut Vitamin D. Vitamin D ist ein Hormon, das viele Funktionen im Körper hat. Man kann es nicht in ausreichender Form allein über die Nahrung aufnehmen. Tanken Sie deshalb jeden Tag eine Portion Tageslicht – das hilft!

5. »» SETZEN SIE SICH IN BEWEGUNG

Brauchen Sie einen schnellen »Wohlfühl«-Hormon-Kick? Bewegen Sie sich! 20 bis 30 Minuten Bewegung pro Tag (ein strammer Spaziergang oder Radfahren, Trampolinspringen, Krafttraining) schenkt dem Körper eine Extraportion Endorphine. Gehen Sie dabei an die frische Luft, dann bekommen Sie gleich noch eine Dosis Tageslicht. Suchen Sie sich eine Bewegungsart, die Ihnen gefällt, damit Sie sie jeden Tag mit Freude tun.

6. »» GÖNNEN SIE SICH GENÜGEND RUHE UND SCHLAF

Es gibt kaum etwas Anstrengenderes, als ständig übermüdet zu sein. Fühlen Sie sich erschöpft, machen Sie ruhig einen Mittagsschlaf. Ein Nickerchen von 20 Minuten kann den Hormonen einen echten Kick geben. Oder Sie planen einen Abend nur für sich. Lassen Sie jeden wissen, dass Sie nicht zur Verfügung stehen. Nehmen Sie ein Bad mit Lavendelöl und entspannendem Magnesium (Epsomsalz). Gehen Sie danach ins Bett und lesen Sie ein gutes Buch.

7. »» UMGEBEN SIE SICH MIT FREUNDLICHKEIT

Freundlich zu sein lässt den Serotoninspiegel ansteigen, das haben Studien ergeben. Und nicht nur derjenige, der Freundlichkeit versprüht, bekommt diesen Serotoninkick, sondern auch derjenige, der sie empfängt. Sind Sie meist diejenige, die freundlich und fürsorglich ist, sollten Sie dafür sorgen, dass die Rollen auch mal vertauscht werden. Allein zuzusehen, wie Menschen freundlich miteinander umgehen, gibt dem »Wohlfühl«-Hormon einen Kick. Kurzum: Umgeben Sie sich mit Freundlichkeit, und gehen Sie Streithammeln aus dem Weg.

8. »» MACHEN SIE LUFTSPRÜNGE ODER »FAKE IT UNTIL YOU MAKE IT«

Der Körper hat direkten Einfluss auf unser Gehirn und unsere Gefühle. Machen Sie Luftsprünge, wenn Sie sich depressiv fühlen, oder versuchen Sie einfach zu lächeln. Strahlt der Körper Heiterkeit aus, denkt das Gehirn, dass es uns gut geht. Machen Sie deshalb regelmäßig Luftsprünge oder sehen Sie sich ein Video oder einen Film an, der Sie zum Lachen bringt. Es hilft wirklich!

9. »» KUSCHELN UND SPIELEN HILFT GARANTIERT

Kuscheln ist wunderbar, wenn Sie sich besser fühlen wollen. Bitten Sie einen Ihrer Lieben einfach um eine Umarmung, wenn Sie merken, das könnte Ihnen guttun. Oder vielleicht wäre ein Haustier ja was für Sie? Verschiedene Untersuchungen haben ergeben, dass ein Haustier sehr gesund sein kann. Mit ihm zu kuscheln und zu spielen gibt Ihnen ein gutes Gefühl.

10. »» SEIEN SIE DANKBAR

Wenn man deprimiert ist, fällt es nicht immer leicht, dankbar für das zu sein, was man hat. Trotzdem ist es eine gute Sache, sich das gerade dann vor Augen zu führen. Denken Sie an einen Moment, an dem Sie sehr dankbar gewesen sind. Erleben Sie diesen Moment in Gedanken noch einmal und lassen Sie dieses Gefühl zu. Egal, wie viele Rückschläge Sie einstecken mussten – es gibt immer Dinge im Leben, für die man dankbar sein kann.

ZUR ERINNERUNG

››› Zucker macht schnell abhängig – vor allem in Kombination mit ungesunden Fetten und Salz. Zuckersucht ist durchaus mit einer Opium- oder Kokainabhängigkeit vergleichbar.

››› Frauen werden schneller abhängig von zu viel Essen als Männer.

››› Ein schwankender Östrogenspiegel kann zu Heißhunger oder starkem Appetit auf Süßes führen. Ein niedriger Östrogenspiegel schickt Sie auf Nahrungssuche.

››› Die größten Zuckermengen verstecken sich in industriell verarbeiteten Lebensmitteln: Erfrischungsgetränke und Fruchtsäfte sind flüssige Süßigkeiten.

››› Light-Produkte sind nicht die Lösung. Die darin enthaltenen chemischen Substanzen bringen den Körper und damit auch den Hormonhaushalt durcheinander.

››› Trinken Sie Alkohol nur in Maßen, nicht mehr als zwei Gläser am Tag und vorzugsweise nicht öfter als zwei Mal die Woche. Achten Sie darauf, was er mit Ihnen anstellt.

››› Trinken Sie Kaffee in Maßen, vor allem wenn Sie Stress haben oder süchtig nach Süßem sind. Und nicht mehr als zwei Tassen pro Tag – am besten morgens.

››› Süßigkeiten sorgen für ein gutes Gefühl. Es gibt aber gesündere Methoden, das Wohlbefinden zu steigern.

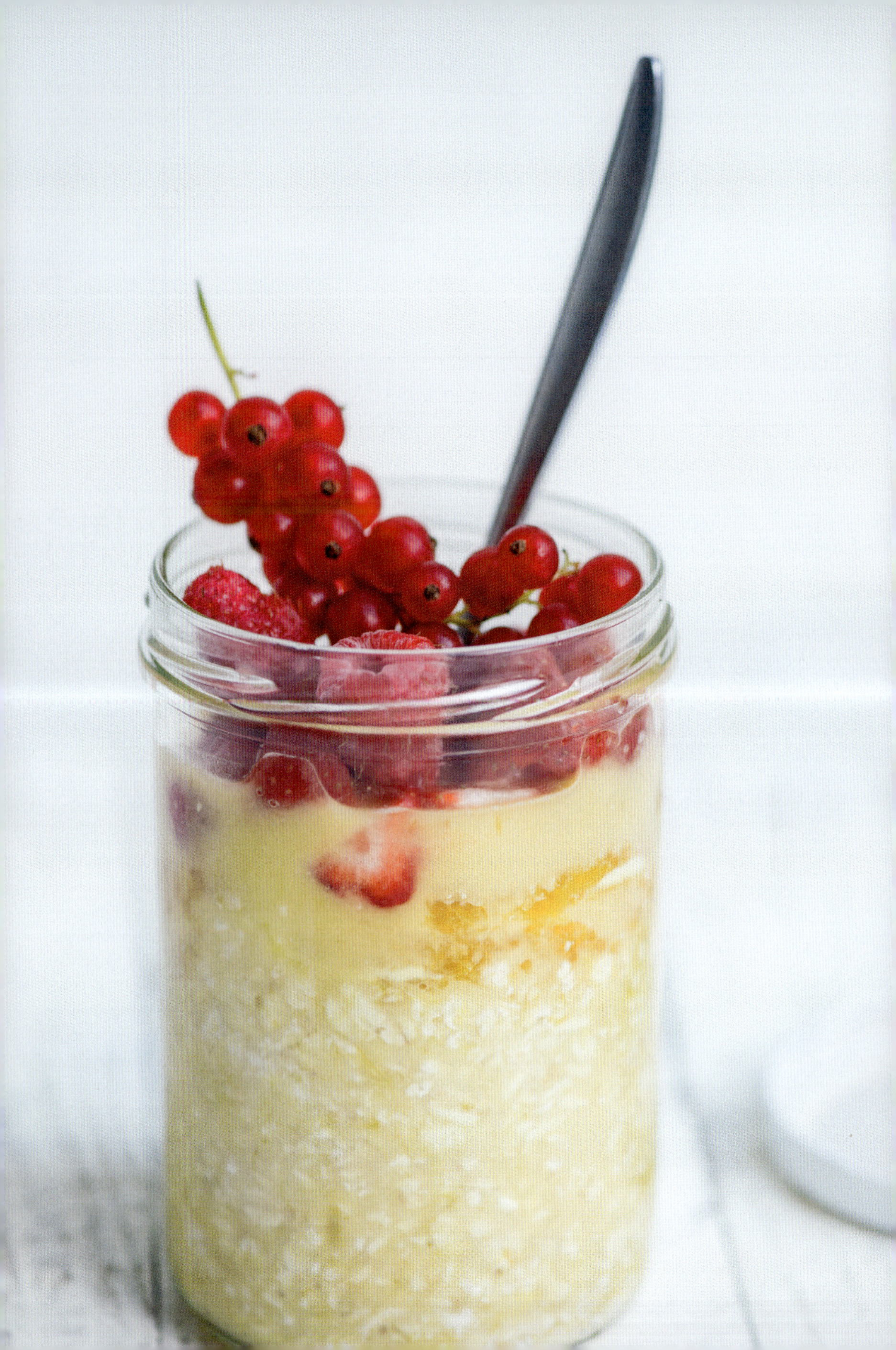

HAFERFLOCKEN MIT ORANGENSAFT

REZEPT

Haferflocken sind sehr nahrhaft und enthalten viele Ballaststoffe. Sie helfen, den Hormonhaushalt stabil zu halten, und sorgen für eine gesunde Darmflora. In Hafer steckt jede Menge Tryptophan, der Grundstoff für das Glückshormon Serotonin, das außerdem hilft, den Heißhunger auf Süßes im Zaum zu halten.

Nicht jeder weiß, dass man Haferflocken gar nicht kochen muss. Man kann sie einfach »roh« essen. Ich empfehle aber, sie über Nacht einzuweichen, um die Phytinsäure, die die Aufnahme von Vitaminen und Mineralstoffen im Darm hemmt, abzubauen. Ich weiche Haferflocken gern in Orangensaft ein und gebe sie morgens einfach dem hinzu, worauf ich Lust habe, zum Beispiel zu frischem Obst mit etwas Power-Granola. Das ist im Nu gemacht und sehr gesund. Man kann dieses Frühstück auch gut in einem Einmachglas mitnehmen.

SIE BRAUCHEN

- 2 EL Haferflocken
- den Saft einer Orange
- frisches und getrocknetes Obst, Nüsse, Samen und Kerne

SO WIRD'S GEMACHT

Die Haferflocken in ein Einmachglas geben, die Orange auspressen, den Saft und das Fruchtfleisch zu den Haferflocken geben und alles vermengen. Über Nacht einweichen lassen. Am nächsten Morgen gut umrühren und die anderen Zutaten wie frisches und/oder getrocknetes Obst, Samen, Nüsse, Kerne und Power-Granola hinzufügen.

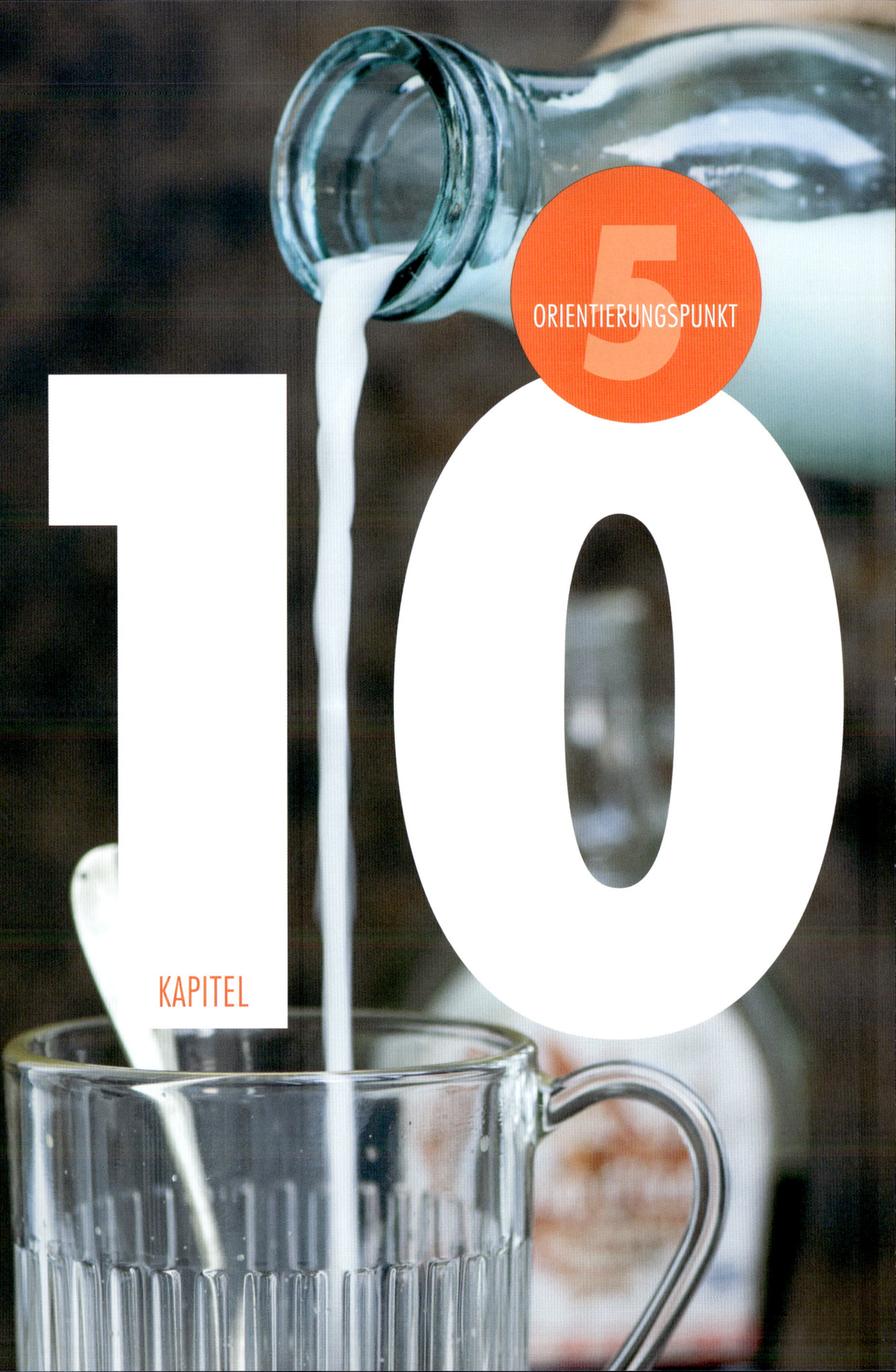

KAPITEL 10

5 ORIENTIERUNGSPUNKT

KUHMILCH IST WAS FÜR KÄLBER

Ich komme jetzt zu einem Thema, auf das viele Frauen empfindlich reagieren. So wie manche nicht auf ihren Kaffee verzichten wollen, sind andere entsetzt, wenn man ihnen ihren täglichen Fruchtjoghurt oder ihr Stück Käse ausreden will. Wieso soll Milch schlecht sein? Milch kommt von Kühen und ist doch ein Naturprodukt?

Doch leider sind Milchprodukte für unseren Darm und unseren Hormonhaushalt alles andere als ideal. Verzichten Sie doch mal eine Weile auf Milchprodukte, um herauszufinden, ob dadurch langjährige Hautprobleme, Asthma, Heuschnupfen, Eisenmangel, immer wieder auftretende Nebenhöhlen- und Ohrenentzündungen oder hartnäckiges Übergewicht auf einmal deutlich zurückgehen. Nicht nur lästige Pfunde, sondern auch Osteoporose kann man so in den Griff bekommen. Darauf komme ich an anderer Stelle noch mal zurück.

MILCH IST NUR WAS FÜR KÄLBER

So wie Muttermilch nur was für Babys ist, ist Kuhmilch nur was für Kälber. Kein einziges Säugetier trinkt Muttermilch, wenn es ausgewachsen ist – und schon gar nicht die Milch eines anderen Säugetiers. Es wäre mehr als merkwürdig, wenn ein ausgewachsenes Pferd an einem Kuheuter saugen würde. Milch ist Nahrung für ein neugeborenes Säugetier. So hat es die Natur vorgesehen, und es gibt gute Gründe, es dabei zu belassen. (Okay, mit der seltenen Ausnahme eines schaumigen Cappuccinos vielleicht …) Ich sage nicht, dass Milch oder Milchprodukte extrem gesundheitsschädlich sind. Aber wenn Sie womöglich zu viel davon verzehren, können sie zum Problem werden.

LAKTOSE UND LAKTASE

Milch enthält Laktose, auch Milchzucker genannt, die im Darm nur aufgespalten werden kann, wenn im Dünndarm das Enzym Laktase produziert wird. Etwa 90 Prozent der Europäer und Amerikaner produzieren dieses Enzym auch noch als Erwachsene, während Asiaten und Afrikaner nach dem Säuglingsalter häufig keine Laktase mehr bilden können.

TEURER BALLAST

Jeder, der Laktase gar nicht mehr oder nur noch ungenügend produziert, leidet unter einer Laktoseintoleranz. Das bedeutet, dass der Darm keine Milch verdauen kann, was kurzfristig zu Bauchschmerzen, Blähungen, Krämpfen, Durchfall und einem aufgeblähten Gefühl führen kann. Längerfristig entsteht an der Innenwand des Dünndarms eine glitschige Schleimschicht, auch Biofilm genannt, die verhindert, dass Nährstoffe richtig aufgenommen werden können. So gesund man sich auch ernährt – die meisten Vitamine und Mineralstoffe werden dann unverwertet wieder ausgeschieden. Mit der Zeit wird der Körper unterversorgt, was auf lange Sicht natürlich alle möglichen Gesundheitsprobleme verursachen kann. Außerdem fördert dieser Angriff auf die Darmwand das Leaky-Gut-Syndrom. Und das will wirklich niemand. (s. auch Kapitel 2)

LAKTOSEINTOLERANZ IST KEINE KRANKHEIT. ES IST VON DER NATUR EINFACH NICHT VORGESEHEN, DASS WIR NACH DEM SÄUGLINGSALTER MILCH TRINKEN. ZWEI VON DREI MENSCHEN WELTWEIT VERTRAGEN KEINE MILCH.

MILCHERZEUGNISSE UND GLUTEN SIND ALLERGENE

Allergene sind Stoffe, die viele Menschen nicht oder nur schlecht vertragen und verdauen können. Milcherzeugnisse und Gluten stehen ganz weit oben auf der Liste der Allergene, weil sie die meisten chronischen Entzündungen verursachen. Die Hälfte derjenigen, die empfindlich auf Gluten reagieren, tun das auch bei Milcherzeugnissen.

Chronische Entzündungen sind die Ursache für viele chronische Krankheiten. Leider sind Frauen dafür anfälliger als Männer (mehr dazu in Kapitel 7).

Immer mehr Menschen reagieren auf bestimmte Nahrungsmittel allergisch oder intolerant, wobei eine Intoleranz nicht so leicht festzustellen ist. Wenn ein Test ergibt, dass man gegen Milch und Milchprodukte nicht allergisch ist, heißt das noch lange nicht, dass man sie auch gut verträgt.

MILCH IST EINE FORM VON ZUCKER

Wenn der Darm genügend Laktase produziert, wird im Dünndarm Milchzucker in Glucose und Galactose umgewandelt – zwei Zuckerarten, die der Darm gut aufnehmen kann. Alles, was auf »-ose« endet, ist eine Form von Zucker. Und somit ist auch Milch eine Form von Zucker! Es hat schon seinen Grund, dass manche Menschen süchtig nach Milch sind. Außerdem ist sie genau wie Zucker ein echter Dickmacher.

MILCH MACHT DICK UND DAS IST AUCH GUT SO

Zucker macht dick, und das ist genau das Richtige für das Kälbchen. Es muss wachsen und gedeihen und kommt dank des in der Milch enthaltenen Zuckers im ersten Lebensjahr von etwa 40 auf 300 Kilo. Darum enthält Milch auch noch das Wachstumshormon IGF1. IGF steht für »Insulinähnliche Wachstumsfaktoren«. Und wie bereits erklärt, wird man von zu viel Insulin im Körper dick.

IGF1 ist ein natürliches Wachstumshormon, das für Kälber und nicht für Menschen gedacht ist. Haben Sie mit Ihrem Gewicht zu kämpfen, und lieben Sie Milcherzeugnisse? Streichen Sie einen Großteil davon und gucken Sie, was dann passiert. Sie werden staunen!

MILCH – EIN KUNSTPRODUKT

Sie sollten sich darüber bewusst sein, dass Sie im Laufe Ihres Lebens eine Laktoseintoleranz entwickeln können, auch wenn Sie als Kind oder junge Frau keinerlei Probleme damit hatten. Sie kann aus heiterem Himmel auftreten. Wenn Sie nach dem Verzehr von Milchprodukten unter einem aufgeblähten Bauch oder Unwohlsein leiden, ist das ein Warnzeichen. Auch Magenschmerzen, Bauchweh, Rumoren im Darm, Durchfall oder Verstopfung können auf eine Laktoseintoleranz hinweisen. Das kann daran liegen, dass der Darm empfindlicher wird, aber auch daran, dass weltweit mit der DNA von Kühen experimentiert wird, damit diese immer mehr Milch produzieren. Zu Großmutters Zeiten hat eine Kuh zehn Liter Milch am Tag gegeben. Heutzutage produzieren Milchkühe um die 50 Liter pro Tag. Das war aber nie die Absicht der Natur. Die Milch dieser Kühe enthält einen anderen Eiweißtyp (Beta-Casein Typ A1 statt A2) und das ist vermutlich auch der Grund für die heute zu beobachtende Zunahme der Laktoseintoleranz in Europa und Amerika, selbst wenn das noch nicht bewiesen ist.

MILCH ENTHÄLT EINE MENGE ÖSTROGENE

Doch die genetischen Veränderungen an Milchkühen sind nicht das einzige Problem: Kühe bekommen heutzutage Unmengen an Kraftfutter. So kann man sie auch melken, wenn sie trächtig sind. Jedes schwangere Säugetier produziert extrem viel Östrogen, damit unter anderem der Fötus wächst. Diese Östrogenmengen landen natürlich auch in der Milch. Sie sind fürs Kalb bestimmt, nicht für den Menschen. Der Genuss von Milch bedeutet daher eine zusätzliche Dosis körperfremder Östrogene im Körper.

In der Massentierhaltung wird ein Kalb meist gleich nach der Geburt von der Mutterkuh getrennt, die dadurch vollkommen in Panik gerät. Kuhmilch enthält somit auch viele Stresshormone, die man über Milcherzeugnisse zu sich nimmt.

Hinzu kommt, dass Milchkühe durch all das nicht wirklich gesund und widerstandsfähig sind. Bei Erkrankungen wie Mastitis (Euterentzündungen), die immer wieder auftreten, werden Antibiotika eingesetzt – ein weiterer Störfaktor für unser Östrogen-Progesteron-Gleichgewicht und eine echte Bedrohung der Darmflora.

In der Milch und damit auch in allen Milcherzeugnissen befinden sich somit Östrogene, Stresshormone und Antibiotika. Kein schöner Gedanke, oder? Wenn Sie Stoffe meiden wollen, die Ihren Hormonhaushalt durcheinanderbringen, sollten Sie ernsthaft darüber nachdenken, weitestgehend auf Milch und Milchprodukte zu verzichten. Milcherzeugnisse sind nicht mehr die Naturprodukte wie zu Großmutters Zeiten.

»» LIEBER VOLLMILCH ALS FETTARME MILCH

Trinken Sie auch ab und zu gern einen schönen schaumigen Cappuccino? Dann greifen Sie zu Bio-Vollmilch. Bio-Milch enthält weniger hormonstörende Stoffe, und durch das Fett in der Vollmilch kann der Körper die Mineralstoffe und Vitamine aus der Milch besser aufnehmen. Kosten Sie auch einmal Ziegenmilch oder Pflanzenmilch und würzen Sie den Cappuccino mit einer Prise Zimt. Zimt schmeckt gut und enthält Kalzium, das dabei hilft, den Blutzuckerspiegel stabil zu halten.

Aber was ist mit meinen Knochen?, denken Sie jetzt vielleicht. Es heißt ja immer, dass Knochen das Kalzium aus der Milch dringend benötigen.

WIE KOMMT EINE KUH **ZU GESUNDEN KNOCHEN?**

Die Milchindustrie hat sich ein schönes Ammenmärchen ausgedacht: Knochen bestehen aus Kalzium, also ist Milch gut für die Knochen. Klingt logisch, doch der Körper ist viel komplexer als diese Milchmädchenrechnung.
Mit ihrem Milchverbrauch sind die Niederlande, aber auch Deutschland weltweit spitze – leider auch, was die Häufigkeit von Osteoporose, also Knochenschwund betrifft. Es gibt mittlerweile Dutzende Studien, die belegen, dass Milch gar nicht gut für die Knochen ist. Denn nur weil man etwas verzehrt, heißt das noch lange nicht, dass der Körper diesen Stoff auch aufnehmen kann. Eine auf zwölf Jahre angelegte Studie mit 77 000 Frauen zwischen 34 und 59 Jahren hat gezeigt, dass Probandinnen, die mehr als zwei Gläser Milch am Tag trinken, ein um 45 Prozent höheres Risiko für Knochenbrüche haben als Frauen, die nur ein Glas Milch pro Woche zu sich nehmen (10.1).

KALZIUM AUS DER MILCH LÄSST SICH NUR SCHWER AUFNEHMEN

Aus der Milch stammendes Kalzium (Kalziumkarbonat) kann der Körper nur schwer aufnehmen. Kalzium wird erst dann gut aufgenommen, wenn es mit Magnesium im Verhältnis 2:1 im Blut vorkommt. Milchprodukte enthalten aber wenig Magnesium, das Verhältnis liegt hier etwa bei 4:1. Das verringert den Säuregrad oder pH-Wert des Blutes. Milch macht das Blut also sauer. Um zu verhindern, dass der pH-Wert sinkt, wird diese Säure neutralisiert, indem aus Knochen und Zähnen Kalzium abgezweigt wird! Knochen und Zähne sind nämlich der Kalziumvorrat des Menschen, mit ihrer Hilfe reguliert der Körper den pH-Wert des Blutes.
Kuhmilch enthält außerdem Phosphor, das Kalzium bindet, wodurch es noch schlechter aufgenommen werden kann.

Wie kommt man sonst zu kräftigen Knochen? Eine gesunde, erwachsene Kuh hat starke Knochen. Trinkt sie Milch? Nein. Sie holt sich das Kalzium aus dem Gras, also aus »Gemüse«. Das kann der Mensch auch, denn Gemüse enthält eine Kalziumart, die der Körper bestens aufnehmen kann.
Gute Kalziumquellen sind viele grüne Gemüsesorten und getrocknete Kräuter, ungebrannte Nüsse und Samen, Tempeh, Brennnesseltee und Pflanzenmilch aus ungebrannten Nüssen oder Kernen. Ein Rezept für selbst gemachte Nussmilch finden Sie am Ende der Einleitung.

GETROCKNETE KRÄUTER DER PROVENCE SIND WERTVOLLE KALZIUMLIEFERANTEN: BASILIKUM, KERBEL, PETERSILIE, OREGANO UND ROSMARIN. VERWENDEN SIE SIE GROSSZÜGIG.

VITAMIN D UND MAGNESIUM

Um Kalzium aus dem Darm aufnehmen zu können, braucht man Vitamin D aus dem Sonnenlicht. Deshalb ist es wichtig, jeden Tag an die frische Luft zu gehen. Doch weil wir in Nordeuropa leben, reicht das Sonnenlicht nicht aus, um uns ausreichend mit Vitamin D zu versorgen.

Auch Magnesium ist für gesunde, starke Knochen von Bedeutung. Viele Frauen leiden unter Magnesiummangel, denn bei viel Stress scheidet der Körper es mit dem Urin aus. Sie sollten daher darüber nachdenken, Vitamin D und Magnesium als Nahrungsergänzungsmittel zu sich zu nehmen. Mehr dazu finden Sie in Kapitel 12.

BEWEGUNG HÄLT DIE KNOCHEN STABIL

Ab dem 35. Lebensjahr nimmt die Knochendichte ab. Frauen haben damit mehr Ärger als Männer, weil der Abbau der Knochensubstanz aufgrund des sinkenden Progesteron- und Östrogenspiegels beschleunigt wird. Körperliche Bewegung ist daher äußerst wichtig, um die Knochen gesund und stark zu halten. Gewichtstraining, Wandern oder zügiges Spazierengehen, Yoga, Joggen, Tennis, Tanzen – suchen Sie sich etwas, das Ihnen Spaß macht und bleiben Sie dabei, bis Sie 100 sind!

Knochengewebe ist eine spezielle, aktive Substanz, die sich ein Leben lang weiterentwickelt. Es baut sich ständig selbst ab, aber – wenn man die Knochen weiterhin belastet – auch wieder auf. Mit Sport stärkt man nicht nur die Knochen, sondern auch die Muskeln. Und beides braucht man bis ins hohe Alter.

KÖNNEN SIE OHNE JOGHURT UND KÄSE **NICHT LEBEN?**

Jeder Supermarkt hat ein riesiges Angebot an Milchprodukten. Ich hoffe, ich konnte Ihnen begreiflich machen, dass Produkte wie süße Trinkjoghurts, rosa Quarkspeisen mit Erdbeeraroma und Puddings mit Pseudokirschen zwar das Portemonnaie der Milchindustrie füllen, aber nicht das Geringste zu Ihrer Gesundheit beitragen. Lassen Sie sich von diesen Kunstprodukten nicht verführen: Sie sind randvoll mit süchtig machendem Zucker.

GERATEN SIE NICHT GLEICH IN PANIK, WENN SIE MAL WAS ESSEN, DAS NICHT SO GESUND IST: AUCH SOLCH NEGATIVE GEFÜHLE LÖSEN UNGESUNDE PROZESSE IN IHREM KÖRPER AUS.

NATURJOGHURT

Auch Naturjoghurt hat Nachteile, denn er basiert auf Milch, in der wie bereits erwähnt Zutaten stecken, die nicht gesund sind. Joghurt entsteht, wenn Milch fermentiert wird. Fermentieren ist ein gesunder Prozess, denn hierdurch wird Laktose aufgespalten. Gleichzeitig entstehen Bakterienkulturen, die der Darmflora zugutekommen. Leider setzt die Lebensmittelindustrie auf leicht zu verarbeitende Bakterienkulturen, damit der Joghurt immer gleich schmeckt, und lässt notwendige gesunde Hefen weg, damit sich der Verpackungsdeckel nicht wölbt.

Pasteurisierter Joghurt enthält keine lebenden Milchsäurebakterien mehr und hat somit auch keine gesunde Wirkung mehr auf den Darm. Ganz im Gegenteil: So ein Joghurt kann die Darmflora sogar belasten. Die linksdrehende Milchsäure ist schwer verdaulich, und auch die Laktose wird während des Fermentierungsprozesses nicht vollständig aufgespalten.

Essen Sie jeden Tag zum Frühstück einen Becher Joghurt? Machen Sie sich bewusst, dass dies eine verpasste Chance ist, auch andere dringend benötigte Nährstoffe zu sich zu nehmen. »Abwechslung« heißt das Zauberwort – es gibt so viele andere köstliche und einfach herzustellende Frühstücksmöglichkeiten.

KÄSESÜCHTIG?

Nein, jetzt nicht auch noch der Käse! Ich kann Sie gut verstehen. Ich esse auch ab und zu Käse, weil er mir so gut schmeckt. Ich hatte allerdings Klienten, die über ein Pfund Käse in der Woche gegessen haben. Und da hört der Spaß auf, denn es gibt neben dem Milchzucker noch zwei Gründe, weshalb Milch, Joghurt und Käse süchtig machen können. Fällt es Ihnen schwer, die Finger davon zu lassen, und sind Sie manchmal depressiv oder lustlos? Dann könnten die folgenden Informationen interessant für Sie sein.

GLAUBEN SIE, JOGHURT HILFT GEGEN VERSTOPFUNG? DESHALB IST JOGHURT NOCH LANGE NICHT GESUND. ES IST EHER SO, DASS DER DARM BEI DER VERDAUUNG SEHR ZU KÄMPFEN HAT.

MILCHPRODUKTE UND EXORPHINE

Exorphine sind Stoffe, die der Körper mithilfe eines Enzyms aufspalten muss. Wenn dieses Enzym nicht richtig funktioniert, oder wenn man zu viele Exorphine mit der Nahrung aufnimmt, können sie an die Stelle der körpereigenen Endorphine wie Dopamin und Serotonin treten. Das sind bekanntlich Glückshormone. Außerdem täuschen Exorphine nicht nur das Endorphinsystem, sondern stören auch die Wirkung von Insulin, Stresshormonen und Immunsystem. Exorphine sind in glutenhaltigen Getreidesorten, Milcherzeugnissen, Soja, Spinat und bestimmten Schimmelpilzen enthalten, wobei Soja, Milchprodukte und glutenhaltige Getreidearten die größten Übeltäter sind.

Wenn Sie ein gutes Gefühl von Exorphinen bekommen (sehnen Sie sich auch manchmal nach einem Käsebrot?), kann es sein, dass der Körper sie nicht richtig aufspalten kann. Dann fühlen Sie sich zwar kurzfristig wohl, haben aber bald darauf schon wieder Lust auf mehr. Je heftiger die Sucht, desto mehr Lebensmittel mit Exorphinen werden benötigt und desto größer ist der Heißhunger auf ein Käsebrot.

MILCHPRODUKTE ENTHALTEN CASOMORPHINE

Milch und Käse enthalten Casein. Bestimmt 80 Prozent aller Kuhmilch-Proteine bestehen aus Casein. Casein kann in eine andere Aminosäure, Casomorphin, aufgespalten werden, die mit Morphin und Heroin verwandt ist und auch so wirkt: Erst stellt sich ein ungeheures Glücksgefühl ein, dann Erschöpfung und schließlich unter Umständen sogar eine Depression.

Casomorphin ist ein süchtig machender Stoff. Er wird auch »Milch-Crack« genannt. Wahrscheinlich enthält Milch diesen Stoff, um eine Bindung zwischen Mutter und Kind herzustellen. Das ist in der Natur bitter nötig, hängt doch das Überleben des Jungtiers davon ab.

BEI FRAUEN MIT EINER ÖSTROGENDOMINANZ KANN DIE SÜCHTIG MACHENDE WIRKUNG VON EXORPHINEN BESONDERS STARK AUSFALLEN.

HABEN SIE DAS GEFÜHL, SÜCHTIG NACH BROT UND/ODER KÄSE ZU SEIN? ESSEN SIE EINE ZEIT LANG WENIGER DAVON ODER VERZICHTEN SIE GANZ DARAUF. SCHAUEN SIE, WIE ES IHNEN DAMIT GEHT. WUNDERN SIE SICH NICHT ÜBER MÖGLICHE ENTZUGSERSCHEINUNGEN. DOCH SCHON NACH KURZER ZEIT WERDEN SIE SICH DEUTLICH VITALER UND OPTIMISTISCHER FÜHLEN.

TIERISCHE PROTEINE UND KREBS?

Ich darf an dieser Stelle nicht verschweigen, dass zahlreiche Studien auf einen Zusammenhang zwischen übermäßigem Verzehr von tierischen Proteinen und Krebs hinweisen. Mit seiner groß angelegten Untersuchung hat der Wissenschaftler Colin Campbell nachgewiesen, dass sich Krebszellen durch das Milcheiweiß Casein an- und ausschalten lassen. Es gelang ihm, schlummernde Krebszellen bei Ratten durch eine Dosis Casein zu aktivieren. Die Bildung von Zellclustern (die zu Tumoren werden können) schien sogar vollständig von dieser Eiweißzufuhr abzuhängen! Andere Ratten, denen eine hohe Dosis krebserregendes Gift verabreicht wurde, das ihr Krebsrisiko erhöhte, erhielten nur eine geringe Dosis tierischer Proteine. Und das schützte sie: Sie erkrankten nicht an Krebs. Alles spricht also dafür, dass eine Überdosis Casein zum Wachstum von Krebszellen führen konnte, weil sie die Funktion der krebsvorbeugenden Enzyme bei den Ratten behindert haben. Natürlich führte Campbell auch Tests mit pflanzlichen Proteinen durch. Das Ergebnis: kein Krebszellenwachstum. Campbell hat seine Studie ausführlich in seinem Buch *The China Study* beschrieben.

Natürlich lassen sich die Untersuchungsergebnisse nicht eins zu eins auf Menschen übertragen. Aber weitere Studien, die mit Frauen durchgeführt wurden, scheinen die Ergebnisse zu bestätigen. So kam bei der Nurses' Health Study, an der rund 88 000 Probandinnen teilnahmen, heraus: Bei Frauen, die mehr als ein Milcherzeugnis am Tag verzehrten, lag das Risiko für Eierstockkrebs um 44 Prozent höher als bei denjenigen, die kaum Milchprodukte zu sich nahmen (10.2).

GESUNDE **ALTERNATIVEN**

Möchten Sie Milchprodukte eine Weile von Ihrem Speiseplan streichen oder den Verzehr einschränken, um zu gucken, was das für Auswirkungen auf Ihre Gesundheit und Ihr Gewicht hat? Dann ersetzen Sie sie einfach durch mehrere pflanzliche Produkte. Nach ein paar Wochen werden Sie sich fühlen wie ein neuer Mensch. Ich habe das nicht nur selbst erlebt, sondern auch schon sehr häufig bei anderen Frauen beobachtet.

Wenn Ihnen das zu radikal ist, meiden Sie wenigstens Kuhmilchprodukte – ganz besonders die Milch. Trinken Sie Schafs- oder Ziegenmilch. Der Darm kann sie besser verdauen, weil die Eiweißstrukturen besser zu uns passen. Für Vegetarierinnen ist sie außerdem eine wichtige Proteinquelle.

WENN SCHON KUHMILCH, DANN BIO UND MIT VOLLEM FETTGEHALT

Kaufen Sie Kuhmilchprodukte möglichst nur in Bio-Qualität. Sie werden anders fermentiert, sodass mehr Laktose aufgespalten wird, und das ist darmfreundlicher. Außerdem enthalten sie einen größeren Anteil gesunder konjugierter Linolsäuren (CLA) und weniger hormonstörende

Stoffe. Nehmen Sie Produkte mit vollem Fettgehalt, weil Fette für eine bessere Aufnahme von Vitaminen und Mineralstoffen sorgen.
Aus Nüssen, Samen und Kernen können Sie in Verbindung mit Kefir oder anderen Probiotika leicht selbst »Milchprodukte« mit lebenden Milchsäurebakterien herstellen. (s. auch mein Rezept für Kokosjoghurt am Ende des Kapitels.)

»» LEBENDE DARMBAKTERIEN

Kefir besteht aus lebenden guten Bakterien und Hefen. Kefirknollen sehen wie Blumenkohlröschen aus. Sie enthalten probiotische Kulturen (Milchsäurebakterien) und gehören deshalb zu den Probiotika. Probiotische Bakterien widerstehen Magen- und Gallensäuren und kommen lebend im Darm an. Dort wirken sie sich positiv auf die Darmflora und den Verdauungsprozess und damit auch auf Ihre Gesundheit und Ausstrahlung aus. Kefir ist ein natürliches Nahrungsergänzungsmittel, das man zum Beispiel nicht nur nach einer Antibiotika-Kur einnehmen, sondern täglich trinken kann. Es gibt Wasserkefir, mit dem man wunderbare Erfrischungsgetränke zubereiten kann, und Milchkefir, aus dem Sie Joghurt herstellen können.

KÄSE: BESSER VON ZIEGEN, SCHAFEN UND BÜFFELN

Feta, Ricotta und weitere Käsesorten werden aus Schafsmilch hergestellt, Ziegenkäse natürlich aus Ziegenmilch. Ein guter Halloumi besteht aus einer Mischung aus Schafs- und Ziegenmilch. Und guter Mozzarella ist aus Büffelmilch. Parmesan wird zwar aus Kuhmilch, aber aus Rohmilch hergestellt, was ihn gesünder macht als Käsesorten aus pasteurisierter Kuhmilch. Das sind gute Alternativen, wenn man ab und zu etwas Käse essen möchte.
Ghee ist die caseinfreie Variante von Butter. Eine bekömmliche Variante, wenn man Casein meiden möchte. Weitere gesunde Alternativen finden Sie in Anhang 1.

FÜR MILCHERZEUGNISSE GILT DAS GLEICHE WIE FÜR KAFFEE UND ALKOHOL: BETRACHTEN SIE SIE ALS ETWAS BESONDERES UND GENIESSEN SIE SIE! ABER BITTE IN MASSEN.

BLEIBEN SIE NEUGIERIG

Hören Sie nicht auf mich – hören Sie auf Ihren Körper. Er weiß am besten, was Ihnen guttut. Aber wenn Sie sich nicht ganz optimal fühlen (und legen Sie die Messlatte dabei hoch!), rate ich Ihnen, Milcherzeugnisse zu meiden oder eine Weile ganz wegzulassen, um zu gucken, was das mit Ihnen macht. Seien Sie neugierig, und probieren Sie es einfach mal aus. Trinken Sie ab und an einen wunderbaren Cappuccino, das tue ich auch. Aber streichen Sie eine Zeit lang alle anderen Milchprodukte. Sie werden staunen, wie gut es Ihnen gehen wird. Oder – wie es eine Klientin mal ausdrückte, nachdem sie zwei Wochen auf Milchprodukte verzichtet hatte: »Marjolein, ich glaube, ich hatte jahrelang einen Wattekopf! Ich wusste gar nicht, dass ich so klar denken kann!«

ZUR ERINNERUNG

- Kuhmilch ist Muttermilch für Kälber und nicht für erwachsene Menschen.
- Aufgrund ihrer Produktionsweise enthalten Milcherzeugnisse zwangsläufig hormonstörende Stoffe.
- Milch kann die Darmschleimhaut angreifen und zu einem Leaky-Gut-Syndrom führen.
- Knochen können Kalzium nur sehr schlecht aus der Milch aufnehmen. Für gesunde Knochen benötigen Sie vor allem Gemüse und Kräuter, Vitamin D, Magnesium und viel Bewegung.
- Milchprodukte machen dick, denn genau das ist ihre Aufgabe: ein junges Säugetier aufzupäppeln.
- Milchprodukte enthalten Stoffe, die süchtig machen können. Sie beeinträchtigen die Wirkung unserer körpereigenen Glückshormone.
- Studien belegen, dass ein Zusammenhang zwischen übermäßigem Verzehr von Milchprodukten und Krebs besteht.
- Es gibt köstliche, gesunde Alternativen für Milcherzeugnisse.

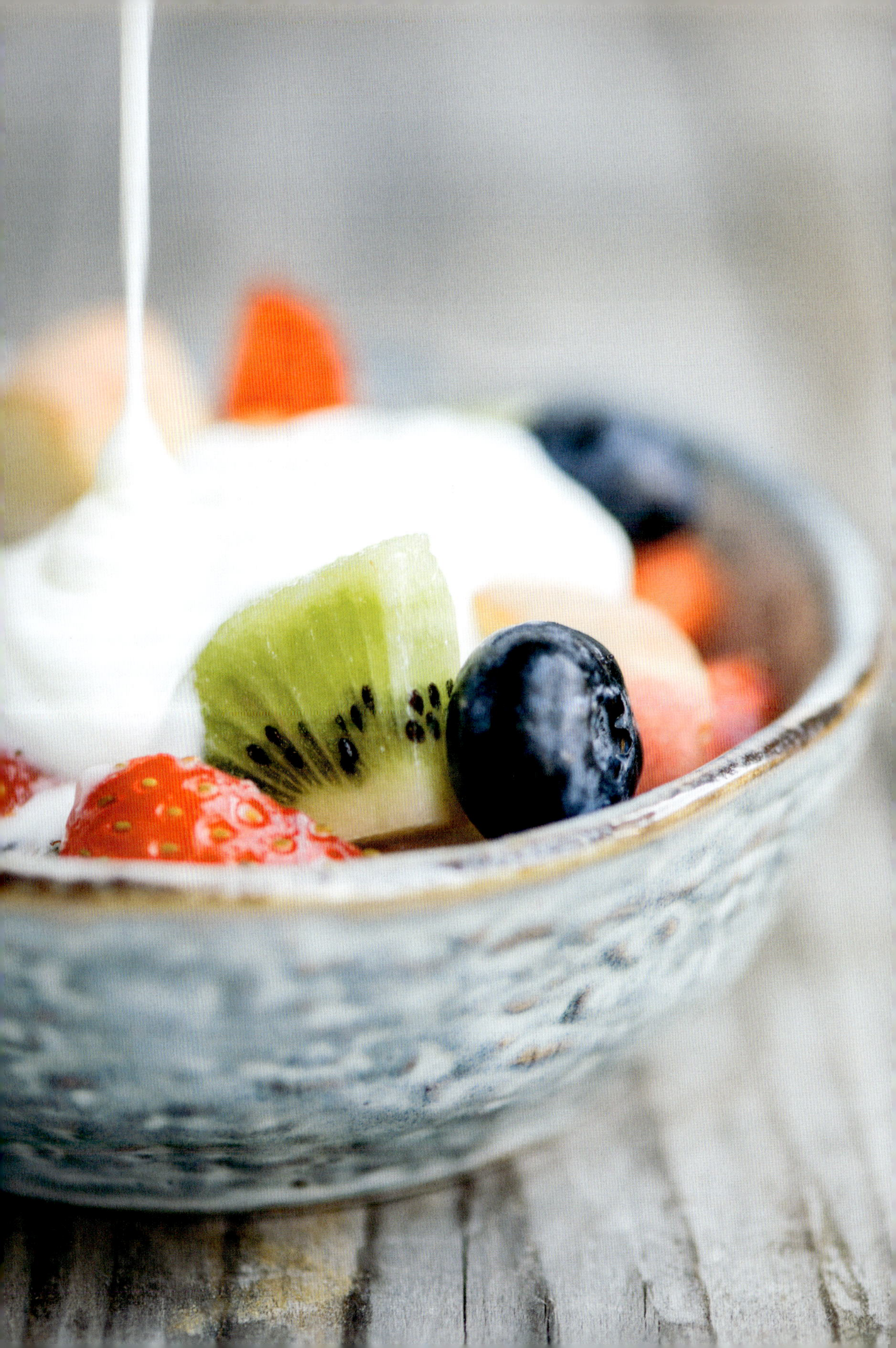

KOKOSJOGHURT

REZEPT

Die meisten Supermarkt-Joghurts enthalten keine lebenden Probiotika mehr. Der Darm profitiert deutlich mehr von selbst gemachtem Joghurt. Nach langem Experimentieren kam ich auf diesen wunderbaren Kokosjoghurt.

Er ist gehaltvoller als normaler Joghurt, servieren Sie ihn also wie einen Klecks Schlagsahne zu frischem Obst, oder verarbeiten Sie ihn in Desserts und Smoothies. Er schmeckt leicht säuerlich wie Milchjoghurt, die Konsistenz ist jedoch etwas körniger. Daran muss man sich erst gewöhnen.

Verwenden Sie ein sauberes Weckglas mit Gummiring, das sich gut verschließen lässt, und spülen Sie es vor Gebrauch kurz mit heißem Wasser aus.

SIE BRAUCHEN

- 1 Packung biologische »Creamed Coconut« (200 Gramm, 100 Prozent Kokos ohne Zusatzstoffe)
- 2 Kapseln Probiotika (z. B. Orthiflor Original von Orthica)
- 1 Weckglas (¾ Liter)

SO WIRD'S GEMACHT

Die Kokoscreme in einen kleinen Topf geben und mit 350 ml kochendem Wasser übergießen. 15 Minuten stehen lassen, bis die Creme fast vollständig geschmolzen ist, dann mit einem Schneebesen glatt rühren und warten, bis sie etwas abgekühlt ist.

Den Inhalt der Probiotikakapseln in die Kokoscreme geben, noch einmal alles durchrühren, in ein Einmachglas füllen und 24 Stunden an einem warmen Ort (über 20 Grad, im Winter also in der Nähe der Heizung) stehen lassen. Ab und zu schütteln, aber das Glas bitte nicht öffnen. Nach 24 Stunden für einen weiteren Tag in den Kühlschrank stellen, damit der Joghurt fest wird. Das Glas vorsichtig öffnen: Es kann ein Überdruck entstanden sein. Der Joghurt ist im Kühlschrank ca. 5 Tage haltbar.

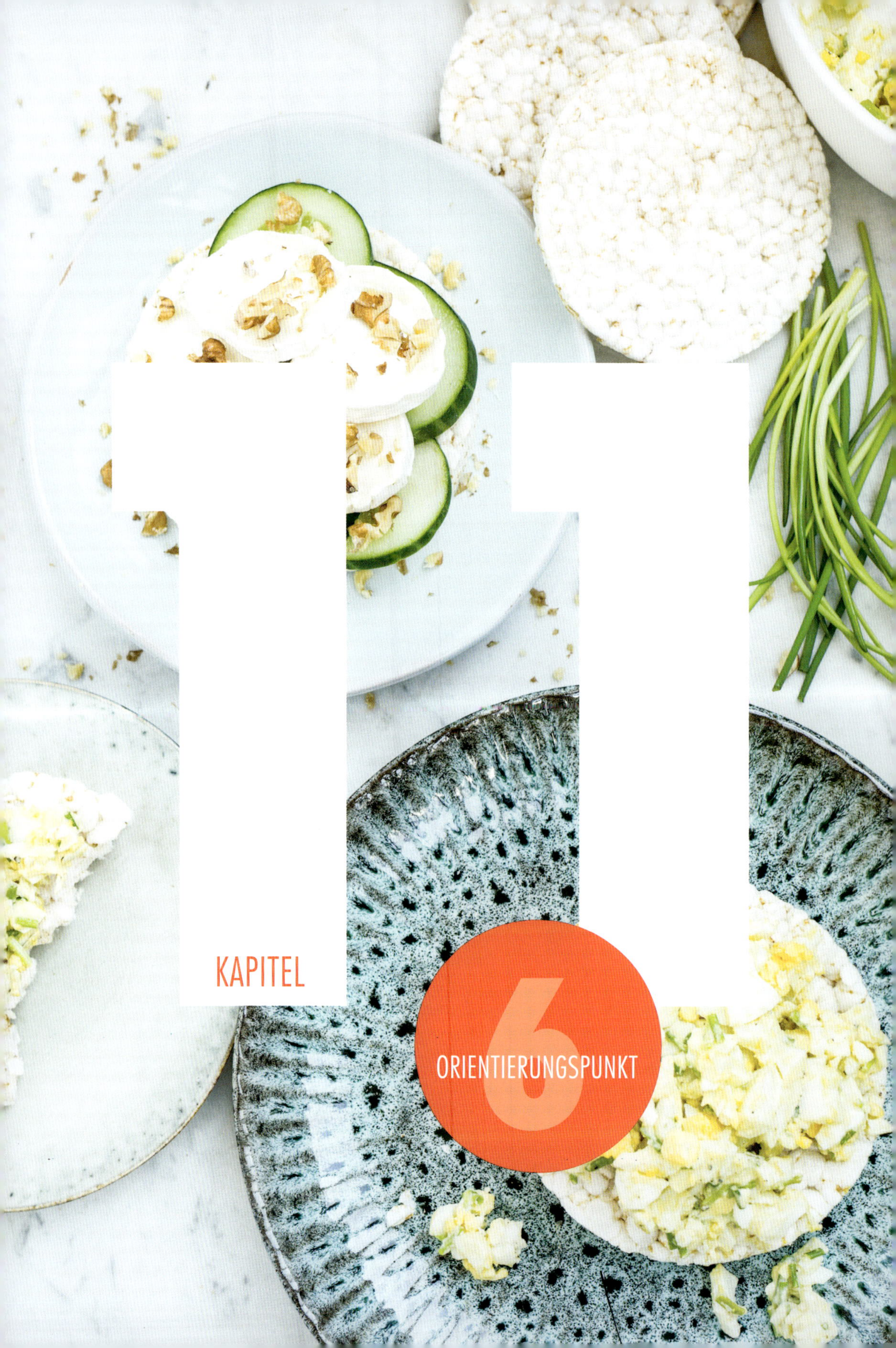

KAPITEL 11

6 ORIENTIERUNGSPUNKT

DER DARM MAG KEIN GLUTEN

Ich habe 20 Jahre lang unter häufigem Bauchweh, Blähungen, abwechselnd Verstopfung und Durchfall, Übelkeit, unerklärlichen Stimmungsschwankungen und Müdigkeit gelitten. Ich bin auf alles untersucht worden, habe aber nie eine brauchbare Diagnose bekommen. Als ich um die 40 war, wurden die Beschwerden schlimmer. Weil ich auf meinen Körper gehört und auf meine Ernährung geachtet habe, bin ich dahintergekommen, dass die Beschwerden zurückgingen, wenn ich kein oder kaum Brot gegessen habe. Seit ich das Brot ganz weglasse (ich esse nur ab und zu ein kleines Stück, weil es mir einfach so gut schmeckt!), habe ich keinerlei Beschwerden mehr und außerdem fünf Kilo abgenommen. Heute weiß ich, dass ich überempfindlich oder zumindest sensibel auf Gluten reagiere.

Ich bin davon überzeugt, dass viele Frauen, die mit gesundheitlichen Problemen zu kämpfen haben (u. a. mit hartnäckigem Übergewicht), sich etwas Gutes tun, wenn sie Gluten eine Zeit lang meiden. Das hat bei vielen meiner Klientinnen wahre Wunder bewirkt.

GLUTEN – WAS WAR DAS NOCH GLEICH?

Getreide enthält Proteine, die man Gluten nennt. Besonders das Glutenprotein Gliadin ist für den Darm nur schwer verdaulich. Gluten steckt in sieben Getreidearten: Weizen, Roggen, Gerste, Dinkel, Kamut, Bulgur und Couscous. Couscous und Bulgur sind Weizenprodukte, und im Weizen steckt die aggressivste Form dieses Proteins. Hafer enthält auch Gluten – das Eiweiß Avenin –, aber das ist das mildeste von allen. Auch Reis und Mais sind Getreidearten mit milden Glutenproteinen.

GLUTEN ZÄHLT ZU DEN ALLERGENEN STOFFEN

Genau wie Milcherzeugnisse steht Gluten ganz weit oben auf der Liste der Allergene: Stoffe, die der Mensch zunehmend nicht mehr gut verträgt und auf die er allergisch reagiert. Der Darm der meisten Menschen mag kein Gluten.

Der menschliche Körper verfügt nicht über Enzyme, die Gluten in gut verdauliche Moleküle aufspalten können. Doch unverdautes Gluten ist eine herrliche Mahlzeit für ungesunde Darmbakterien, Schimmelpilze und andere Organismen, die Bauch- und Verdauungsbeschwerden heraufbeschwören können. Gluten kann die Darmwand schädigen und zu einem Leaky-Gut-Syndrom führen. Dann gelangt Gluten übers Blut in den Körper, und eine sofortige Immunreaktion ist die Folge, denn Gluten hat hier nichts zu suchen. Das Leaky-Gut-Syndrom steht oft am Anfang zahlreicher Beschwerden, darunter auch chronische Erkrankungen und Autoimmunkrankheiten, an denen Frauen häufiger leiden Frauen als Männer. Mehr über das Leaky-Gut-Syndrom erfahren Sie im 2. Kapitel.

ZÖLIAKIE

Zöliakie ist eine Autoimmunkrankheit, bei der die Darmwand ernsthaft durch unverdautes Gluten beschädigt ist. Ein Arzt kann feststellen, ob bei Ihnen Zöliakie vorliegt oder nicht. Doch auch ein negatives Testergebnis (keine Zöliakie) heißt noch lange nicht, dass Ihr Darm Gluten gut verträgt. Sie können auch eine Glutensensibilität haben, die sich mit den meisten medizinischen Tests nicht ermitteln lässt. Das Thema ist vielmehr eine Grauzone, die man Glutensensibilität nennt – mit der Gefahr, dass Sie empfindlich auf Gluten reagieren, ohne es zu wissen. So ist es mir 20 Jahre lang ergangen. Genau wie Milchprodukte kann Gluten eine Lebensmittelempfindlichkeit verursachen, die sich langsam und unmerklich in Ihr Leben einschleicht. Gut möglich, dass Sie stapelweise Butterbrote vertragen haben, aber plötzlich Beschwerden auftreten. Natürlich kommen Sie gar nicht auf den Gedanken, dass sie (oder Pasta, Müsli, Toastbrot, Cracker, Muffins, Kuchen, Fruchtriegel, Suppen, Soßen und all die anderen Produkte, in denen Weizen verarbeitet ist) etwas damit zu tun haben könnten.

BESCHWERDEN SIND EIN GUTES ZEICHEN

Beginnende Beschwerden sind ein gutes Zeichen: Sie signalisieren, dass etwas aus dem Gleichgewicht geraten ist und eine kritische Bestandsaufnahme nicht schaden kann. Achten Sie dabei auch auf die Glutenmenge, die Sie zu sich nehmen. Das gilt auch für Vollkornprodukte, unter denen viele ein gesundes Frühstück oder Mittagessen verstehen. Meine Einstellung dazu hat sich inzwischen vollkommen geändert.

»» ARTHROSE: MEINE BESTE FREUNDIN

Mit 40 Jahren bekam meine Mutter genau wie meine Großmutter Arthrose in den Fingern: Die Gelenke wurden dick und schmerzten. Ich erinnere mich noch gut an die vielen Abende, an denen sie mit weißen Handschuhen vor dem Fernseher saß, damit die Salbe besser einziehen konnte. Aber nichts half. Sie bekam krumme, schmerzende Finger. Bei mir fing es mit etwa 45 Jahren an: pochende Gelenkschmerzen, vor allem wenn ich die Finger bewegte. Es begann auf einer Urlaubsreise – und im Urlaub esse ich auch gern mal mehr Zucker. Kaum war ich wieder zu Hause, hörten die Schmerzen auf. Ich brachte das Phänomen mit meiner Ernährung in Zusammenhang und kam dahinter, dass Zucker und das bisschen Gluten, das ich manchmal esse, schuld daran waren. Inzwischen weiß ich, dass ich besonders aufpassen muss, wenn die Schmerzen wieder auftreten. Dann muss ich Zucker, Alkohol und Gluten eine Weile vollkommen meiden. Stattdessen nehme ich reichlich Nährstoffe, vor allem Gemüse, zu mir. Bis jetzt geht das gut. Ich weiß nun, dass Arthrose mir eine versteckte Entzündung im Körper signalisiert. Schmerzende Fingergelenke sind meine Schwachstelle, an der sich diese verborgene Entzündung als Erstes manifestiert.

VON GETREIDE UND GRÄSERN

Der Mensch isst erst seit etwa 5000 Jahren Getreide. Aber genauso wenig wie Löwen Gras fressen oder Zebras die Knochen von Gazellen abnagen, sind wir dafür gemacht, Getreide zu essen. Doch genau das tun wir und zwar reichlich.

GETREIDE: KEINE LEICHTE KOST

Einen Apfel pflückt man vom Baum und beißt hinein. Eine Möhre muss man erst kurz waschen, aber auch sie kann man gleich essen. Getreide gehört zu den Grasgewächsen. Fast alle Getreidesorten müssen erst ausgiebig verarbeitet werden, bevor sie genießbar sind. Erst müssen die Körner von den Ähren gelöst, dann die Spreu vom Korn getrennt und anschließend die Körner gemahlen werden. Man gibt Wasser hinzu und etwas Hefe, dann wird der Teig lange geknetet, man lässt ihn stundenlang gehen und backt ihn einige Zeit im heißen Ofen. Erst wenn das fertige Brot abgekühlt ist, kann der Mensch mit dem Essen beginnen. Vermutlich würden Sie kein Brot essen, wenn Sie es selbst backen müssten. In der Urzeit hat der Mensch überhaupt kein Brot verzehrt. Und unserer Gesundheit war es nicht sehr zuträglich, dass wir damit angefangen haben.

VIELE NACHKOMMEN, DAFÜR GESUNDHEITLICHE PROBLEME

In seinem Buch *Het oerdieet* beschreibt Remko Kuipers, dass die Evolution nicht das Ziel verfolgt, uns gesund altern zu lassen, sondern Nachkommen zu gewährleisten. So gesehen war die Erfindung des Ackerbaus ein Riesenerfolg: die Bauern bekamen mehr Kinder. Auf anderen Gebieten war sie weniger erfolgreich, insbesondere in Bezug auf die Gesundheit. Der amerikanische Anthropologe und Archäologe Mark Nathan Cohen ist nach umfangreichen Studien zu dem Schluss gekommen, dass die Erfindung des Ackerbaus dem Menschen weltweit Wachstumsstörungen, Unterernährung und Karies eingebrockt hat. Für unsere Gesundheit ist er nicht förderlich. Viele weitere Studien belegen das.

WEIZEN MIT **EXTRA-KLEBER**

Das größte Problem ist aber nicht mal, dass Weizen für den Menschen schwer verdaulich ist. Es gibt noch andere Nahrungsmittel wie Fleisch oder Fisch, die erst bearbeitet werden müssen, ehe wir hineinbeißen können. Das größte Problem ist, dass in den letzten Jahrzehnten viel am Weizen herumexperimentiert worden ist. Gluten funktioniert bei Getreideprodukten wie Tapetenkleister: Es hält die Teigsubstanz zusammen – sehr zur Freude der Teigwarenhersteller weltweit, denn nur mit viel Tapetenkleister kann man dünne Pizzaböden, Croissants, Sirupwaffeln und Riesenmuffins backen. Ihnen zuliebe hat man durch Kreuzungen neue Weizensorten entwickelt, die immer mehr Gluten enthalten. Diese modernen Weizensorten könnten in der freien Natur keine Sekunde überleben. Sie brauchen Kunstdünger und Pestizide. Mit anderen Worten: Die Weizenprodukte von heute haben nichts mehr mit denen unserer Großeltern gemein.

SPITZE STEINE IM DARM

Der größere Glutenanteil mag zwar die Konditoren erfreuen, aber nicht Ihren Darm. Denn gerade Gluten mit extra viel Klebekraft ist aggressiv und noch schwerer zu verdauen. Vergleicht man den Darm mit einem Fahrradschlauch, ist Gluten ein Kiesweg mit spitzen Steinen. Es kann eine Weile gut gehen, aber irgendwann wird er durchlöchert. Menschen, die kein Weizenbrot vertragen, können manchmal trotzdem Dinkel- oder Roggenbrot essen, denn die beiden Getreidesorten enthalten ein weniger aggressives Gluten. Nun wissen Sie auch, warum ein Dinkelbutterbrot leichter zerkrümelt: Mit 100 Prozent Dinkelmehl lässt sich kein Croissant backen.

WEIZENPROTEINE: NICHT DAS, WAS SIE EINMAL WAREN

In seinem Buch *Weizenwampe. Warum Weizen dick und krank macht* schreibt der amerikanische Kardiologe und Gesundheitsexperte William Davis ausführlich über die Kreuzungsmethoden von Weizen. Er wirft dabei die Frage auf, ob sich die heutigen Weizeneigenschaften überhaupt noch mit der Gesundheit des Menschen vertragen. In den vergangenen Jahrzehnten hat niemand die Frage gestellt, ob all die neu entwickelten Weizensorten auch bekömmlich sind. Davis schreibt, dass schon kleinste Veränderungen in der Struktur der Weizenproteine eine vernichtende Immunreaktion oder eben gar keine Immunreaktion auslösen können.

ZUCKER, MILCHPRODUKTE UND GETREIDE MACHEN ABHÄNGIG.

WEIZEN, ZUCKER, MILCHPRODUKTE: EIN GEFÄHRLICHES TRIO

Alle drei machen stark abhängig. Wenn Sie schon bei der Vorstellung in Panik geraten, weniger Brot zu essen, kann es sein, dass Sie längst abhängig sind. Auch ich habe mich sehr schwergetan – und das trotz der Beschwerden, die ich von Brot bekomme. Ich muss noch heute aufpassen, wenn ich ausnahmsweise mal ein kleines Stück koste. Die Versuchung ist einfach zu groß, mehr zu essen: mir schmeckt eine Scheibe knuspriges Brot immer noch unglaublich gut.

William Davis schreibt in *Weizenwampe* Folgendes darüber: »Solange wir also Weizen essen, erzeugt die Verdauung morphinartige Substanzen, die sich an die Opiatrezeptoren im Gehirn anheften. Die Belohnung ist eine leichte Euphorie. Wenn diese Wirkung blockiert oder keine Nahrung verzehrt wird, deren Verdauung Exorphine hervorbringt, kommt es bei manchen Menschen zu einem ausgesprochen unangenehmen Entzug.« (*Weizenwampe*, Seite 81)

GETREIDE: ZUCKER FÜR DEN BLUTZUCKERSPIEGEL

Es gibt noch eine Gemeinsamkeit zwischen Zucker, Milchprodukten und Getreide: Alle drei treiben den Blutzuckerspiegel in die Höhe. Und wenn etwas wichtig fürs hormonelle Gleichgewicht ist, dann ein stabiler Blutzuckerspiegel. Getreide und Milchprodukte geben dem Blutzuckerspiegel genauso einen Kick wie Zucker. Der Parameter, der bestimmt, wie schnell der Blutzuckerspiegel steigt, heißt glykämischer Index (GI). Je höher der GI, desto mehr schwankt der Blutzuckerspiegel. Weißer Haushaltszucker hat einen GI von ungefähr 60 … und ein Stück Weißbrot einen GI um die 90. Haben Sie das gewusst? Selbst ein Vollkornbrötchen hat einen GI von etwa 70. Es geht also nicht nur um raffinierte Kohlenhydrate. Ein Vollkornbrötchen oder ein Butterbrot hat einen vergleichbar großen Einfluss auf Ihren Blutzuckerspiegel wie Zucker. Und wenn Sie es belegen, gilt das noch

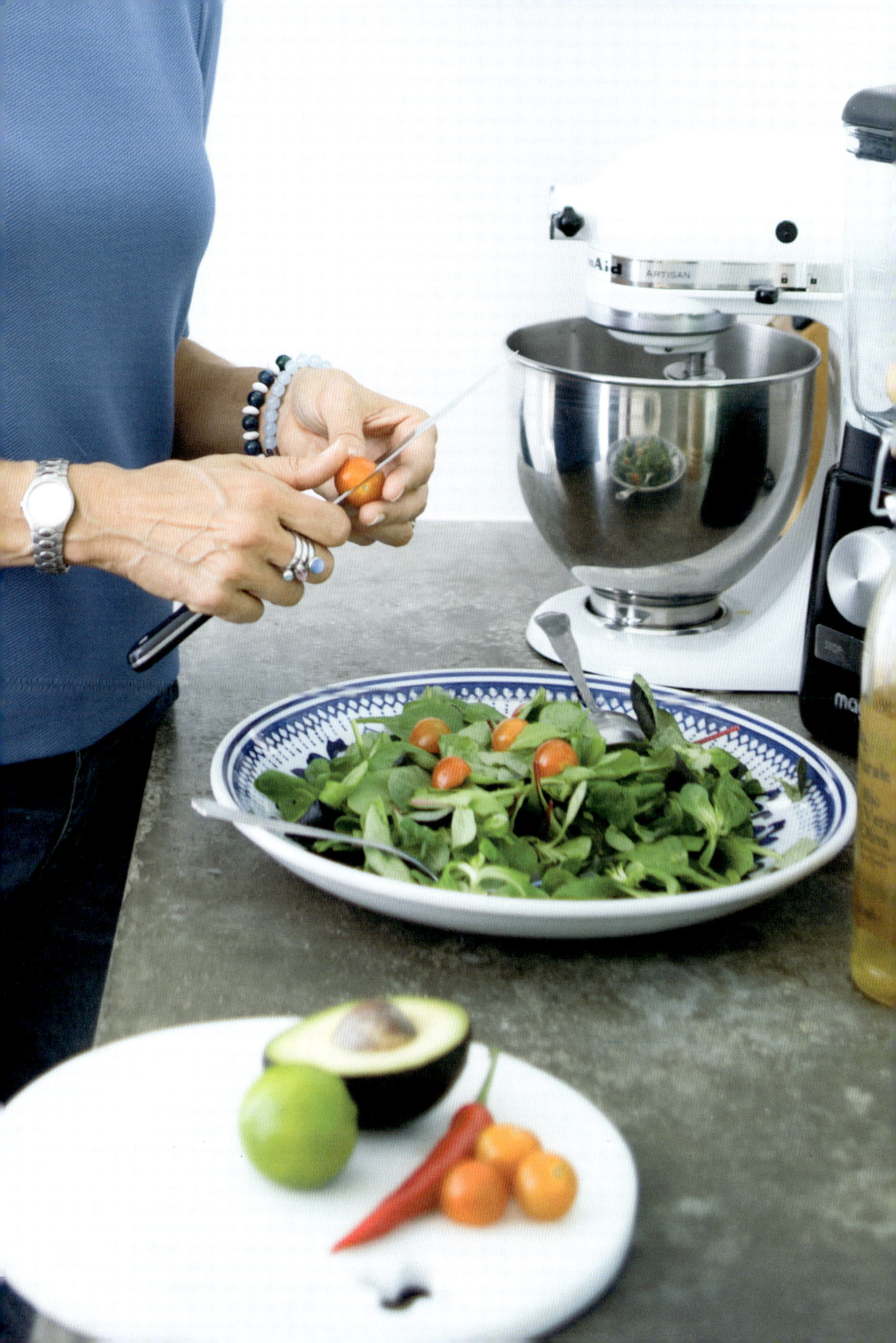
ARTISAN

viel mehr. Ein Butterbrot mit Nutella oder Marmelade ist doch eigentlich nichts anderes als ein Stück Kuchen.
Wenn Sie eine Stunde nach dem Verzehr mehrerer Brote schon wieder Appetit verspüren, kennen Sie nun den Grund. Die Brote geben dem Blutzuckerspiegel genauso einen Kick wie Süßigkeiten – nur um anschließend wieder in den Keller zu fallen, woraufhin Ihr Körper aus Selbsterhaltungstrieb schnell verwertbare Energie verlangt … neue Nahrung, die ihm wieder einen Kick verschafft. Sie nehmen das als Heißhunger wahr, gegen den man mit Willensstärke nur schwer ankommt.

DENKEN SIE, DASS DUNKLES BROT GESÜNDER SEI? DUNKLES BROT BEKOMMT SEINE FARBE DURCH MALZEXTRAKT, ALSO DURCH REINEN ZUCKER.

DER ZUCKERKICK

Was für ein Jammer, dass wir uns so sehr daran gewöhnt haben, morgens und mittags Brot und Milchprodukte zu essen und dazu auch noch viele Tassen Kaffee trinken. Dadurch bekommt unser Blutzuckerspiegel jedes Mal wieder einen Schub.
Kein Wunder also, dass wir glauben, gegen elf Uhr früh und vier Uhr mittags Zwischenmahlzeiten zu brauchen. Dann ist nämlich unser Blutzuckerspiegel im Keller. Daher ist es auch kein Wunder, dass Typ-2-Diabetes – die Folge eines schwankenden Blutzuckerspiegels und Insulin, das daraufhin aktiv werden muss – hierzulande Tausende Neuerkrankte pro Woche fordert.

AUCH EINE GEFAHR FÜRS GEHIRN

Frauen leiden häufiger an Demenz als Männer. Waren früher genau wie bei Diabetes fast ausschließlich ältere Frauen betroffen, erkranken heute auch schon Frauen ab 40 daran. In dem Film *Still Alice – Mein Leben ohne gestern* zeigt die Schauspielerin Julianne Moore auf eindrucksvolle Weise, wie eine Frau in der Blüte ihres Lebens an Alzheimer, einer Form von Demenz, erkrankt. Wie kann es sein, dass diese Alterserkrankung so viele junge Frauen trifft?

TYP-3-DIABETES

Seit 2005 sind wissenschaftliche Studien erschienen, die die Alzheimerkrankheit als eine neue Form von Diabetes beschreiben. Man nennt sie mittlerweile sogar Typ-3-Diabetes. Menschen, die an Typ-2-Diabetes leiden, haben ein vier Mal höheres Risiko, an Alzheimer zu erkranken als andere. Die Ursachen sind nämlich vergleichbar. Typ-2-Diabetes entsteht größtenteils dadurch, dass die Bauchspeicheldrüse ständig Insulin bilden muss, um den Blutzuckerspiegel wieder zu senken. Wenn das allzu oft geschieht, werden die Zellen langsam taub für das Insulin. Dann kommt es zu einer Insulinresistenz. Die Bauchspeicheldrüse produziert eine Extraportion Insulin, um den Blutzuckerspiegel tatsächlich zu senken, was sie zunehmend erschöpft. Medikamente oder Insulinspritzen senken den Blutzuckerspiegel dann auf künstliche Weise.

Entzündungen: Gift für die Zellen

Wie bei Typ-2-Diabetes ist die Ursache von Alzheimer, dass man Dinge isst, die den Blutzuckerspiegel in die Höhe schnellen lassen (insbesondere Zucker und schnelle Kohlenhydrate). Ein dauerhaft erhöhter Blutzuckerspiegel führt jedoch zu Entzündungen, die letztlich auch das Gehirn in Mitleidenschaft ziehen können. Entzündungen sind Gift für die Zellen, auch für die Gehirnzellen.

Der amerikanische Neurologe David Perlmutter hat 2014 das Buch *Dumm wie Brot. Wie Weizen schleichend Ihr Gehirn zerstört* veröffentlicht. Darin beschreibt er die Gefahren, die von Zucker, Kohlenhydraten und Getreide ausgehen, weil sie die Voraussetzung für chronische Entzündungen schaffen. Er stellt darin einen Zusammenhang zwischen chronischen Entzündungen und neurodegenerativen Krankheiten wie Alzheimer sowie anderen Demenzarten und Parkinson fest. Perlmutter ist der Ansicht, dass Entzündungen der Ursprung für fast alle Gesundheitsprobleme sind. Jedes Mal, wenn man seinen Körper mit etwas konfrontiert, das eine Entzündungsreaktion auslöst, setzt man sich einem großen Risiko aus: einem Potpourri von Gesundheitsbeschwerden, angefangen von chronischen Alltagsbeschwerden wie Kopfschmerzen und Konzentrationsschwierigkeiten bis hin zu ernsten Erkrankungen wie Depressionen und Alzheimer. Perlmutter hält es sogar für wahrscheinlich, dass ein Zusammenhang zwischen einer Glutenempfindlichkeit und einigen psychischen Erkrankungen besteht, die der Menschheit schon seit Tausenden Jahren ein Rätsel aufgeben wie Schizophrenie, Epilepsie, Depressionen, bipolare Störungen, aber auch Autismus und ADHS.

Außerdem ist der Wissenschaftler davon überzeugt, dass man psychische Erkrankungen wieder rückgängig machen kann, indem man seine Lebensweise und seine Ernährung ändert. Er rät dringend dazu, Zucker, schnelle Kohlenhydrate und Gluten vom Speiseplan zu streichen und auf gesunde Fette zu setzen. Damit ein gesundes Gehirn funktioniert, braucht es gesunde Fette – immerhin besteht es zu 60 Prozent aus Fett. Der Mediziner ist zu der Einsicht gekommen, dass Cholesterin für ein funktionstüchtiges Gehirn unentbehrlich ist, und weist darauf hin, dass die Einnahme von Statinen, also Cholesterinsenkern, wahrscheinlich die Ursache für viele psychische Leiden sind. Statine erhöhen das Diabetesrisiko bei Frauen um 71 Prozent. Das hat sich 2012 bei einer groß angelegten Studie herausgestellt, bei der über 160 000 Frauen nach der Menopause mitgemacht haben (11.1).

Statine steigern höchstwahrscheinlich auch das Alzheimer-Risiko

2009 hat Stephanie Seneff eine wissenschaftliche Abhandlung verfasst, in der sie aufzeigt, dass Statine in Kombination mit einer fettreduzierten Ernährung höchstwahrscheinlich Alzheimer verursachen. Sie legt dar, dass psychische Probleme entstehen können, weil Statine die Leber daran hindern, Cholesterin zu produzieren (11.2). Inzwischen haben sich viele Mediziner und Wissenschaftler dieser Meinung angeschlossen.

Nehmen Sie Statine ein? Dann sollten Sie sich mit diesem Thema auseinandersetzen und Ihren Hausarzt danach fragen, ob Sie sie absetzen können. Eine Ernährungsumstellung nach den Orientierungspunkten meines Ernährungskompasses kann Ihnen dabei helfen.

Stürmen Sie jetzt bloß nicht gleich in die glutenfreie Abteilung!

Der Marktanteil an glutenfreien Produkten steigt jährlich um etwa 33 Prozent. Immer mehr Menschen wollen oder müssen sich glutenfrei ernähren, und findige Hersteller sind auf diesen Zug aufgesprungen. Ich finde allerdings, dass man diesen glutenfreien Supermarktprodukten nicht über den Weg trauen sollte: Viele davon, auch glutenfreies Brot, enthalten alle möglichen Zuckerarten, welche die Klebeeigenschaft von Gluten ersetzen sollen. Gluten wird also gern durch Zucker oder ungesunde Fette ausgetauscht. Die meisten Produkte sind reine Chemie. Lesen Sie sich die Etiketten einmal aufmerksam durch. Außerdem sind diese Lebensmittel sündhaft teuer. Das Geld sollten Sie lieber für wirklich gesunde glutenfreie Produkte ausgeben, die Sie selbst herstellen können und die viel besser schmecken.

Wenn Sie nicht an Zöliakie leiden, ist es übrigens nicht notwendig, sich hundertprozentig glutenfrei zu ernähren. Wenn Sie einen Großteil des Brots sowie alle Arten von Kuchen und andere weizenhaltige Snacks und Teigwaren wie Nudeln vom Speiseplan streichen, sind Sie schon ein ganzes Stück weiter. Es gibt wunderbare glutenfreie Nudeln aus Quinoa, Buchweizen oder Seetang, und Haferflocken eignen sich hervorragend als Basis für Ihr Müsli. Auch Cracker sind ohne Gluten erhältlich. Für Pfannkuchen nehmen Sie einfach Buchweizenmehl. Im Anhang 1 finden Sie weitere gesunde Alternativen.

KAUFEN SIE SAUERTEIGBROT AUS 100 PROZENT DINKEL

Wenn Sie trotzdem ab und zu Brot essen möchten, nehmen Sie die beste Qualität, die Sie kriegen können. Sauerteigbrot hat eine Menge Vorteile. Weil es fermentiert ist, ist es viel besser für den Darm geeignet als Hefebrot. Und weil Dinkel besser ist als Weizen, ist Sauerteigbrot aus diesem Getreide eine gute Alternative, wenn Sie nicht ganz auf Brot verzichten möchten. Brot aus dem Mehl der Yamswurzel ist auch eine gute Wahl. Und selbst gebackenes Brot ist einsame Spitze!

BROT BRAUCHT NUR MEHL, WASSER, ETWAS SALZ UND HEFE ODER SAUERTEIG. ALLE ANDEREN ZUTATEN BELASTEN DEN KÖRPER. BROT DARF DINKELBROT GENANNT WERDEN, WENN NUR 1 PROZENT DINKEL UND 99 PROZENT WEIZEN VERARBEITET WURDEN. SCHAUEN SIE DAHER GENAU AUF DIE ETIKETTEN!

Wenn Sie keine verpackten Nahrungsmittel aus dem Chemiebaukasten essen, nehmen Sie automatisch viel weniger Weizen zu sich, denn der steckt auch in Cremesuppen, Soßen, Fleischwaren oder Tiefkühlgerichten. Wenn Sie wüssten, wo Nahrungsmittelkonzerne überall Weizen reinstopfen! Außerdem steckt er in Kosmetikartikeln und wegen seiner Klebekraft sogar im Lippenstift. Das muss man wohl in Kauf nehmen – aber nur, falls Sie nicht unter Zöliakie leiden.

Wenn Sie die Anzahl Ihrer täglichen Butterbrote drastisch verringern, müssen Sie mit Entzugserscheinungen wie Müdigkeit, Mattigkeit, Stimmungsschwankungen und Heißhungerattacken auf Kohlenhydrate oder Süßigkeiten rechnen. Aber das gibt sich nach ein paar Tagen. Trinken Sie möglichst viel Wasser, um die Abfallstoffe auszuscheiden. Da müssen Sie durch, aber danach werden Sie sich pudelwohl fühlen.

ZUR ERINNERUNG

››› Bestimmte Getreidesorten enthalten Gluten – ein Stoff, der den Darm belastet. Unverdautes Gluten sorgt für zahlreiche Gesundheitsprobleme. Weizen enthält die aggressivste Form von Gluten.

››› Durch Züchtungen neuartiger Weizensorten enthält Weizen heute viel mehr Gluten als vor 50 Jahren. Die Lebensmittelindustrie fügt vielen ihrer Produkte Weizen hinzu.

››› Man kann im Laufe der Jahre eine Glutenempfindlichkeit entwickeln. Diese lässt sich nicht immer feststellen, sodass Gesundheitsbeschwerden oft nicht mit Gluten in Verbindung gebracht werden.

››› Getreide gehört genau wie Zucker und Milchprodukte zu den stark süchtig machenden Lebensmitteln.

››› Getreide wirkt im Körper ähnlich wie Zucker. Aber ein hoher Blutzuckerspiegel steht nicht nur in Zusammenhang mit Typ-2-Diabetes, sondern wird auch durch die von ihm hervorgerufenen Entzündungsreaktionen mit Erkrankungen des Gehirns in Verbindung gebracht.

››› Es kann Ihrer Gesundheit nur zuträglich sein, wenn Sie den Verzehr von Brot, besonders aber von Weizenbrot auf ein Minimum beschränken. Essen Sie dennoch Brot, nehmen Sie die beste Qualität, die Sie finden können.

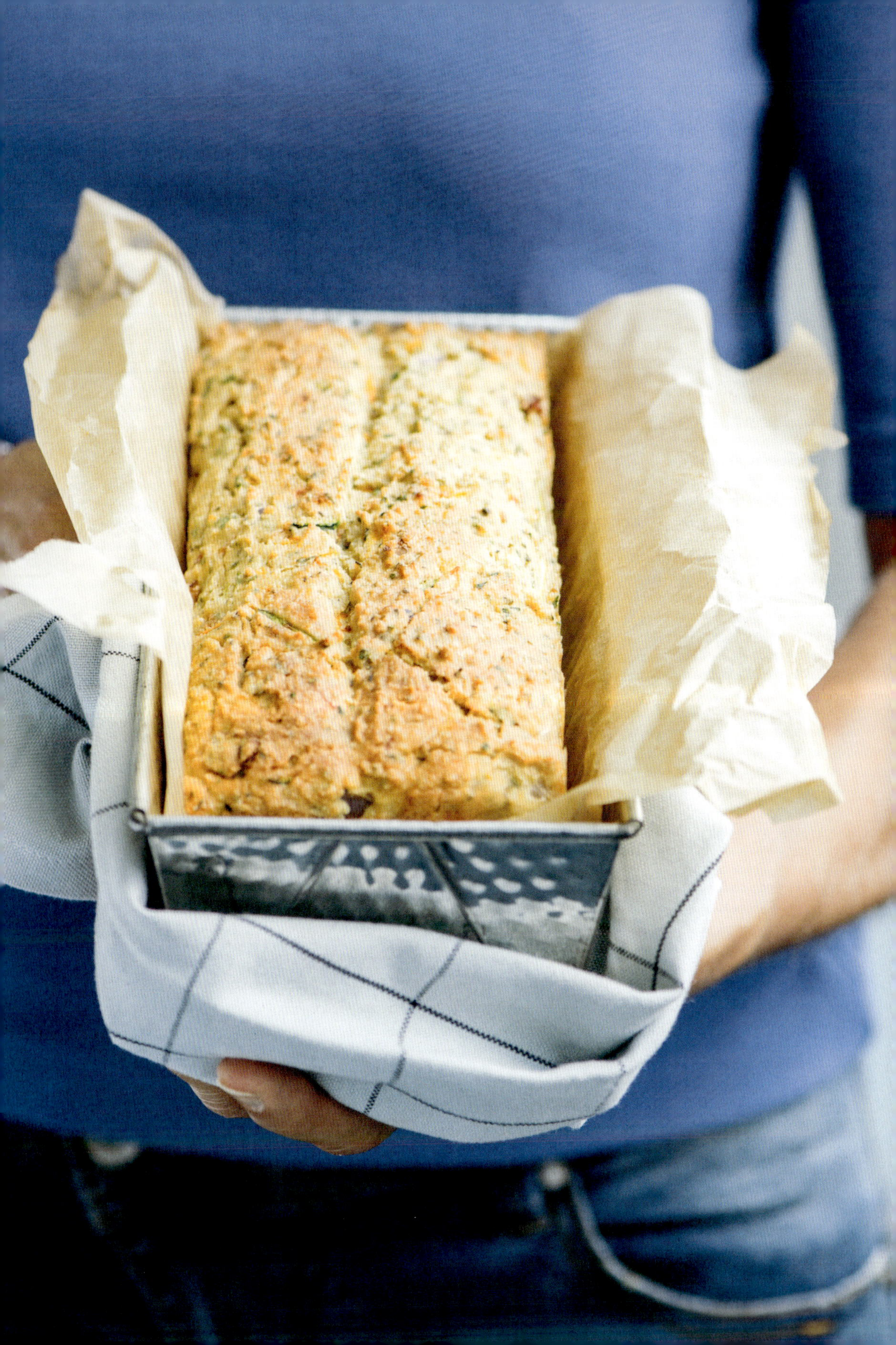

PROVENZALISCHES GEMÜSEBROT

REZEPT

Inzwischen wissen Sie, dass ich in all meinen Mahlzeiten Gemüse und Kräuter »verstecke« – sogar in Brot. Denn manchmal habe ich Appetit auf »Brotartiges«. Auch wenn ich nicht mehr ganz so süchtig bin, habe ich immer ein paar Scheiben von diesem Gemüsebrot im Eisfach. Sie können alle möglichen Gemüsesorten verwenden, solange Sie »hartes« Gemüse sehr fein schneiden. Variieren Sie die Kräuter, und ersetzen Sie gerne auch mal die Tomaten durch Oliven.

Mandelmehl kann man mit einem guten Blender ganz einfach selbst mahlen. Es ist dann preisgünstiger und verdirbt nicht so schnell.

SIE BRAUCHEN

- 100 g braunes Reismehl
- 100 g Mandelmehl
- 1 rote Zwiebel, sehr fein geschnitten
- 2 Knoblauchzehen, fein gehackt
- 1 Tasse Zucchini (ca. 100 g), geraspelt
- 1 Tasse Möhren (ca. 100 g), geraspelt
- ½ Tasse sonnengetrocknete Tomaten, fein geschnitten
- 3 EL Kräuter der Provence
- Keltisches Meersalz
- frisch gemahlenen Pfeffer
- 1 TL Speisenatron
- 1 EL Kokosöl
- 4 Eier
- 1 EL Zitronensaft
- Backform 10 x 18 cm

SO WIRD'S GEMACHT

Den Ofen auf 180 °C vorheizen. Reis- und Mandelmehl in eine große Schüssel geben. Zwiebel, Knoblauch, Zucchini, Möhren, Tomaten, Kräuter, Pfeffer, Salz und Backpulver hinzufügen und alles vermengen.
Die Eier mit dem Handmixer verrühren, das Kokosöl schmelzen lassen und mit den Eiern zu der Gemüsemischung geben. Zitronensaft hinzufügen und noch einmal alles gut durchrühren.

Die Backform mit Backpapier auslegen und den Teig darin verteilen. Mit einem Spatel oder Teigschaber der Länge nach eine Furche ziehen, die Backform mit Alufolie abdecken und 20 Minuten in den Ofen stellen.
Die Folie nach 20 Minuten entfernen und das Brot weitere 20 Minuten backen.
Vor dem Aufschneiden vollständig abkühlen lassen.

KAPITEL 12

ORIENTIERUNGSPUNKT 7

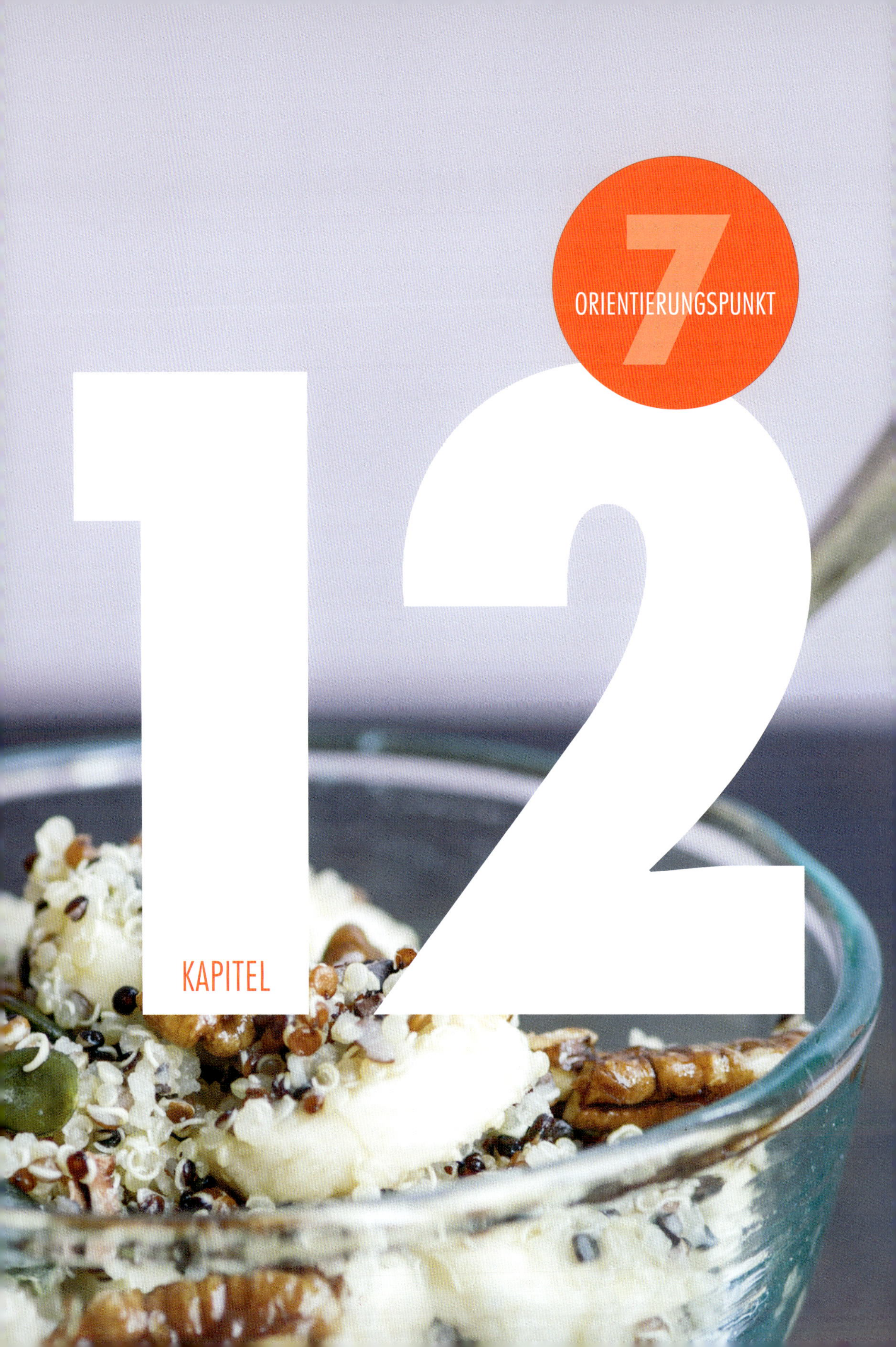

ABWECHSLUNGSREICH ESSEN (ABER NICHT ZU VIEL)

Vor einigen Jahren mussten meine Schwestern und ich das Haus unserer Eltern ausräumen. Ganz hinten im großen Eichenholzschrank fanden wir das Porzellanservice, das meine Eltern zu Anfang ihrer Ehe für Sonn- und Feiertage gekauft hatten. Ich war davon überzeugt, den Stapel mit Frühstückstellern in den Händen zu halten, aber zu meiner großen Überraschung holte meine Schwester noch einen mit deutlich kleineren Tellern hervor. Weitere Teller gab es nicht. Daraus schlossen wir, dass die kleinen Teller Frühstücksteller waren und die größeren Speiseteller. Wir staunten über ihre Abmessungen: Sie waren so klein! Da begriff ich, dass wir von immer größeren Tellern essen, wodurch auch unsere Portionen unbemerkt großer geworden sind.

SIE SAGEN DEM **MAGEN, WO'S LANGGEHT**

Früher gab es Cola maximal in Literflaschen, heute in Zweiliterflaschen. Chipstüten und Süßigkeiten werden in immer größeren Familienpackungen angeboten, obwohl unsere Familien kleiner werden. Die Portionen in vielen Restaurants sind größer denn je, und *All-you-can-eat*-Büfetts sind sehr beliebt. Ballen Sie Ihre rechte Hand zur Faust: Das ist Ihr normaler Magenumfang. Jetzt wissen Sie, wie viel Sie essen können, wenn Sie 80 Prozent Ihres Magens füllen wollen. Dann sollte sich nämlich ein Sättigungsgefühl einstellen. Bei vielen Menschen ist dieses Gefühl von der Lebensmittelindustrie und ihren süchtig machenden Produkten zerstört worden. Produkte, die noch dazu nicht einmal die Nährstoffe enthalten, die unser Körper wirklich benötigt. Deshalb ist es so wichtig, diese Industrienahrung aus dem Chemiebaukasten zu meiden und möglichst viele naturbelassene Lebensmittel zu essen.

Denn dann stellt sich das natürliche Sättigungsgefühl ganz automatisch ein.

Selbst wenn Sie gesunde, schonend zubereitete Lebensmittel essen, sollten Sie nicht mehr als 80 Prozent Ihres Magens füllen. Lasten Sie ihn ganz, also zu 100 Prozent aus, produziert Ihr Körper zusätzliches Insulin. Die Nachteile einer zu großen Insulinausschüttung kennen Sie bereits.

LANGSAM UND ACHTSAM ESSEN

Wie Sie essen, ist vielleicht genauso wichtig wie *was* Sie essen. Vergessen Sie nicht, dass es 20 Minuten dauert, bis Ihr Magen dem Gehirn signalisiert, dass er voll ist. Deshalb sollten Sie langsam und bewusst essen. Lassen Sie Ohren, Nase und Augen mitgenießen: Essen Sie mit allen Sinnen.

Sind Sie ein schneller Esser? Auch das ist nur eine Gewohnheit, die Sie problemlos aufgeben können: Legen Sie Ihr Besteck nach jedem Bissen weg und greifen Sie erst wieder danach, wenn Ihr Mund leer ist. Das hat auch den Vorteil, dass Sie besser kauen werden, wodurch die Verdauung bereits im Mund beginnt. Dann müssen Magen und Darm nicht so schwer schuften und können andere wichtige Aufgaben erledigen, zum Beispiel genügend Magensäure und das Glückshormon Serotonin herstellen. Zum Essen lieber nichts trinken, das verdünnt die Magensäfte.

WENN SIE QUANTITÄT DURCH QUALITÄT ERSETZEN, DÜRFTEN SIE FESTSTELLEN, DASS SIE NICHT MEHR SO VIEL NAHRUNG BENÖTIGEN WIE GEWOHNT.

ALTE ANGEWOHNHEITEN ABLEGEN

Wenn Sie immer gesünder essen, werden Sie staunen, was alles in Sie hineinpasst. Einige Frauen, die ich beraten habe, mussten mehr essen, als sie es gewohnt waren, um nicht zu stark abzunehmen. Und das ist keine leere Phrase! Wenn Sie Milch- und Getreideprodukte durch viel Gemüse, Kräuter, Obst, Nüsse, Samen und Kerne ersetzen, werden Sie sich noch wundern, wie viel Sie essen können, ohne zuzunehmen. Ich kenne aber auch Frauen, die merken, dass sie mehr essen, als sie eigentlich brauchen würden.

Wenn Sie Ihre Ernährung ändern wollen, sollten Sie sich von alten Angewohnheiten verabschieden – auch was die Essensmenge anbelangt. Lassen Sie sich Zeit beim Essen und achten Sie auf Sättigungssignale. Mit zunehmendem Alter verlangsamt sich der Stoffwechsel. Essen Sie nicht aus alter Gewohnheit, essen Sie bewusst, um nicht nur Ihren Magen, sondern alle Körperzellen zufriedenzustellen. Die einzige wissenschaftlich erwiesene Methode, um den Alterungsprozess aufzuhalten, besteht darin, die Nahrungsaufnahme zu beschränken. Anscheinend verschleißt unser Körper schneller, wenn wir ihm regelmäßig viel Nahrung zuführen.

SO ABWECHSLUNGSREICH ESSEN **WIE MÖGLICH**

Kein einziges Nahrungsmittel ist ausschließlich gesund oder ungesund. Die Menge macht's! Wasser trinken ist gut, aber wenn Sie mehr als zehn Liter Wasser am Tag trinken, können Sie sterben. Das gilt für alle gesunden Produkte. Umgekehrt benötigen wir in kleinen Mengen durchaus Stoffe, die nicht so gesund sind. Ein bisschen Nitrat sorgt für einen gesunden Blutdruck, ein wenig Phytinsäure brauchen wir, um Giftstoffe zu binden, und auch freie Radikale haben eine Funktion im Körper. Deshalb empfiehlt es sich, möglichst abwechslungsreich zu essen – von allem etwas in kleinen Mengen.

MÖGLICHST VIELE NÄHRSTOFFE

Essen Sie also nicht zu viel, aber dafür eine möglichst große Bandbreite an Produkten. Jedes naturbelassene Nahrungsmittel hat seinen eigenen Nährwert. Es wäre schön, wenn Ihnen der Körper morgens eine SMS mit der Nachricht schicken könnte: »Guten Morgen! Würdest du heute bitte für eine Extraportion Vitamin C, Magnesium und Chrom sorgen? Und dann noch für etwas Theobromin und Anthocyane?« Leider ist dem nicht so. Deshalb: Die Abwechslung macht's – nur so bekommt der Körper möglichst viele Nährstoffe, mit denen er anschließend arbeiten kann.

»» ZWEI DRITTEL ALLER SUPERMARKTPRODUKTE BESTEHEN AUS DREI PFLANZEN

In seinem Buch *Lebens-Mittel. Eine Verteidigung gegen die industrielle Nahrung und den Diätenwahn* beschreibt Michael Pollan, wie eintönig unsere Ernährung geworden ist. Im Lauf der Geschichte hat der Mensch etwa 80 000 verschiedene Pflanzen gegessen, von denen 3000 so gut wie überall auf der Welt verbreitet sind. Pollan hat sich mit heutigen Ernährungsgewohnheiten in Amerika beschäftigt und dabei festgestellt, dass die durchschnittliche Kalorienzufuhr zu 23 Prozent aus Mais, zu 10 Prozent aus Soja und zu stolzen 32 Prozent aus Weizen besteht. 65 Prozent von dem, was der Amerikaner isst, besteht gerade mal aus drei Pflanzen: Weizen, Mais und Soja. Fragt sich nun, ob das bei uns so viel besser ist.

SOBALD SIE INDUSTRIELL VERARBEITETE LEBENSMITTEL UND JUNKFOOD LINKS LIEGEN LASSEN, ESSEN SIE AUTOMATISCH ABWECHSLUNGSREICHER, DENN EINSEITIGER GEHT ES KAUM!

MEHR FARBE AUF DEN TELLER

Gemüse ist ein wichtiger Bestandteil meines Ernährungskompasses. Versuchen Sie 500 Gramm am Tag davon zu essen. Ich weiß, das ist viel – am besten, Sie verteilen sie über den ganzen Tag. Zum Glück gibt es eine riesige Auswahl: Bei uns sind mehr als 70 Gemüsesorten erhältlich. Was für ein Luxus! Je nach Jahreszeit wechselt das Angebot. Bei einem meiner Workshops stellte sich heraus, dass die meisten Frauen immer wieder zu denselben Gemüsesorten greifen. Es sind also noch locker 60 Sorten zu entdecken! Wie viele verwenden Sie? Pilze sind offiziell kein Gemüse, aber eine wertvolle Ergänzung. Alle Gemüsesorten haben ihre eigene Farbe, und jede davon scheint einen eigenen Stoff für Ihren Körper bereitzuhalten. Sorgen Sie auch diesbezüglich für Abwechslung, indem Sie täglich verschiedene Farben auf den Teller bringen. Mit bunten Salaten ist das besonders einfach.

SUPERFOODS ALS ERGÄNZUNG

Superfoods sind eine wertvolle Ergänzung in Sachen Nahrungsbandbreite. Dabei handelt es sich um natürliche, meist auch naturbelassene pflanzliche Nahrungsmittel wie Samen, Kerne, getrocknete Beeren, Algen oder Fette, die einen besonders hohen Nährwert haben. Häufig kommen sie aus Regionen, deren Bewohner schon seit Jahrhunderten wissen, dass sie Energie, Gesundheit und Ausdauer spenden.
Ich möchte allerdings vorausschicken, dass frisches Gemüse, Kräuter, Obst und Sprossen die besten Superfoods sind, die die Natur zu bieten hat. Je frischer, desto besser. Und daher auch: Je regionaler, desto besser. Deshalb sind weitere Superfoods für mich nur eine Ergänzung abwechslungsreicher, gesunder Ernährung. Auch hier sollten Sie die beste Qualität nehmen, die Sie finden können.
So wie Sie auch nicht täglich Brokkoli essen, sollten Sie auch Superfoods variieren und nicht täglich dieselben verwenden. Sie können eine enorme Wirkung haben.

SUPERFOODS SIND NICHT PER SE GESUND

Superfoods sind in die Kritik geraten, weil einige wie Gojibeeren stark mit Pestiziden belastet zu sein scheinen. Steigt die Nachfrage nach bestimmten Produkten, gibt es immer wieder Hersteller, die versuchen, daraus Profit zu schlagen. Getrocknete Cranberrys gelten auch als Superfood. Oft sind sie jedoch von einer dicken Zuckersirupschicht bedeckt, weil sie von Natur aus sauer schmecken. Das Label »Superfoods« heißt deshalb nicht, dass solche Lebensmittel unbedingt gesund sind.

MEINE LIEBLINGS-SUPERFOODS

Superfoods, die ich regelmäßig zu mir nehme, sind Hanfsamen, Chiasamen, Gojibeeren, Leinsamen, Bienenpollen, roher Kakao, Spirulina, Chlorella und Maca. Außerdem verwende ich pulverisierte Gräser wie Weizengras- und Gerstengraspulver.
Betrachten Sie Superfoods als Ergänzung zu einer gesunden Ernährung. Teure Superfoods

»» EIN BESSERES HORMONGLEICHGEWICHT DURCH MACA?

In den Anden wird Maca schon seit Tausenden von Jahren als Energiequelle und Medizin genutzt. Die Kuriere der Inkas, die oft tagelang unterwegs waren, bekamen Maca als Proviant mit. Maca ist auch dafür bekannt, das Gedächtnis zu verbessern und bei Depressionen und Libidomangel zu helfen.
Das Besondere an Maca ist, dass es als sogenanntes Adaptogen auf Hormone wirkt. Adaptogene sind Stoffe, die der Körper produziert, um den Hormonhaushalt zu verbessern. Bei Wechseljahrbeschwerden kann Maca unser Hormonsystem so stimulieren, dass es wieder in ein gesundes Gleichgewicht gerät.
Im Gegensatz zu pflanzlichen Produkten wie Soja, Traubensilberkerze und Leinsamen enthält Maca kein pflanzliches Hormon oder Phytoöstrogene. Es hat daher keine Wirkung auf die Hormondrüsen, die träge werden, wenn auf Dauer zu viele hormonelle Stoffe von außen zugeführt werden. Der Körper bildet die benötigten Hormone je nach Bedarf selbst.
Ob Maca auch bei Ihnen funktioniert, müssen Sie ausprobieren. Meine Kursteilnehmerinnen haben sehr unterschiedliche Erfahrungen damit gemacht: Manchen hat es sehr geholfen, andere verspürten keine Besserung.

zusätzlich zu Lebensmitteln aus dem Chemiebaukasten oder Junkfood sind rausgeworfenes Geld. Aber was heißt schon teuer? Was lohnt sich eher: Fünf Euro für einen Beutel eiweißhaltige, nährstoffreiche Hanfsamen bezahlen oder einen Euro für eine Literdose Tomatensuppe hinlegen? Wenn man genau hinschaut, was Letztere im Körper bewirkt, ist jeder Betrag für die Dose Tomatensuppe zu hoch: Sie kostet Sie nämlich Ihre Gesundheit.

NAHRUNGSERGÄNZUNGSMITTEL SIND AUCH NAHRUNG

Laut Christiane Northrup, Frauenärztin und Autorin diverser Ratgeber, darunter *Frauenkörper, Frauenweisheit,* sind Nahrungsergänzungsmittel auch Nahrung. Ich teile ihre Meinung. Übernehmen wir ihre Sichtweise.

ERGÄNZUNGSMITTEL SIND KEINE WUNDERMITTEL

Erinnert Sie die Einnahme von Nahrungsergänzungsmitteln an die von Medikamenten? Viele Frauen haben diese Assoziation und sind deswegen alles andere als begeistert. In den letzten 50 Jahren haben aber Tausende von Studien bewiesen, dass Nahrungsergänzungsmittel vor zahlreichen Beschwerden und Krankheiten schützen können. Wie gesunde Lebensmittel müssen sie allerdings jahrelang zugeführt werden. Nahrungsergänzungsmittel sind keine Wundermittel, die Sie in wenigen Tagen von sämtlichen Leiden befreien. Wie schon in Kapitel 3 erwähnt, gibt selbst die Niederländische Gesellschaft für Ernährung zu, dass ein Risiko besteht, mit Nährstoffen unterversorgt zu sein. Sie können täglich nur eine begrenzte Menge Nahrung aufnehmen und damit auch nur eine begrenzte Menge Nährstoffe. Irgendwann sind Sie satt. Nahrungsergänzungsmittel sind die einzige Methode, sich *ausreichend* mit Nährstoffen zu versorgen, aber wie der Name schon sagt, nur ergänzend! Das Risiko, unterversorgt zu sein, ist deutlich höher, als überversorgt zu werden.

EMPFOHLENE ZUFUHR: ZU VIEL ZUM STERBEN …

Die von der Gesellschaft für Ernährung empfohlenen Referenzwerte für die Nährstoffzufuhr benennen die Menge eines Nährstoffs, die ausreicht, um den täglichen Bedarf eines Durchschnittsbürgers zu decken. Doch diese Werte wurden in den 30er-Jahren des letzten Jahrhunderts festgelegt, mit dem Ziel, Mangelerkrankungen wie Skorbut und Beriberi vorzubeugen. Es handelte sich also um Minimalanforderungen, damit man nicht stirbt. Angesichts des vielen Stresses, der Umweltgifte und der Einschränkung unserer Nahrungsbandbreite sollte man meinen, die Werte wären in den letzten 85 Jahren deutlich angepasst worden, aber das ist seltsamerweise nicht passiert.

ORTHOMOLEKULARE NAHRUNGSERGÄNZUNG, UM GESUND UND VITAL ALT ZU WERDEN

Der Begriff Orthomolekularmedizin ist 1968 erstmals vom zweifachen Nobelpreisträger Linus Pauling benutzt worden. Ihm zufolge ist der Tagesbedarf an Vitaminen und Mineralstoffen heute so hoch, dass er sich nicht mehr durch die tägliche Nahrung decken lässt, selbst wenn wir noch so gesund essen. Die Mengen an Mineralstoffen, Vitaminen und anderen Nährstoffen, die uns die Orthomolekularmedizin empfiehlt, sind um ein Vielfaches höher als die Referenzwerte der Gesellschaft für Ernährung.
Die Orthomolekularmedizin hat das Ziel, Menschen so gesund und vital wie möglich altern zu lassen. Ein Ziel, mit dem ich mich deutlich mehr identifizieren kann als mit dem der Gesellschaft für Ernährung.

»» WIE VIEL VITAMIN D IST AUSREICHEND?

Herausragende Vitamin-D-Experten aus den Niederlanden, den Vereinigten Staaten und Kanada raten jedem, der um den 52. Breitengrad herum lebt wie wir, zu einer Tageszufuhr von 50 Mikrogramm. Von 14 dieser Wissenschaftler haben elf gemeinsam 1737 Artikel veröffentlicht, überwiegend über Vitamin D. Die anderen drei publizierten gemeinsam 1694 Artikel über Nahrungsergänzungsmittel im Allgemeinen. Ihre Untersuchungen waren im Jahr 2008 ausnahmslos bekannt.
Doch anders als man bei einer solchen Fülle an wissenschaftlichen Studien erwarten sollte, die sich alle für eine Tageszufuhr von 50 Mikrogramm aussprechen, hat die Niederländische Gesellschaft für Ernährung ihre Empfehlung von gerade mal 5 auf 10 Mikrogramm heraufgesetzt. 2012 ist sie lediglich für über 70-Jährige auf 20 Mikrogramm erhöht worden. Die Deutsche Gesellschaft für Ernährung gibt zwar aktuell für alle Erwachsenen 20 Mikrogramm an, aber das ist immer noch weniger als die Hälfte des von den Experten empfohlenen Werts.

FÜR NAHRUNGSERGÄNZUNGSMITTEL GILT: BILLIG = TEUER

Es ist eine echte Herausforderung, gute Nahrungsergänzungsmittel zu finden. Jeder darf sie auf den Markt bringen, und viele dieser Mittel bestehen aus synthetischen Stoffen. Die besten Nahrungsergänzungsmittel werden aus natürlichen Stoffen hergestellt, nicht aus synthetischen. Letztere können sogar gesundheitsschädlich sein, weil sie sich im Blut anreichern, wenn der Körper sie nicht richtig ausscheiden kann. Fischöl kann mit Quecksilber verunreinigt oder bereits oxidiert sein, bevor es in Kapseln auf den Markt kommt. Gesund ist das nicht! Entscheiden Sie sich deshalb für renommierte Orthomolekularprodukte, und machen Sie sich bewusst, dass billig meist teuer heißt, wenn es um Nahrungsergänzungsmittel geht.

Nahrungsergänzungsmittel sind kein Ersatz für echte Nahrung. Sie heißen nicht umsonst Ergänzungsmittel und sollen zusätzlich zu einer Mahlzeit eingenommen werden. Die darin enthaltenen Stoffe brauchen oft andere Stoffe aus der Nahrung, um optimal wirken zu können.

WISSEN, WAS MAN SCHLUCKT

Nahrungsergänzung ist ein Hype, der Markt ist daher sehr unübersichtlich. Viele Frauen kaufen wahllos Mittel, die gar nichts bringen. Im besten Fall schaden sie nicht. Studien zu Nahrungsergänzungsmitteln konzentrieren sich oft nur auf die Wirkung eines bestimmten Stoffes und nicht auf die eines ganzen Cocktails verschiedener Substanzen. Nehmen Sie aber eine wilde Mischung zu sich, wissen Sie nicht, was diese Kombination in Ihrem Körper anrichtet, also lieber Vorsicht walten lassen.

SICH GUT INFORMIEREN UND PROFESSIONELLE HILFE SUCHEN

Es ist Ihre Aufgabe, sich gut über Nahrungsergänzungsmittel zu informieren. Wenn Sie mehr einnehmen möchten als die unten aufgeführte Grundversorgung, sollten Sie einen guten Orthomolekularmediziner oder -therapeuten konsultieren. Die können messen, was Sie wirklich brauchen. Berufsverbände komplementär arbeitender Ärzte und Therapeuten finden Sie in Anhang 2.
Nehmen Sie Medikamente ein, sind Sie schwanger oder nicht ganz gesund, sollten Sie vorher Ihren Arzt oder Ernährungsberater befragen, bevor Sie anfangen, Nahrungsergänzungsmittel einzunehmen. Sie können die Wirkung von Medikamenten teilweise beeinträchtigen.

GUTE MULTIVITAMIN- UND MINERALSTOFFPRÄPARATE KÖNNEN EIN GESUNDES GEWICHT POSITIV BEEINFLUSSEN.

WICHTIGE NAHRUNGSERGÄNZUNGSMITTEL FÜR FRAUEN

Welche Ergänzungsmittel eignen sich für die tägliche Grundversorgung? Unten stehende Empfehlungen sind gemeinsam mit der niederländischen Frauenärztin und Orthomolekularmedizinerin Barbara Havenith erarbeitet worden.

EINE GUTE MULTIVITAMIN- UND MINERALSTOFFKOMBINATION

Beginnen Sie mit einem orthomolekularen Multivitamin- und Mineralstoffpräparat (auch »Multi« genannt). Das ist eine Kombination verschiedener Vitamine und Mineralstoffe. Die arbeiten nämlich stets zusammen und müssen mehrere Funktionen in Ihrem Körper erfüllen. Bei einem guten orthomolekularen »Multi« stimmt das Verhältnis. Haben Sie Angst vor Osteoporose, sollten Sie nicht nur Kalzium einnehmen, denn Kalzium braucht Magnesium und Vitamin D, um gut aufgenommen zu werden. Eine reine Einnahme von Kalziumtabletten ist also wenig sinnvoll.

Wenn Sie ein qualitativ hochwertiges Präparat einnehmen, erhalten Sie eine große Bandbreite an Vitaminen und Mineralstoffen, die gut ineinandergreifen. Auch Spirulina ist ein zu 100 Prozent natürliches Multivitaminpräparat, weil es so viele verschiedene Nährstoffe enthält.

EIN MULTIVITAMINPRÄPARAT: GUT FÜR HERZ- UND BLUTGEFÄSSE, ABER AUCH FÜR EIN GESUNDES GEWICHT

Die häufigste Todesursache bei Frauen sind Herz- und Gefäßkrankheiten. In ihrem Buch *De houdbare vrouw* (»Die haltbare Frau«) haben Pim Christiaans und Hanny Roskamp schon 2009 dargelegt, dass Frauen, die zehn Jahre lang ein Multivitaminpräparat einnahmen, das Risiko, an einer Herz- oder Gefäßkrankheit zu sterben, um 28 Prozent senkten. Außerdem hatten die Zellen der weiblichen Multivitaminkonsumenten ein niedrigeres biologisches Alter als die der Kontrollgruppe. Das wurde anhand der Telomere (ein Indikator für den Alterungsprozess) gemessen, aber auch anhand ihrer DNA-Qualität. Und damit nicht genug: Eine andere Studie mit übergewichtigen Chinesinnen ergab, dass diejenigen, die ein Multivitaminpräparat schluckten, deutlich mehr abnahmen als die Placebogruppe.

VITAMIN C: IDEAL BEI STRESS JEDER ART

Fast alle Säugetiere stellen bei Krankheit oder Stress selbst Vitamin C her. Menschen haben diese Fähigkeit irgendwann im Lauf der Evolution verloren. Schade eigentlich, denn wir leiden unter viel mehr Stressfaktoren als viele andere Säugetiere: Denken Sie nur an all die Giftstoffe, die den Körper belasten. Deshalb ist es sinnvoll, täglich mindestens 1000 mg Vitamin C zu sich zu nehmen. Haben Sie viel Stress, ist sogar eine noch höhere Dosis zu empfehlen. Nehmen Sie das Vitamin über den Tag verteilt ein. 3000 mg pro Tag ist ein guter Richtwert bei viel Stress.

POSITIVE AUSWIRKUNGEN AUF KRANKHEITEN

Hohe Vitamin-C-Dosierungen werden schon seit zig Jahren wissenschaftlich untersucht. Es gibt mehr als 30 Krankheiten und Beschwerden, auf die sich eine Vitamin-C-Einnahme (äußerst) günstig auswirkt – angefangen von hohem Blutdruck über Augenprobleme bis hin zu Alzheimer und Herz- und Gefäßkrankheiten. Leiden Sie häufiger unter Blasenentzündungen? Vitamin C macht den Urin sauer, sodass das entsprechende Bakterium keine Chance hat. Nehmen Sie in diesem Fall eine Zeit lang mehr Vitamin C ein. Auch wenn Sie spüren, dass sich eine Erkältung oder Grippe ankündigt, können Sie die Vitamin-C-Dosis vorübergehend erhöhen.

»» UNTERSTÜTZEN SIE IHRE NEBENNIEREN MIT VITAMIN C

Ihre Nebennieren benötigen mehr Vitamin C als jedes andere Gewebe, denn für die Produktion der Stresshormone Cortisol und Adrenalin benötigen sie Ascorbinsäure (= Vitamin C). Viel Stress belastet die Nebennieren, unter anderem weil ihnen dann Vitamin C fehlt. Sorgen Sie also für eine ausreichende Vitamin-C-Zufuhr, vor allem bei Stress.

Es gibt einige Superfoods mit einer hohen Vitamin-C-Dosis wie Camu-Camu, Acai-Beeren und Acerolakirschen. Das sind natürliche Vitamin-C-Quellen. Es gibt sie in Pulver- oder Tablettenform.

VITAMIN D: SCHÜTZT UNTER ANDEREM VOR (BRUST-)KREBS

Vitamin D ist eigentlich kein Vitamin, sondern ein Hormon, das schon sehr früh im Lauf der Evolution im menschlichen Körper selbst hergestellt worden ist. Deshalb hat es zahlreiche Funktionen, sodass Vitamin-D-Mangel viele Probleme verursachen kann. Vitamin D wird in unserer Haut produziert, wenn wir diese der Sonne aussetzen. Leider leben wir zu weit nördlich auf der Erdhalbkugel, um selbst genug Vitamin D produzieren zu können, sogar im Sommer. Das ist schade, denn es ist nicht leicht, genug von diesem Vitamin aus der Nahrung zu beziehen. Es steckt hauptsächlich in fettem Fisch und dem daraus gewonnenen Öl.

KNOCHEN BRAUCHEN VITAMIN D

Ab dem 55. Lebensjahr bekommt eine von vier Frauen Osteoporose. Die Menopause beschleunigt diesen Knochenschwund, weil unsere Östrogenproduktion sinkt.
Zum Glück sind Knochen lebendes Gewebe und können diesen Prozess umkehren. Für starke

Knochen brauchen Sie unter anderem Vitamin D, darüber hinaus ausreichend Proteine, Kalzium, Magnesium, Vitamin K und viel Bewegung.

DAS RISIKO FÜR BRUSTKREBS SINKT UM 60 PROZENT

Es gibt zahlreiche Untersuchungen, die nahelegen, dass Vitamin D eine Schutzfunktion gegen verschiedene Krebsarten, darunter auch Brustkrebs, hat. Eine Studie aus dem Jahr 2007, an der 1179 Frauen aus Nebraska teilnahmen, hat ergeben, dass Frauen nach der Menopause ein um 60 Prozent niedrigeres Brustkrebsrisiko haben, wenn sie Nahrungsergänzungsmittel mit Vitamin D und Kalzium einnehmen (12.1). (In diesem Fall ging es um eine Nahrungsergänzung mit Vitamin D und Kalzium, weil auch das Risiko für Knochenbrüche untersucht wurde).

Nebraska liegt auf der Höhe von Rom. Gut möglich, dass mittel- und nordeuropäische Frauen noch stärker von einer Einnahme profitieren. Viele Studien legen einen Zusammenhang zwischen Vitamin-D-Mangel und verschiedenen Krebsarten nahe. Bei 17 Krebsarten häufen sich die Hinweise, dass ein Zusammenhang mit Vitamin D besteht (12.2).

SCHUTZ VOR CHRONISCHEN KRANKHEITEN

Aus einer elf Jahre dauernden Studie mit 30 000 Frauen zwischen 55 und 70 ging hervor, dass Vitamin D aus der Nahrung und Nahrungsergänzungsmitteln das Risiko für rheumatoide Arthritis um 28 Prozent bis 34 Prozent senkt – je nach Höhe der Dosierung (12.3).

LEIDEN SIE UNTER ARTHROSE ODER (RHEUMATISCHER) ARTHRITIS UND HABEN IM SOMMER WENIGER BESCHWERDEN? DAS LIEGT NICHT AN DER WÄRME, SONDERN AN DER VITAMIN-D-MENGE, DIE IHR KÖRPER PRODUZIERT.

Es gibt viele degenerative, chronische Erkrankungen, die mit einem Vitamin-D-Mangel zusammenzuhängen scheinen. Vermutlich schützt Vitamin D auch vor Herz- und Gefäßerkrankungen, Depressionen und Typ-2-Diabetes. Nicht umsonst fordern Vitamin-D-Experten weltweit eine täglich empfohlene Zufuhr von 50 Mikrogramm oder 2000 IE (internationale Einheiten) von Vitamin D für Menschen in gemäßigten Klimazonen, zu denen auch wir gehören.

MAGNESIUM: EIN ENERGIETRANSPORTEUR

Magnesium gehört zu den Mineralsalzen, die der Körper nicht selbst bilden kann und daher über ein Nahrungsergänzungsmittel oder über die Nahrung zugeführt werden muss. Haben Sie viel Stress, sollten Sie wissen, dass Ihr Körper dann vier Mal so viel Magnesium ausscheidet als sonst. Magnesium sollte bei Stress also unbedingt ergänzt werden. Auch wenn Sie Milchprodukte, Kaffee, Alkohol und Limonaden zu sich nehmen, verlieren Sie viel Magnesium.

ESSENZIELL FÜR ALLE ENZYME UND HORMONE

Magnesium ist unverzichtbar für die Funktion Hunderter verschiedener Enzyme, die Energie produzieren, transportieren, speichern und nutzen. Magnesium sorgt unter anderem dafür, dass Nährstoffe in Ihrem Körper in Energie umgewandelt werden. Außerdem ist Magnesium sehr wichtig für Muskeln und Nerven, weil es für die Übertragung der elektrischen Signale (Nervenreize) in unseren kilometerlangen Nervenbahnen sorgt. Muskelkrämpfe sind ein häufiges Zeichen für Magnesiummangel. Magnesium hilft auch bei der Hormonproduktion und kann so zu einem ausgeglicheneren Hormonhaushalt beitragen.

IHRE HAUT KANN MAGNESIUM AUFNEHMEN

Magnesium kann sehr gut über die Haut aufgenommen werden. Es wird daher auch zu Gel, Öl oder Flocken verarbeitet, die Sie dem Badewasser zugeben können. Anstelle von Tabletten können Sie sich also auch mit einem Magnesiumgel oder -öl eincremen oder ein (Fuß-)Bad mit Magnesiumflocken machen: lauter natürliche Methoden, um genug Magnesium aufzunehmen. Wenn Sie Magnesium einnehmen, sollten Sie etwa 500 mg pro Tag schlucken. Schlafen Sie schlecht, nehmen Sie ein warmes Bad mit Magnesiumflocken und einem beruhigenden Öl wie Lavendel und legen sich anschließend ins Bett. Wetten, Sie schlafen wie ein Baby?

OMEGA-3-FETTSÄUREN: DIE BESTEN ENTZÜNDUNGSHEMMER

Sie haben bereits gelesen, wie wichtig Omega-3-Fettsäuren für Ihre Gesundheit sind. Omega-3-Fettsäuren sollten Sie eigentlich in ausreichender Menge über die Nahrung aufnehmen können. Sie stecken vor allem in nicht gezüchtetem fetten Fisch, Fleisch von Tieren, die lange Gras fressen durften, Walnüssen, Hanfsamen, Chiasamen und Leinsamen, zum Teil auch in anderen gesunden Öl- und Fettsorten. Zwei Mal die Woche fetter Fisch, dazu verschiedene Samen und Nüsse sollten ausreichen. Doch was, wenn Sie keinen Fisch mögen oder zumindest nicht so oft?

FISCHÖL

Wenn Sie keinen Fisch mögen, können Sie ein Nahrungsergänzungsmittel aus Fischöl einnehmen. Wollen Sie dagegen aus Umwelt- oder Tierschutzgründen keinen oder kaum noch Fisch essen, helfen Ihnen auch keine Nahrungsergänzungsmittel mit Fischöl weiter. Denn anscheinend werden für ein Kilo Fischöl 20 Kilo fetter Fisch benötigt. Wenn Sie sich wie ich Sorgen um die Überfischung der Meere machen, ist Fischöl keine Lösung. Hinzu kommt, dass Fische unter anderem stark mit Quecksilber belastet sein können. Viele (billige) Fischöl-Ergänzungsmittel sind ebenfalls belastet. Außerdem ist das Risiko, dass Fischöl während des Produktionsprozesses oxidiert, nicht gerade gering. Wenn Sie sich für Fischöl entscheiden, halten Sie nach einem vertrauenswürdigen Hersteller Ausschau. Zum Glück gibt es heute aber auch gesunde Alternativen.

ALGEN- UND KRILLÖL

Fische bekommen ihre Omega-3-Fettsäuren durch den Verzehr von Algen und Seegras. Da ist es nur logisch, dass auch wir direkt zur Quelle gehen. Essen Sie Algen, so oft es geht, und nutzen Sie sie in Form von Nahrungsergänzungsmitteln. Prima Ergänzungsmittel auf Algenbasis sind Spirulina, Chlorella und marines Phytoplankton. Sie können sich auch für Krillöl (Krill ist ein Überbegriff für Kleinkrebse) oder für rein veganes Algenöl entscheiden. Die orthomolekulare Empfehlung für die Omega-3-Fettsäuren DHA und EPA beläuft sich auf 500 bis 1000 mg pro Tag. Meist sind zwei Kapseln vollauf genug.

ZUR ERINNERUNG

››› Essen Sie naturbelassene Lebensmittel und lassen Sie die Finger von Lebensmitteln aus dem Chemiebaukasten. Dann kehrt das natürliche Sättigungsgefühl automatisch zurück.

››› Essen Sie auch von gesunder Nahrung nicht mehr als nötig, um höchstens 80 Prozent Ihres Magens zu füllen.

››› Essen Sie eine möglichst große Bandbreite gesunder Lebensmittel: je bunter Ihr Teller, desto besser.

››› Superfoods können eine wertvolle Ergänzung sein, aber bitte auch hier für Abwechslung sorgen.

››› Betrachten Sie Nahrungsergänzungsmittel auch als Nahrung, aber nehmen Sie diese bitte nicht wahllos ein.

››› Beginnen Sie mit einer Nahrungsergänzungsmittel-Grundversorgung. Wenn Sie glauben, mehr zu brauchen, sprechen Sie mit einem guten Orthomolekularmediziner oder -therapeuten.

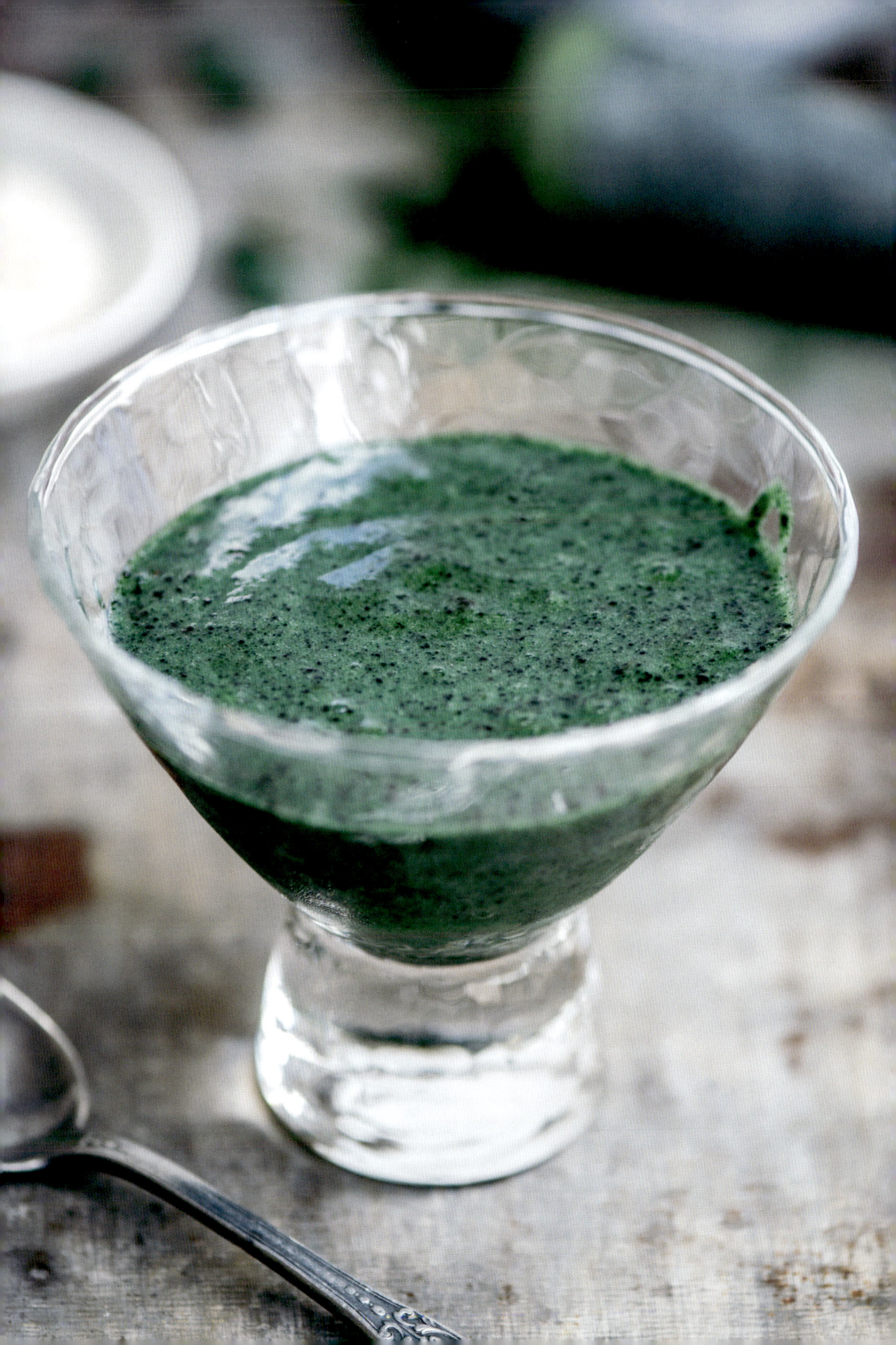

REZEPT

KNALLGRÜNES BANANENEIS

Bevor Sie nicht mein knallgrünes Bananeneis probiert haben, kommen Sie mir nicht davon! Das ist nämlich wirklich unwiderstehlich. Nach einer Stunde Sport könnte ich einen ganzen Eimer davon verschlingen. Bananen enthalten Kalium, das einen gesunden Blutdruck fördert, aber auch Serotonin, was der Lust auf Süßes entgegenwirkt.

Schälen Sie eine reife Banane und schneiden Sie sie in Stücke. Geben Sie die Stücke in einen Behälter und dann ab ins Tiefkühlfach. So haben Sie immer gefrorene Bananen zur Hand. Das ist praktisch, wenn Sie beispielsweise einem grünen Smoothie etwas mehr Aroma verleihen wollen.

Wenn Sie wie ich Spirulina und Chlorella in Tablettenform einnehmen, zermahlen Sie etwa sechs Stück davon mit dem Mörser zu Pulver. Verwenden Sie nur Chlorella, wird das Eis grasgrün. Kommt nur Spirulina hinein, nimmt es eine eher blaugrüne Färbung an.

SIE BRAUCHEN (FÜR 2 PERSONEN)

- ca. 20 Stückchen gefrorene Banane (etwa 1 Banane)
- ½ Tasse Pflanzenmilch (ca. 100 ml)
- 1 TL Chlorella- und/oder Spirulinapulver
- Kokosraspeln (zum Garnieren)

SO WIRD'S GEMACHT

Geben Sie die Bananenstückchen in Ihren Blender oder Ihre Küchenmaschine. Lassen Sie sie darin fünf bis zehn Minuten leicht auftauen. Dann die Milch und das grüne Pulver dazugeben und zu einem knallgrünen Eis vermengen. Wenn nötig, von den Rändern abkratzen. Wird es zu weich, stellen Sie es noch mal kurz ins Tiefkühlfach. In einem schönen Glas und mit Kokosraspeln garniert servieren.

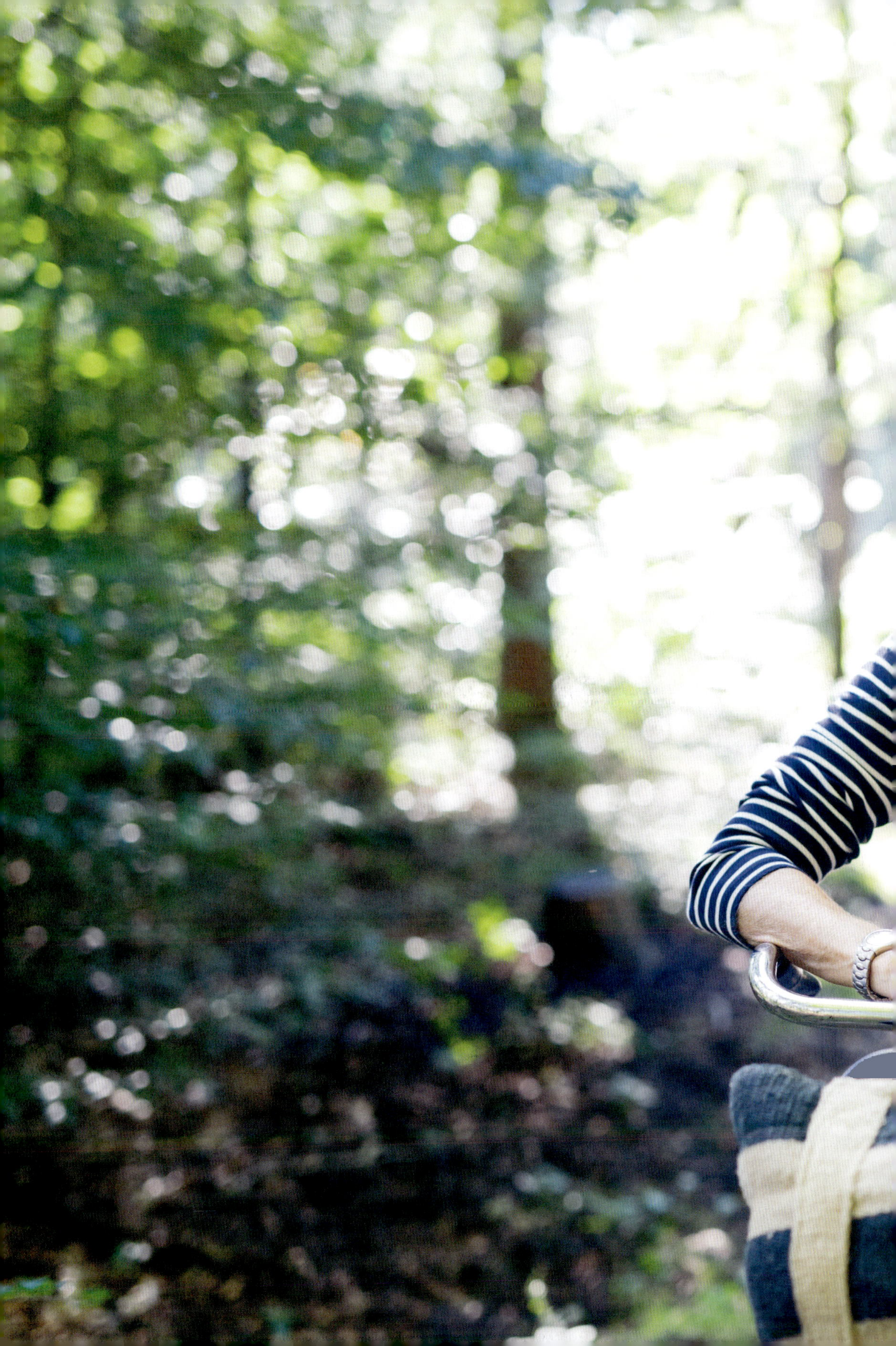

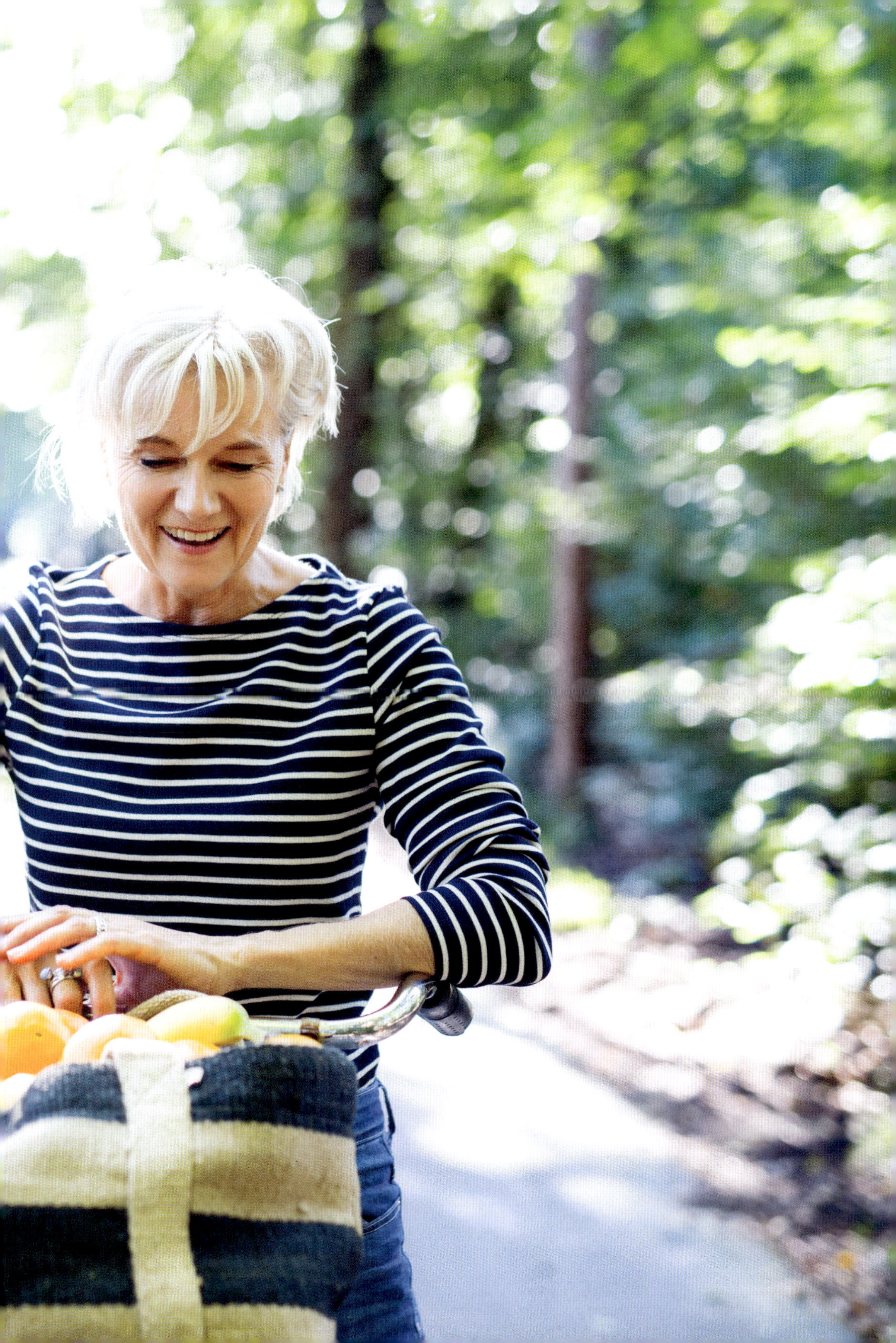

HABEN SIE EIN ATTRAKTIVES ZIEL?

Wahrscheinlich haben Sie dieses Buch gekauft, weil Sie etwas in Ihrem Leben ändern wollen. Vielleicht wünschen Sie sich nur etwas mehr Power, vielleicht wollen Sie ein paar Beschwerden loswerden oder ein gesundes Gewicht erreichen. Vielleicht auch alles drei auf einmal.

Alte Gewohnheiten abzulegen fällt schwer – auch was Ernährung oder Lebensstil betrifft: Oft bleiben wir in überkommenen Verhaltensmustern gefangen. In Kapitel 5 habe ich bereits erwähnt, dass es vernünftig und gesund ist, die Ernährung Schritt für Schritt umzustellen. Wir leben in einer Welt, in der alles schnell gehen muss. Von Amsterdam aus können wir in zwei Stunden in Rom sein. Technik beschleunigt das Leben, aber unser Körper ist und bleibt ein träger Organismus. Wenn Sie heute beschließen, Klavierspielen zu lernen, können Sie nicht schon nach vier Wochen Rachmaninows Zweites Klavierkonzert zum Besten geben. Geben Sie sich Zeit, neue Ernährungsgewohnheiten zu entwickeln, gut und gerne ein Jahr. Nehmen Sie Veränderungen in Ihrer Küche vor, kaufen Sie neue Zutaten und vielleicht das ein oder andere neue Gerät. Probieren Sie neue Gerichte aus. Jedes gesunde neue Rezept, das Ihnen schmeckt und das sich leicht zubereiten lässt, ist ein wichtiger Schritt auf Ihrem Weg. Mit der Zeit werden Sie merken, dass es Ihnen immer leichter fällt. Ihre Geschmackspapillen und Ihr Körper werden Sie dabei unterstützen. Und es gibt noch etwas, das dazu beitragen kann, Ihre Ernährung dauerhaft zu verändern: ein attraktives Ziel.

WOLLEN SIE VON ETWAS WEG ODER WOHIN?

Es gibt zwei Methoden, einen störrischen Esel zum Laufen zu bringen, so sagt man: Entweder man gibt ihm Stockschläge oder hält ihm eine leckere Karotte hin. Dasselbe gilt auch für uns. Mit anderen Worten: Sie setzen sich erst in Bewegung, wenn Sie von etwas wegwollen, das Ihnen missfällt – oder aber wenn Sie wohin wollen, wo es Ihnen besser gefällt.

Überlegen Sie, warum Sie zu diesem Buch gegriffen haben: Wollen Sie von etwas weg oder irgendwohin? Meine Erfahrung hat gezeigt, dass viele Frauen von »Schmerzen« motiviert werden, vom Wunsch, etwas loszuwerden wie Energiemangel, gesundheitliche Beschwerden oder Übergewicht. Wenn Sie sich darin wiedererkennen, habe ich schlechte Neuigkeiten: Stockschläge funktionieren nicht! Vielleicht vorübergehend, aber auf Dauer niemals. Weder bei Tieren noch bei Kindern noch bei erwachsenen Frauen.

ALTE VERHALTENSMUSTER SIND HARTNÄCKIG

Schmerz ist die falsche Motivation, etwas zu ändern. Wenn eine Veränderung von Dauer sein soll, wenn Sie auf Reisen gehen wollen, brauchen Sie ein Ziel: einen schönen Traum oder aber eine verlockende Perspektive. Sie werden Ihren hartnäckigen, alten Angewohnheiten ein wichtiges Ziel entgegensetzen müssen. Nur von etwas weg zu wollen reicht nicht.

Angenommen, Sie wollen zehn Kilo abnehmen, haben aber nur eine ungefähre Vorstellung von Ihrem Ziel, nämlich wie Ihr Leben dann aussehen wird, wie Sie sich fühlen und sich verhalten werden, wenn die zehn Kilo runter sind. In diesem Fall haben Sie nichts, worauf Sie hinleben können, Sie haben kein klares Ziel vor Augen. Vielleicht machen Sie das nur, um anderen einen Gefallen zu tun?
Die ersten fünf Kilo purzeln dann vielleicht noch recht schnell, aber je schwieriger es wird und je mehr Willenskraft Sie brauchen, desto mehr schwindet die Motivation. Der Schmerz, zehn Kilos zu viel zu haben, lässt nach, es sind schließlich nur noch fünf übrig. Ihnen passt bereits eine Kleidergröße kleiner, vielleicht bekommen Sie sogar schon Komplimente, wie gut Sie aussehen. Sobald es schwieriger wird und der Schmerz nachlässt, melden sich die alten Verhaltensmuster lautstark zurück.
Wie ein Gummiband zerren sie an Ihnen, bis Sie wieder in Ihre alten Gewohnheiten verfallen. Es ist um Ihre Taille gespannt und macht es Ihnen mit zunehmender Spannung immer schwerer, den rechten Weg nicht zu verlassen. Irgendwann kommen dann Rückschläge, und Sie geben auf. Bis der Schmerz wieder so groß wird, dass Sie sich erneut auf den Weg machen. Dieses Verhaltensmuster kann sich ein Leben lang wiederholen.
Ein attraktives Ziel wird dagegen wie ein Magnet auf Sie wirken und Ihnen die Reise deutlich erleichtern.

WIE SIEHT IHR ZIEL AUS?

Das kann alles Mögliche sein. Vielleicht wünschen Sie sich einen besseren Job, eine neue Beziehung oder wollen gern einen Marathon laufen. Vielleicht wollen Sie sich einfach nur wohler in Ihrer Haut fühlen, sich mehr auf sich verlassen können, auch mal Nein sagen und sich besser durchsetzen können. Oder aber Sie wünschen sich mehr Power für eine ehrenamtliche Tätigkeit, für die Gründung einer eigenen Firma oder für eine Weltreise. Wie sieht Ihr Traumleben in einem Jahr aus? Was lässt Ihr Herz höherschlagen, was begeistert Sie?

TAGTRÄUMEN HILFT, UM ZU ERKENNEN, WAS WICHTIG FÜR SIE IST.

Notieren Sie Ihre Ziele in einem Tagebuch oder machen Sie eine Collage daraus: Suchen Sie nach Abbildungen von Ihrem Traumleben und kleben Sie diese mit Fotos von sich auf ein großes Blatt Papier. Ich mache das jedes Jahr im Januar. Visualisierungsübungen sind nämlich sehr hilfreich. Erfolgreiche Geschäftsleute und Spitzensportler visualisieren ihre Ziele, und das hat einen Grund: Auf diese Weise geben Sie Ihrem Unterbewusstsein und sämtlichen Körperzellen zu verstehen, was genau Ihr Ziel ist. Das macht es Ihnen deutlich leichter, es auch zu erreichen. Glauben Sie mir, Ihr Leben wird weitaus mehr von Ihrem Unterbewusstsein gesteuert, als Sie denken.
Stellen Sie sich vor, dass Ihnen das Universum garantiert, eine supergesunde, kreative, gut gelaunte und vitale Mittachtzigerin zu werden. Was möchten Sie dann heute tun? Welche Entscheidungen treffen Sie? Was wollen Sie noch lernen, entdecken oder erleben? Welches Ihrer Talente, welches Interesse möchten Sie weiterverfolgen und ausbauen?

SEIEN SIE OFFEN FÜR VERÄNDERUNGEN

Sie gehören zur ersten Generation Frauen, die mit Mitte 40 im Durchschnitt noch 40 Jahre vor sich haben. Sie sind dann genau in der Lebensmitte. Mit etwas Glück werden es 40 gesunde Jahre, denn 80 Prozent aller westlichen Zivilisationskrankheiten kann man vorbeugen oder sie heilen – mithilfe einer gesunden Ernährung und einem gesunden Lebensstil. Wenn Sie Ihre Ernährung entsprechend ändern, werden Sie merken, dass auch Sie sich verändern. Glauben Sie mir: Ändern Sie Ihre Ernährung, ändern Sie auch Ihr Leben.

Verabschieden Sie sich von überkommenen Vorstellungen, was Ihre Person betrifft. Betrachten Sie Neugier als gesunde Eigenschaft, und streichen Sie den Satz »So bin ich nun mal!« aus Ihrem Vokabular. Seien Sie offen für Veränderungen, denn dann können Wunder geschehen. Nie hätte ich gedacht, dass ich den Mut haben würde, meine feste Stelle zu kündigen und eine eigene Firma zu gründen. Ich habe mein Leben lang eine tiefe Abneigung gegen Fitnessstudios gehabt – jetzt geh ich zweimal die Woche begeistert dorthin. Immer habe ich geglaubt, dass meine Gesundheit ab 40 nachlassen wird. Dabei habe ich mich noch nie so gesund, energiegeladen, mutig und stark gefühlt wie jetzt, mit über 50. Und ich weiß, dass noch viel mehr möglich ist.

DAS GEHEIMNIS, WIE MAN ALS FRAU GESUND UND VITAL ÄLTER WIRD, HAT MIT SICHERHEIT AUCH ETWAS MIT DER BEREITSCHAFT ZU TUN, SICH ZU VERÄNDERN.

Verabschieden Sie sich von der Vorstellung, dass Ihre Gesundheit ab 40 nachlässt. Das ist ein längst überholter Glaubenssatz. Sie haben es in der Hand. Sie entscheiden. Sie haben die Kraft, sich so zu verändern, wie Sie es sich wünschen, und zwar unabhängig von Ihrer Vergangenheit oder Ihrem heutigen Standpunkt. Träumen Sie groß! Sorgen Sie für ein attraktives Ziel, das wie ein Magnet an Ihnen ziehen wird, und machen Sie sich voller Neugier auf den Weg. Ein fantastisches Leben ist ein Leben, in dem Sie das Beste aus sich machen.

Ändern Sie Ihre Ernährung, ändern Sie Ihre Hormone, ändern Sie Ihr Leben.

Das Beste haben Sie noch vor sich – versprochen!

ÄNDERN SIE IHRE ERNÄHRUNG, ÄNDERN SIE IHRE HORMONE, ÄNDERN SIE IHR LEBEN. DAS BESTE HABEN SIE NOCH VOR SICH – VERSPROCHEN!

ANHANG 1
GESUNDER ERSATZ: SO GEHT'S!

ERSETZEN SIE DIES	LIEBER DURCH DAS
Leitungswasser, Mineralwasser aus Plastikflaschen	Gefiltertes Leitungswasser, Mineralwasser aus Glasflaschen
Haushaltssalz (jodiertes Speisesalz)	Keltisches Meersalz, Himalayasalz, Tamari
In Plastik oder Dosen verpackte Lebensmittel	In Maßen Produkte aus dem Glas oder aus der Tiefkühltruhe. Auf hinzugefügte Glucose und E-Nummern achten
Brotbelag (Aufschnitt, Käse, süßer Aufstrich, Fertig-Brotaufstrich)	Selbst gemachter Brotaufstrich aus Avocadomus, Hummus, Eiern und/oder Nüssen und Gemüse
Lightprodukte	In Maßen: dieselben Produkte, aber nicht »light«
Fertig-Kräutermischungen und Geschmacksverstärker	Eine Kombination aus getrockneten und frischen Kräutern und Gewürzen ohne Zusätze
Geröstete Nüsse, Samen und Kerne	Ungeröstete Nüsse, Samen und Kerne
Geröstete Erdnüsse	Ungeröstete Nüsse oder in Maßen rohe Erdnüsse
Fleisch-, Fisch-, Huhn- und Gemüsebrühwürfel	Gemüsebrühwürfel oder Brühe in Pulverform ohne zusätzlichen Hefeextrakt (E621)
Margarine (halbfett)	Butter, Ghee oder Kokosöl
Butterschmalz, Sonnenblumenöl, Maisöl, Sojaöl zum Backen oder Frittieren	Kokosöl, Rotes Palmöl oder Reiskeimöl
Fleisch (aus konventioneller Tierhaltung)	In Maßen: Bio-Fleisch (Huhn oder Pute) von Tieren mit Auslauf und natürlichem Futter
Bearbeitetes Fleisch (paniert, mariniert, vorgewürzt, Wurst, Hamburger, Fleisch aus der Tiefkühltruhe)	Unbearbeitetes Bio-Fleisch
Fisch, Krustentiere und Muscheln	Pflanzliche Quellen für Omega-3-Fettsäuren: Walnüsse, Hanfsamen, Leinsamen, Chiasamen und Perillaöl. Algenprodukte, Algen, Queller. Wildfisch. Nahrungsergänzung durch Krill- oder Algenöl
Tierisches Eiweiß (Milchprodukte, Fleisch, Fisch)	Pflanzliches Eiweiß, Quinoa, Hanfsamen, Gemüse, Hülsenfrüchte, Tempeh, Nüsse, Samen, Kerne, Nährhefeflocken. Eventuell Nahrungsergänzung durch Spirulina oder pflanzliches Proteinpulver. In Maßen: Milchprodukte (und Fleisch) von Ziege, Schaf oder Büffel
Fertige Fleischersatzprodukte	Tempeh, in Maßen Tofu und alle anderen pflanzlichen Eiweiße
Eier	Biologisch-dynamische Eier (Demeter-Gütesiegel)

ERSETZEN SIE DIES	LIEBER DURCH DAS
Weißer Raffinadezucker, alle synthetischen Süßstoffe, Melasse, grober Rohrzucker	In Maßen: Ahornsirup Grad C, roher Agavendicksaft, Kokosblütenwasser (auf Zusatzstoffe achten), kalt geschleuderter Honig, Lucumapulver, grünes Steviapulver
Fruchtsäfte, Limonaden und Erfrischungsgetränke, Energydrinks, Schokodrinks, Sojadrinks, Milchgetränke einschließlich Lightprodukte	Wasser, Kräutertee, weißer Tee, grüner Tee, Kombucha, Kokoswasser (auf Zusatzstoffe achten), frisch gepresster Fruchtsaft oder Ursaft, vermengt mit fünf Teilen Wasser
Kekse, Bonbons, fertige Energieriegel und Schokolade	In Maßen: selbst gemachte Kekse oder Süßigkeiten, Schokolade mit mindestens 70 Prozent Kakao
Weißmehl aus Weizen, Dinkel	Eine Mischung aus glutenfreien Mehlsorten wie Buchweizenmehl, Nussmehl, Hafermehl, Chiamehl, Leinsamenmehl, Kokosmehl, Teffmehl, Kichererbsenmehl, Quinoamehl, Mandelmehl
Kartoffeln, Kartoffelpüree	Süßkartoffeln, Topinambur, Süßkartoffelpüree, Kürbis, Knollensellerie und/oder Hülsenfrüchte
Weißer Reis	Quinoa, schwarzer Reis, Wildreis, Amaranth, Canihua, in Maßen brauner Reis
Milch, Buttermilch	selbst gemachte Pflanzenmilch aus Nüssen, Samen, Kernen, Hafer oder braunem Reis
Brot, Zwieback, Cracker, Toastbrot aus Weizen- oder Dinkelmehl	In Maßen: Sauerteig-Dinkelbrot, Sauerteig-Yamswurzelbrot, selbst gebackenes glutenfreies Brot, Gemüsebrot, Reiswaffeln, Buchweizenwaffeln
Nudeln aus Weizen-, Dinkel- oder Kamutmehl	Nudeln aus Buchweizen, Quinoa, Seealgen, Kelp oder selbst gemacht aus Gemüse
Maizena, Gelatine, Saucenbinder	Agar-Agar, Pfeilwurz, Johannisbrotkernmehl, Buchweizenmehl, Flohsamen *(Psyllium)*
Hefe	Weinsteinbackpulver, Speisenatron mit Zitronensaft oder Essig

ANHANG 2
BERUFSVERBÄNDE VON KOMPLEMENTÄR ARBEITENDEN ÄRZTEN, THERAPEUTEN UND ERNÄHRUNGSBERATERN

Suchen Sie nach einem Komplementärmediziner (einem Arzt, der sich nach seinem Studium der Schulmedizin in komplementären Methoden fortgebildet hat) oder nach einem komplementär arbeitenden Therapeuten oder Diätassistenten, wenden Sie sich an die unten stehenden Berufsverbände.

- Deutsche Gesellschaft für Orthomolekulare Medizin e. V. (DGOM): www.dgom.de
- Österreichische Gesellschaft für Orthomolekulare Medizin (ÖGOM): www.oegom.at
- Naturärzte Vereinigung Schweiz (NVS): www.nvs.swiss
- Zentralverband der Ärzte für Naturheilverfahren und Regulationsmedizin e. V. (ZAEN): www.zaen.org

LITERATURVERZEICHNIS

STUDIEN

Ich habe für dieses Buch zahlreiche Online-Artikel oder Studien zu Rate gezogen. Auf meiner Webseite finden Sie die Links:

››› http://energiekevrouwenacademie.nl/links-energieke-vrouwen-voedingskompas

LITERATUR

››› Baillie-Hamilton, Paula: *Die Detox-Diät. Das sensationelle Entgiftungsprogramm*, München 2003.

››› Béliveau, Richard & Gingras, Denis: *Krebszellen mögen keine Himbeeren. Nahrungsmittel gegen Krebs*, München 2007.

››› Blythman, Joanna: *Swallow This. Serving up the Food Industry's Darkest Secrets*, London 2015.

››› Campbell, Colin & Campbell, Thomas: *,China Study'. Die wissenschaftliche Begründung für eine vegane Lebensweise*, Bad Kötzting 2011.

››› Campbell-McBride, Natasha: *GAPS – Gut and Psychology Syndrome. Wie Darm und Psyche sich beeinflussen*, Kandern 2015.

››› Christiaans, Pim & Roskamp, Hanny: *Check je houdbaarheid. je persoonlijke route naar een lang en gezond leven*, Amsterdam 2016.

››› Christiaans, Pim & Roskamp, Hanny: *De houdbare vrouw*, Amsterdam 2011.

››› Christianson, Alan: *Schlank ohne Stress. Nebennieren in Balance. Die Diät*, München 2016.

››› Davis, William: *Weizenwampe. Warum Weizen dick und krank macht*, München 2013.

››› Demers, Sylvie: De kracht van vrouwelijke hormonen. Breng je hormonen in balans, Antwerpen 2012.

››› Dijkinga, Rineke: *Alles draait om je hormonen. Het is maar dat je het (w)eet*, Sellingen 2015.

››› Enders, Giulia: *Darm mit Charme. Alles über ein unterschätztes Organ*, Berlin 2014.

››› Epstein, Samuel S.: *Toxic beauty. How Cosmetics and Personal-Care Products Endanger your Health*, Dallas 2009.

››› Gottfried, Sara: *Die Hormonkur. So bringen Sie Ihren Hormonhaushalt natürlich ins Gleichgewicht*, Kirchzarten 2014.

››› Gottfried, Sara: *Die Hormondiät. Den Stoffwechsel regulieren und erfolgreich Abnehmen durch Neustart des Hormonsystems*, Kirchzarten 2016.

››› Hartenbach, Walter: *Die Cholesterin Lüge. Das Märchen vom bösen Cholesterin*, München 2002.

››› Heidrich, Ruth E.: *A Race for Life*, New York 2000.

››› Hertoghe, Thierry & Nabet, Jules-Jacques: *Bleiben Sie länger jung! Die revolutionäre Hormontherapie perfekt dosiert – ganz ohne Nebenwirkungen*, München 2002.

››› Hyman, Mark: *Hoher Blutzucker* – übergewichtig und mangelernährt. Ge*sund und schlank*, München 2013.

››› Jamieson, Alexandra: *Frauen, Essen, Sehnsüchte. So bringen Sie Ihre Gefühle und Gelüste in Einklang*, München 2015.

- Kuipers, Remko: *Het oerdieet. De manier om oergezond oud te worden*, Amsterdam 2014.
- Maes, Michael: *Van Freud tot omega 3*, Antwerpen 2005.
- Maurer, Robert: The Spirit of Kaizen. New York 2013.
- Moolenburgh Sen., Hans: *U kunt meer dan u denkt*, Rotterdam 2011.
- Moorman, Ralph: *De Hormonfactor*, Amsterdam 2011.
- Moorman, Ralph & Havenith, Barbara: *Hormonbalans voor vrouwen*, Amsterdam 2015.
- Moorman, Ralph: *De boodschappencoach*, Amsterdam 2016.
- Moss, Michael: *Das Salz-Zucker-Fett-Komplott. Wie die Lebensmittelkonzerne uns süchtig machen*, München 2014.
- Myers, Amy: *Die Autoimmun-Lösung. Ein gesundes Immunsystem beginnt im Darm*, München 2016.
- Northrup, Christiane: *Weisheit der Wechseljahre. Selbstheilung, Veränderung und Neuanfang in der zweiten Lebenshälfte*, München 2001.
- Northrup, Christiane: *Frauenkörper – Frauenweisheit. Wie Frauen ihre ursprüngliche Fähigkeit zur Selbstheilung wiederentdecken können*, München 2017.
- Northrup, Christiane: *Lustvoll durch die Wechseljahre. Sexualität, Lebensfreude und Neuorientierung in der zweiten Lebenshälfte*, München 2011.
- Northrup, Christiane: *Göttinnen altern nicht. Wie wir der Zeit die Macht nehmen, indem wir uns für die Fülle des Lebens entscheiden*, München 2015.
- Peeke, Pamela: *Idealgewicht ab 40. Ernährung – Bewegung – Entspannung,* München 2007.
- Perlmutter, David: *Dumm wie Brot. Wie Weizen schleichend Ihr Gehirn zerstört*, München 2014.
- Pollan, Michael: *Lebens-Mittel. Eine Verteidigung gegen die industrielle Nahrung und den Diätenwahn*, München 2009.
- Price, Weston A.: *Nutrition and Physical Degeneration. A Comparison of Primitive and Modern Diets and Their Effects*, New York 2009.
- Rankin, Lissa: *Mind Over Medicine – Warum Gedanken oft stärker sind als Medizin*, München 2014.
- Ravnskov, Uffe (Hrsg. von Udo Pollmer): *Mythos Cholesterin. Die größten Irrtümer*, Stuttgart 2010.
- Runow, Klaus-Dietrich: *Wenn Gifte auf die Nerven gehen. Wie wir Gehirn und Nerven durch Entgiftung schützen können*, München 2008.
- Runow, Klaus-Dietrich: *Der Darm denkt mit. Wie Bakterien, Pilze und Allergien das Nervensystem beeinflussen*, München 2011.
- Sangen, Yvonne & Tazelaar, Karin: *Biofotonen. Bron van energie en levenslicht*, Utrecht 2010.
- Schuitemaker, Gert: *Nieuw licht op vitamine D en chronische ziekten*, Gendringen 2011.
- Schuitemaker, Gert & Graaf, Toine de: *Fit met voedingssupplementen*, Gendringen 2012.
- Shomon, Mary J.: *The Menopause Thyroid Solution*, New York 2009.
- Stuart, Shelly L.: *Gluten Toxicity*, British Colombia 2012.
- Taubes, Gary: *Good Calories, Bad Calories. Fats, Carbs, and the Controversial Science of Diet and Health*, New York 2008.
- Verburgh, Kris: *Die Ernährungs-Sanduhr. Wie man wirklich gesund abnimmt und länger jung bleibt*, München 2015.
- Weaver, Libby: *The Calorie Fallacy. Stop Dieting Start Nourishing*, Auckland 2014.
- Wilson, James L.: *Grundlos erschöpft? Nebennieren-Insuffizienz – das Stress-Syndrom des 21. Jahrhunderts*, München 2011.
- Wit, Daan de: *Weet wat je eet. Gezond eten op basis van de oudste kennis en de nieuwste wetenschap*, Schiedam 2015.
- Wolfe, David: *Superfoods. The Food and Medicine of the Future*, Berkeley 2009.

DANK

- allen Autor/innen der Bücher und Artikel, die ich in den vergangenen Jahren verschlungen habe. Ihr kennt mich nicht, aber ich habe viel von euch gelernt: Ruth Heidrich, Sarah Gottfried, Christiane Northrup, Amy Meyers, Michael Moss, Mark Hyman und viele, viele andere.

- Miriam, Astrid und Barbara für die Vorablektüre vorheriger Versionen und für eure wertvollen Ratschläge und Kommentare.

- Hester für die professionellen Ergänzungen und die rigorosen Streichungen: Es war eine große Freude, mit dir als Lektorin zusammenzuarbeiten.

- Ralph und noch einmal Barbara für alles, was ich von euch gelernt habe: Ohne euch hätte es dieses Buch nie gegeben.

- Suzan, Anouschka, Saskia, Yolande, Michelle, Inge und Tanja für eure inspirierende Begeisterung und Kreativität bei der Gestaltung des Buchs. Ich habe die Zusammenarbeit mit euch sehr genossen!

- Martine, Maaike, Willemijn, Suzanne und Jan vom Kosmos Verlag für euren Enthusiasmus, euren Einsatz und euer Vertrauen in dieses Buch.

- Rob für die vielen Stunden, die wir über dieses Buch geredet haben, lange bevor der erste Buchstabe zu Papier gebracht wurde. Du wirst vieles aus unseren Gesprächen darin wiederfinden.

Mein Dank gilt aber auch all meinen treuen Newsletter-Leserinnen, die geduldig auf die Veröffentlichung dieses Buches gewartet haben. Ohne sie wäre es vielleicht nie dazu gekommen:
You are the wind beneath my wings!

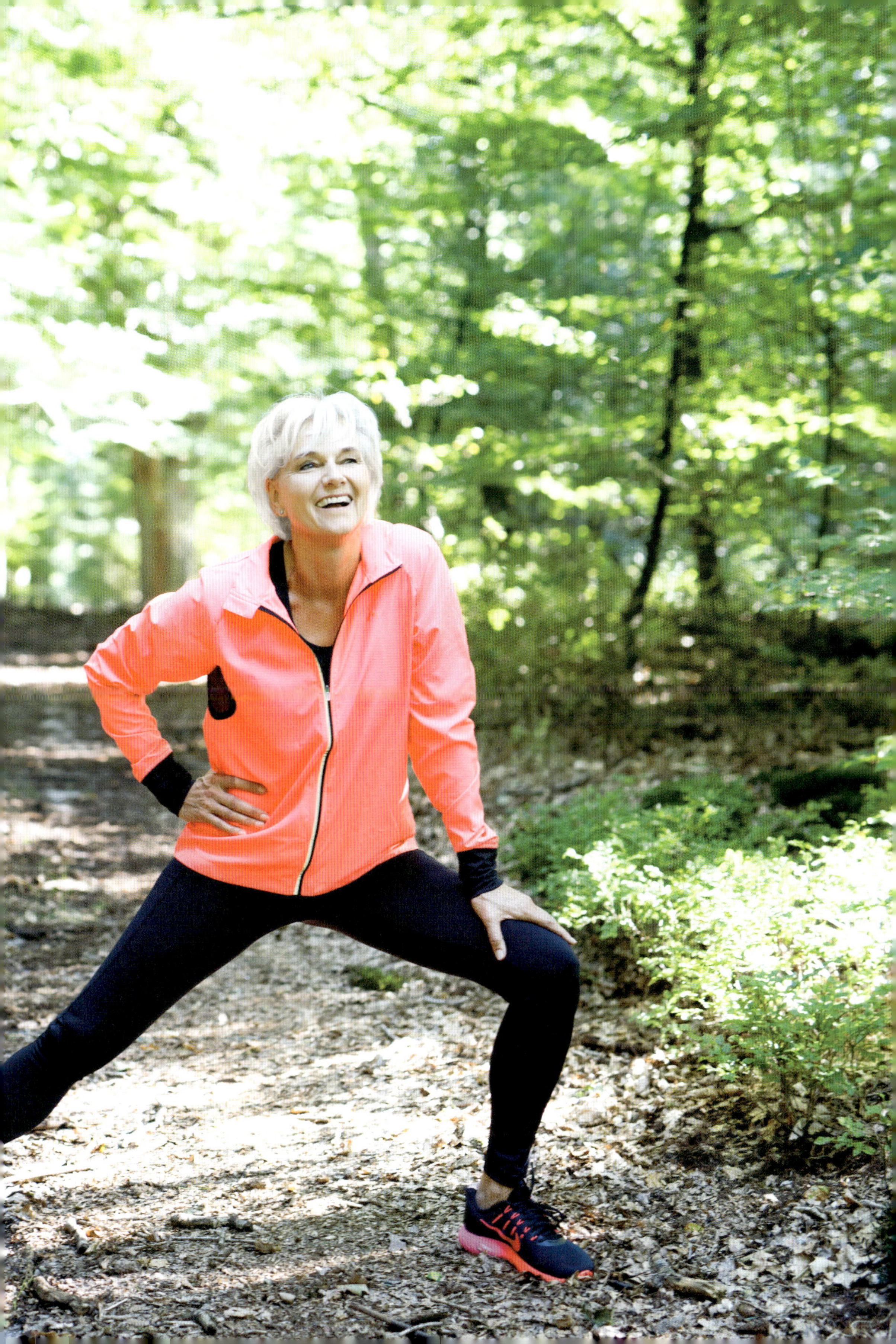

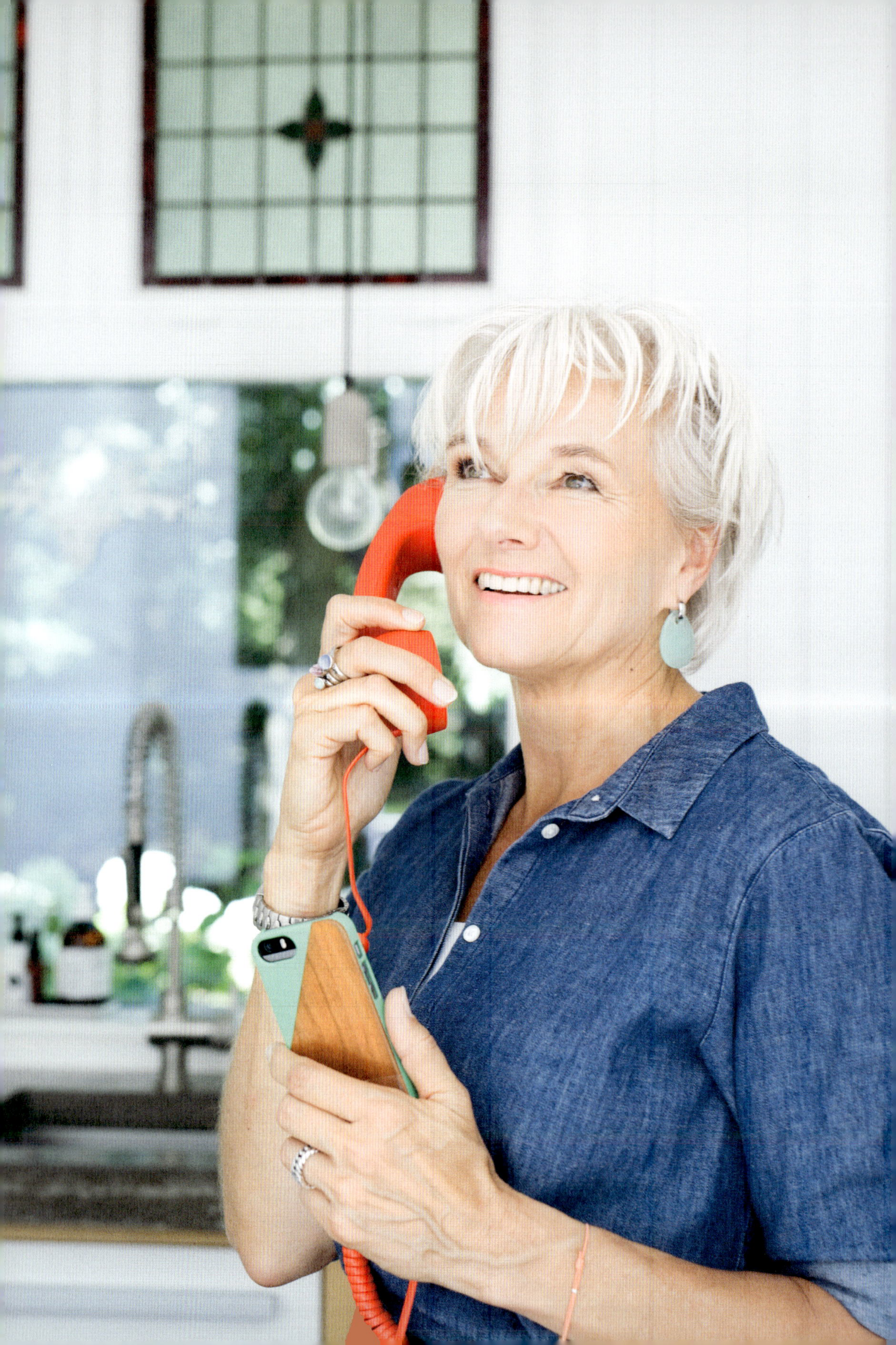

ÜBER DIE AUTORIN

Marjolein Dubbers ist Food- und Lifestylecoach mit Schwerpunkt Frauengesundheit. Sie hat zahlreiche Seminare im In- und Ausland zu den Themen Ernährung, Frauengesundheit, Coaching und Persönlichkeitsentwicklung absolviert. Diese Kenntnisse, bereichert um die persönliche Erfahrung eines Burnouts, gibt sie an ihre Klientinnen weiter, damit diese ihre Gesundheit selbst in die Hand nehmen können. Sie ist Gründerin der *Energieke Vrouwen Academie*, der größten niederländischen Plattform für Frauen auf dem Weg zu mehr Vitalität und besserer Gesundheit.

Anhand ihrer eigenen Erfahrungen und der ihrer Klientinnen hat Marjolein Dubbers ein Online-Programm für mehr Hormonpower entwickelt.
Das hat bereits Tausenden Frauen geholfen, ihre Ernährung dauerhaft umzustellen und so gesünder und vitaler zu leben.

REZEPTREGISTER

SCHLAGWORTREGISTER

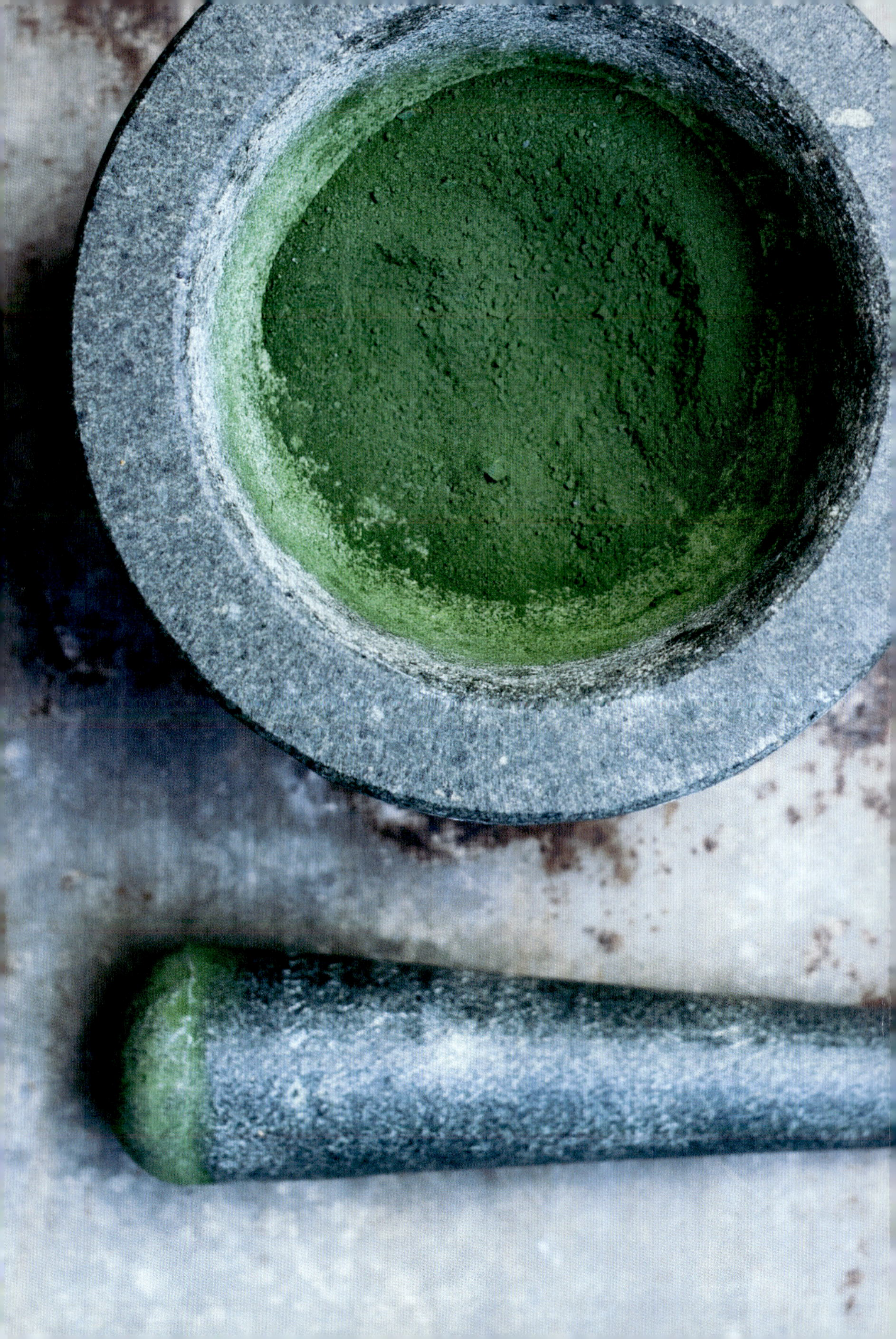